U0282074

创伤与复原

TRAUMA
AND
RECOVERY

[美] 朱迪思·赫尔曼 著
(Judith Herman)

施宏达 陈文琪 译 童慧琦 审校

机械工业出版社
CHINA MACHINE PRESS

图书在版编目（CIP）数据

创伤与复原 /（美）赫尔曼（Herman, J.）著；施宏达，陈文琪译 . —北京：机械工业出版社，2015.7（2025.4 重印）

（心理创伤疗愈经典畅销丛书）

书名原文：Trauma and Recovery: The Aftermath of Violence—from Domestic Abuse to Political Terror

ISBN 978-7-111-50779-6

I. 创… II.① 赫… ② 施… ③ 陈… III. 精神疗法 IV. R749.055

中国版本图书馆 CIP 数据核字（2015）第 150370 号

北京市版权局著作权合同登记 图字：01-2013-9381 号。

Judith Herman. Trauma and Recovery: The Aftermath of Violence—from Domestic Abuse to Political Terror.

Copyright © 1992, 1997 Basic Books, A Member of the Perseus Books Group.

Simplified Chinese Translation Copyright © 2015 by China Machine Press.

Simplified Chinese translation rights arranged with Basic Books, A Member of the Perseus Books Group through Bardon-Chinese Media Agency. This edition is authorized for sale in the Chinese mainland (excluding Hong Kong SAR, Macao SAR and Taiwan).

No part of this book may be reproduced or transmitted in any form or by any means, electronic or mechanical, including photocopying, recording or any information storage and retrieval system, without permission, in writing, from the publisher.

All rights reserved.

本书中文简体字版由 Basic Books, A Member of the Perseus Books Group 通过 Bardon-Chinese Media Agency 授权机械工业出版社在中国大陆地区（不包括香港、澳门特别行政区及台湾地区）独家出版发行。未经出版者书面许可，不得以任何方式抄袭、复制或节录本书中的任何部分。

创伤与复原

出版发行：机械工业出版社（北京市西城区百万庄大街 22 号　邮政编码：100037）

责任编辑：卜龙祥　　　　　　　　　　　　责任校对：殷　虹

印　　刷：保定市中画美凯印刷有限公司

开　　本：170mm×242mm　1/16

版　　次：2025 年 4 月第 1 版第 21 次印刷

印　　张：16

书　　号：ISBN 978-7-111-50779-6

定　　价：79.00 元

客服电话：（010）88361066　68326294

版权所有·侵权必究

封底无防伪标均为盗版

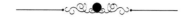

· 心理创伤疗愈经典畅销丛书 ·

精选世界心理创伤治疗大师畅销多年经典之作
心理咨询师、精神科医生、社工的必备工具书
心灵受伤的人及其亲友的必备自助书

总　编：童慧琦

副总编：王　振

编　委：施琪嘉　徐凯文　张天布　祝卓宏

（按姓名首字母拼音顺序排列）

与创伤真正和解

十几年前，我在德国获得一本书叫《加害者的心理治疗》，那时我就想，别人真是走得前啊，我们受害者研究还忙不过来，他们已经在忙加害者研究了。最近，在上海中德家庭治疗培训班上，德国老师告诉我们，他们邀请了犹太人后裔和当年的纳粹后裔成立了一个讨论小组，来分享各自对第二次世界大战的看法和各自在家庭中的经历。

心理创伤的后果导致记忆两极发展，一方面为遗忘，人们总认为，过去的事情，就让它过去吧。而另一方面，记忆以增强的闪回方式存在，你想忘记也忘记不掉，就像电影《归来》中的冯婉瑜一样，将记忆停留在某一刻，就像陷在时光隧道中一样，所有的记忆就在那儿反复循环，或者干脆时间在那一刻停滞，整个记忆被冰冻封存起来。

其实创伤导致的所谓"遗忘"只是假装遗忘，它在家庭中、在社会上会以代际传递的方式横向传递给其他亲属、相关家庭，纵向传递给向下数代。

有时创伤还会"以其人之道，还治他人之身"的方式进行下去，这时，多年前的受害者变成了加害者。

纵观人类近代史，诸如此类的事情数不胜数。虽然三十年河东三十年河西，但此类事件的相关家庭及其后代不还是在同一国家、同一地区、同一单位，甚至同一屋檐下继续抬头不见低头见和继续相处吗？

又或者，自己完全变本加厉地纠缠于既往的创伤记忆中，对自己的身体加以蹂躏，仿佛这样能够在精神上鄙视肉体一样。在本书中，一位幸存者描述到："如果是我付钱找人做的，我喜欢对自己进行人身虐待，这会让我飘飘欲仙，但我要掌控。我度过一段酗酒的时期，当时我会去酒吧，选出一个我能发现的最肮脏、污秽的男人，然后和他发生性关系，我会侮辱自己……"

个体创伤如此，群体创伤就更加危险。一个群体会极具攻击性，对异己、其他群族、其他组织、其他文化极具排他性和侵略性；个人则清心寡欲、极具苛刻、自责与自罪，这也是长期以来的一个现象：妄自菲薄、自我贬低、自我放逐，对他国盲目崇拜，对他国文明更是全盘接受。

从这个意义上来讲，这本书就有了更高的社会意义和更深的专业意义。

治疗个体创伤、治疗群体创伤，需要专业的治疗师，治疗师此时面临两难的问题，是否让自己被创伤所淹没，造成来访者的二次创伤，或者自己被创伤，成为受害者（如出现伦理难题）。

本书的出版既可供专业的心理创伤治疗专家所用，又可供那些专攻急性创伤的工作团队参考，如本书提到的挪威团队针对翻船事件或一些战争难民的工作就是很好的材料。

本书还重点提到儿童和妇女创伤，它指出，在心理创伤的研究史上，第三阶段（就是现在）主要是性和家庭暴力导致的创伤（前两个阶段为女性心理异常导致的癔症发作，以及与战争相关、发生在男性身上的弹震症），这对我国的实际情况又具有很大的现实意义。

最后，以英国诗人华兹华斯的诗来结尾，寄希望于创伤的研究被重视、被认识，这样创伤的个体间、群体间才能获得真正的和解：

你这云中的游子，

你这超凡的乐师，

你是怨恨这纷扰的尘世，

还是把眼睛和心灵留在大地，

只任双翼在天空里飞驰？

施琪嘉

2015 年 6 月 20 日

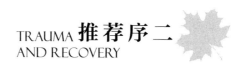

穿越创伤的旅程：为了重生

今天，时隔 10 年，又一次研读朱迪思·赫尔曼的经典著作《创伤与复原》，相关记忆如闪回一般，一页一页地呈现在我眼前。

第一次开始接受创伤治疗的培训，大约是在 15 年前的北大。

第一次读《创伤与复原》，大约是在 10 年前的国家图书馆。

第一次治疗典型的复杂性创伤所致的解离认同障碍（多重人格障碍）病人大约是在 9 年前。

第一次走进监狱，开始对监狱服刑人员进行心理创伤研究和反社会人格障碍的矫治大约是在 8 年前。

第一次在北大开设《心理创伤治疗》的研究生课程大约是在 5 年前。

但是，心理治疗只是一种用来帮助人的理论和技术吗？

第一次成为心理创伤受害者的专家证人是在两年前，2013 年 12 月。我的学生李楠告诉我，在河南南阳桐柏县，有一位小学教师在其任教的学校教室内，先后对该校一、二、三年级的多名幼女实施强制猥亵和性侵犯。她们的律师希望得到我的帮助，对这些孩子所遭受的心理创伤进行评估和鉴定，并给出治疗方案。这是我第一次阅读厚厚的卷宗，我读到的不仅仅是滔天的罪行，也是这些留守的小女孩所遭受的非人伤害。

在那一年之后，又有律师找到我，在宁夏银川市灵武县，又有12名学龄前的留守女童被学前班的教师性侵犯。我和学生李楠、布菲飞到灵武，去探望和评估了这12个现在也还只是6～7岁的孩子。乍一看，她们与平常的孩子并无两样，一样活泼可爱，但真正和他们在一起待过一会儿以后，便可以观察到性创伤在她们幼小的心灵上留下的深深疤痕：严重的回避行为、噩梦、闪回、惊恐、解离和麻木。有的孩子在被侵犯后，几乎不再说话。

在赫尔曼的这本著作中，讨论的主要就是复杂性创伤所导致的心理障碍。其中，童年期性创伤和虐待的受害者所遭受的歧视是她们所经历的更严重的伤害。在所有的创伤类型中，性创伤是最严重的一种，主要是因为几乎所有创伤的受害者都会被同情、支持和帮助，但性创伤的受害者例外。

我曾经在北京监狱做了3年的研究和干预。记得有一位强奸犯通过心理矫治有了明显的进步。有一天，他告诉我此前浑然不觉自己犯罪的他突然开始悔过，那是因为他从家人处了解到被他强奸的女孩在案发后全家都搬离了世世代代生活的村庄，因为女孩被强奸的经历使得全家在村子里都抬不起头来。

这样的创伤甚至也会发生在同性之间。在留守男童中，被其男性教师性侵犯的也并不罕见。这样的创伤都会严重地威胁自我甚至摧毁自我。

我曾经为喧哗一时的李某某案的受害者Y姑娘的心理咨询师做过创伤治疗的督导。伴随整个审理过程的心理咨询所遇到的最大的挑战就是公众对Y姑娘的质疑乃至羞辱。在开庭前大约一周的时间，Y姑娘突发危机心理崩溃，入院治疗，原因就在于有无耻之徒将本应严格保密的Y姑娘的个人、家庭信息放在网络公之于众。那一刻，我深深体会到鲁迅先生在20世纪初的第一篇白话文《狂人日记》中所说的"吃人"。这些无良的律师、爆料者和对性创伤受害者报以歧视、无端怀疑的围观者所造成的伤害甚至超过了性创伤本身。关于这一点，也是此书中所详细阐述的，我要说的是，我在这方面的知识，首先就是来自于此书深入细致的研究和讨论。

河南南阳的留守儿童性侵案，在我所出具的专家证词中，提出了让受害儿童接受系统心理治疗的方案，并据此提出了受害者精神赔偿的依据。最终，受害的儿童获得了 130 万元的赔偿，加害者被判死缓。

宁夏灵武的回族留守儿童性侵案，目前判决还没有做出。我们同样期待法律公正的判决，以及对这些孩子予以更进一步的心理帮助——这大概是心理健康工作者需要去做的工作。

心理治疗只是一种用来帮助人的理论和技术吗？在即将举办的中国心理学会临床心理学注册工作委员会的第四届年会上，将设立并颁发"第一届万文鹏社会贡献奖"，我想，对一个可以帮助人幸福的行业来说，社会责任也是我们不断进步的原因。

徐凯文

2015 年仲夏于北大燕北园

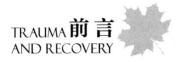

TRAUMA 前言
AND RECOVERY

记住暴行，揭露真相

对暴行的一般反应是将它排除于意识之外。某些违反社会常态的事，会恐怖到让人无法清楚表达出来，而只能用难以启齿（unspeakable）这个词形容了。

然而暴行会拒绝被埋藏湮没。否认暴行存在的欲望虽强，但认为否认于事无补的信念也一样强烈。民间流传的说法是，冤鬼绝不安息，它会始终阴魂不散，直到沉冤昭雪；而纸是包不住火的，恶事终必败露。想要重建社会秩序，让受害者得到抚慰，首要任务就是记住暴行，并揭露真相。

一方面想要否认恐怖暴行的存在，另一方面又希望将它公之于世，这种矛盾正是心理创伤的主要对立冲突之处。暴行的幸存者通常会用高度情绪化、自相矛盾和零碎片段的方式述说他们的惨痛遭遇，但这种方式严重损及他们的可信度，因而导致出现到底是要说出真相、还是保持缄默的两难困境。只有彻底认清真相，幸存者才有可能出发迈向康复之路。可惜大多数时候保持缄默的力量赢了，创伤经历不是用言词表达出来，而是以精神症状的方式形诸于外。

受创者所表现的心理症状是：既想让别人注意到那难以启齿的创伤秘密，

又想极力掩藏它的存在。最明显的例子是，受创者会交替出现麻木无感和创伤事件重现两种不同症状。创伤的这种对立冲突点会引起复杂的、（有时是）非常严重的意识状态改变，这就像乔治·奥威尔（George Orwell）（20世纪致力于揭露真相的学者之一）所谓的双重思想（doublethink）；或是精神医学专家找出的中性而精准的字眼，即所谓的解离（dissociation）⊖。这会形成变化多端、富戏剧性，通常也很怪异的歇斯底里（hysteria）症状；西格蒙德·弗洛伊德（Sigmund Freud）在一个世纪前即认为，此症乃是患者对童年时所受性虐待的一种伪装过的表达方式。

目击者和受害者一样，也受到由创伤引发的对立冲突的折磨。对一位目击者而言，实在很难保持头脑清楚并冷静以对，很难在当时即对事件有整体性的观照，很难记住所有的细节，也很难将所有细节串联起来。更难的是，要找到适当并具有说服力的言词将所见所闻传达给他人。因此，那些企图描述所见暴行的人，也要承受被质疑的风险。当有人公开说出暴行的见闻时，他同时也可能蒙受类似受害者所蒙受的污名。

对残酷暴行的认知会周期性地成为公众议题，但从来不会持续太久。否认、压抑和解离反应不只发生在个人身上，也发生在整体社会的层次上。心理创伤的研究有一段鲜为人知的沧桑史，就像曾遭受创伤的人，我们已将过往的知识割弃，我们需要重新理解过去，才能挽救现在与未来。因此，想了解心理创伤，就要从重新探索历史开始。

临床医生都知道，当被压抑的想法、感觉和记忆浮上意识层时，通常会是一个洞察心理创伤的良机。这样的时机会发生在整体社会的历史里，也会发生在个人的生活中。20世纪70年代，女性解放运动风起云涌，并促使当时普遍存在的、加害女性的暴力犯罪问题成为公众讨论的议题。那些长期受到压制而不敢声张的受害者，开始勇于揭露自己的隐情。当我还是个精神科临床医生时，我就从我的病患身上听过无数的性暴力和家庭暴力的故事。

由于身为女性运动的参与者，因此我得以在我的专业领域中发言以对抗那些否认女性真实遭遇的论调，并以亲身见闻作为见证。我的第一篇关于乱伦的论文，是于1976年与莉萨·赫希曼（Lisa Hirschman）合写的。我们的原稿曾"秘密地"流传一年，之后才得以正式付梓。我们开始收到来自全国各地的信

⊖ 又译为"分离"。——编者注

件，许多妇女将她们从未吐露过的故事告诉我们。从她们身上，我们领悟到勇于说出难以启齿的秘密之力量，也见证到当否认与压抑的藩篱撤除后所释放出来的创造性能量。

这本书中呈现的，是我20年来的研究成果，以及我对性与家庭暴力受害者的临床工作心得。它也反映了我对其他受创患者不断累积的了解，特别是那些曾参与过战役的退伍军人和政治恐怖活动的受害者。这是一本有关重建关联性的书：无论在公众领域与私人领域之间，在个人与社群之间，或在男性与女性之间。这是一本描绘共通经验的书：无论是在强暴罪行的幸存者和参战退伍军人之间，在受虐妇女和政治犯之间，还是由独裁暴君所建立的大型集中营的幸存者和由家庭暴君所建立的小型隐匿集中营的幸存者之间。

长期生活在恐怖情境中的人，所蒙受的心理伤害是可以预期的。创伤造成异常的范围有如一个光谱，从单一巨变事件的影响，到长期不断受虐的复杂影响。既有的精神疾病诊断观念，尤其是那些会轻易加诸在女性身上的重度人格障碍之诊断，通常难以令人识别出受创对个人的冲击。本书的前半部分将描述人类对创伤事件的适应性变化之连续光谱范围，并对长期不断受虐的幸存者所产生的心理异常给予一个新的诊断名称。

由于创伤症候群（traumatic syndromes）有许多相同的基本特性，因此复原过程也大致沿着相同的途径。主要的复原阶段为：建立安全感，还原创伤事件真相，修复幸存者与其社群之间的关联性。本书的后半部分将会对治疗过程做一个整体性概述，并对受创者的心理治疗提出新的观念架构。对于创伤造成异常的特性和治疗的原理，本书会使用幸存者的见证和各种文献中的案例来加以阐述。

本书的研究素材包括我早期对乱伦恶行幸存者的研究和我近期对童年创伤与边缘型人格障碍之关系的研究。本书的临床素材则是我在一家女性精神医疗中心的20年执业经验，在一所大学教学医院10年教学和担任督导的经验。

本书最重要的部分，是创伤幸存者的见证之词。为了保密，所有当事人我都被冠以假名，只有两者例外。其一，那些接受过访问并谈及他们工作内容的治疗师和临床医师；其二，那些已将故事公之于世的幸存者。至于叙述案例的短文都经过改编，每一篇内容都是由许多不同患者的经历综合而成的。

面对幸存者带给我们的挑战，我们要设法将支离破碎的情节拼凑起来，要将历史还原，并据以解释他们现在所表现出来的症状。在创伤的议题上，我一直努力整合临床的观点和社会的观点，既不牺牲个人经验的特异复杂性，也不忽视社会政治背景的广泛影响性。我也一直尝试统合那些有明显分歧的知识，并试图发展出可同样应用在不同议题上的观念：那些应用于传统女性角色中的家庭与性生活的经验，以及应用于传统男性角色中的战争与政治活动的经验。

本书诞生的时代，正是一个因女性运动而得以公开讨论普遍存在的性与家庭暴力的时代，也是一个因人权运动而得以公然控诉普遍存在的政治暴行的时代。我预期，这会是充满争议性的一本书：首先，它是用女性主义的观点写成的；其次，它挑战了既有的诊断观念；最后，可能也是最重要的一点，它谈的都是一些可怕、讨厌的事，一些没有人真正想听的事。我尝试在传达自己想法的时候，使用的是一种能与大众产生联系的表达方式，希望一方面能忠实地恪守专业上的冷静、理性的传统，另一方面又能不失真地反映出被侵犯者和被伤害者的激情控诉。我也在试着找出一种表达方式，既抵挡得住双重思想的控制，又能让大家愿意进一步正视那群受着"难以启齿"创伤折磨的人。

TRAUMA **目录**
AND RECOVERY

第一部分

创伤性障碍

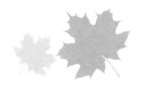

第1章

一段被遗忘的历史

要让创伤的事实得到大众的注意，需要有愿意相信并保护受害者，还能让受害者与目击者联合起来的社会背景。

心理创伤的研究有一段令人费解的历史——一种间歇性的失忆现象，即会有一段积极探究的时期与一段漠视遗忘的时期轮流交替着。这种现象在19世纪即不断重复，类似的一些研究在刚开始从事后不久又忽遭弃置，总要经过一段很长的时间才又重新被发现。50或100年前的经典文件，内容读起来还像现代作品一样新颖。虽然这个领域事实上有非常丰富而深厚的传统，但总是会被周期性地遗忘，然后再周期性地捡回来。

造成这种间歇性失忆现象的原因，并非由于研究主题的流行风潮改变所致——虽然这是每个学术领域的普遍现象。心理创伤的研究并没有因缺乏兴趣而式微；相反地，这个主题所激起的争议是如此强烈，让它不时地成为众人围剿的对象。心理创伤的研究不断带领我们进入不可思议的领域，并让我们的一些基本信念濒临崩溃。

面对人的脆弱性与劣根性

研究心理创伤，无可避免地要面对人类在大自然中的脆弱性，和存在于人心中的劣根性。研究心理创伤，也意味着要忍受见证可怕事件的痛苦。如果事件是大自然的灾难或不可抗拒的意外，目击者很容易就对受害者产生同情心；但假如是人为的，目击者将会在受害者与加害者间陷入矛盾的困境。而在此矛盾中绝无可能保持中立，目击者势必被迫选边站。

通常会有强大的诱惑力让目击者选择站到加害者一边。所有加害者要的是目击者什么事都不做，他们诉诸一般人不想看到、听到、谈到恶事的人性弱点。相反地，受害者要的是目击者分担痛苦，受害者寄望于目击者的是行动、承诺和不遗忘。研究纳粹集中营创伤患者的精神科医生利奥·艾丁格（Leo Eitinger），描述了受害者和目击者间残酷的利害冲突："战争与受害者都是社会急于忘却的，任何痛苦与不快的事都会被覆上遗忘的纱幕。我们看到两边的正面冲突：一边是受害者，他们可能想忘却忘不了；另一边是所有那些（带着强烈的、通常是不自觉的动机）极力要遗忘也成功办到的第三者。这种对比……对两边而言通常都是非常痛苦的。而最弱势的一方……在这场无声且不平等的对话中，永远是输家。"

加害者为了逃避对罪行应负的责任，会尽其所能促使大众忘记此事。保密和令受害者保持缄默是加害者的第一道防线，一旦事迹败露，加害者就会开始攻击受害者的可信度。如果加害者无法使受害者完全闭嘴，那么他会想办法让受害者的话无人想听。为达此目的，他会编造出一个个令人印象深刻的论点，从最露骨的否认，到最诡辩和冠冕堂皇的理由。在每一个暴行之后，你可能都会听到意料中的相同辩解之词：根本没有这种事，她（受害者）说谎，她太夸大了，这一切都是她自找的；无论发生过什么事，现在该做的是忘掉过去、迎向未来。加害者的权势愈大，定义对他有利的所谓实情的特权也愈大，而他得胜的机会当然也愈大。

如果目击者单独面对加害者，加害者的辩解常显得无可反驳。缺少社会大环境的支持，目击者常会屈服于改变立场的诱惑。有时就算受害者是社会上受人爱戴或重要的人物，这种情形还是会发生。所有参战过的军人，甚至连那些已被视为英雄的军人，都会沉痛地控诉：没有人会想知道战争的真实景况。如果受害者是那些原本就地位低下者（如妇女或小孩），她可能会发现，其创伤事件的悲惨程度居然已超出社会所愿意承认的范围。她的经历遂变得难以启齿了。

研究心理创伤永远要对付的问题，就是大众对受害者的怀疑或者贬抑。纵观这个领域的历史，人们总是激烈地争论着：那些有创伤后症状的患者是否有资格受到重视与医疗照顾，或根本是罪有应得；他们是否真的被痛苦折磨，或只是诈病；他们的故事到底是真是假，如果是假的，是纯属想象呢，还是恶意的杜撰？纵使心理创伤的现象有大量的文献记录，争论的焦点却始终围绕在这个基本问题上：这个现象是可信的吗？是真的吗？

不只是那些有创伤后症状的患者，就连这方面的研究者之可信度也不断遭受质疑。临床医生如果对创伤患者的故事聆听得太多太仔细，通常会引来同事狐疑的眼光，好像这是一种传染病。研究者如果在这个领域探究得太深入，以致超出传统认知的范围，通常得到的待遇是学术上的孤立。

要让创伤的事实得到大众的注意，需要有意愿相信并保护受害者、还能让受害者与目击者联合起来的社会背景。对个别的受害者而言，这种社会背景指的是与朋友、情人和家人的关系；对社会大众而言，这种社会背景要靠争取弱势团体发言权的政治运动来创造。

因此，对心理创伤的系统研究也需要倚靠政治运动的支持。的确，这样的研究是否有可能进行或公开讨论，本身就是个政治问题。战争创伤的研究之所以具有正当性，是因为社会大众开始质疑为何要让年轻男子牺牲在战场上；性与家庭生活创伤的研究之所以具有正当性，是因为社会大众开始认识到女性与儿童地位低下的事实。要提升这个领域的研究，就需得到力量强大的政治运动之支持，并确立研究者与受害者的同盟关系，一起对抗社会上否认和要求噤声的力量。如果没有要求人权的强大政治运动，没有积极挺身而出做见证的行动，此类研究将无可避免地会被压制被遗忘所取代。压抑、解离和否认的现象不只存在于社会的意识中，也存在于个人的意识里。

一个世纪以来共发生过三次，每次都有一种独特形式的心理创伤进入社会的意识之中，每次对创伤的研究也都因为与当时的政治运动声气相通而得以兴盛于一时。第一个出现的是歇斯底里症——一种典型的女性心理异常，对它的研究发展于 19 世纪末的法国，当时正处于拥护共和政体、反对教会干政的政治运动时期。第二个是炮弹冲击症（shell shock）或战场神经官能症（combat neurosis），对它的研究开始于第一次世界大战后的英国和美国，于越南战争后达到全盛时期，它的政治背景是当时正处于战争狂热的瓦解和反战运动的兴起。最后也是最近一个引起世人关注的心理创伤研究是性与家庭的暴力，它的政治背景是发展于西欧和北美的女性主义运动。我们现在对心理创伤的理解，就是建立在这三个主题的综合研究上。

歇斯底里症的英雄时代

在 19 世纪的最后 20 年中，歇斯底里症成为学术研究的主要焦点。歇斯底里症这个名词在当时几乎是众所周知，而且无须费心定义，人人都理解其意义。一位历史学家曾说："2500 年来，歇斯底里症一直被认为是一种奇怪的疾病，有着矛盾和费解的症状。大部分医生都相信，它源于子宫，是女性才会罹患的疾病。"歇斯底里症也因此得名。另一位历史学家也解释道，歇斯底里症是"一个戏剧性的医学隐喻，是男人用来形容会在女性身上发生的任何神秘或难以处理的症状"。

歇斯底里症研究的开山祖师是伟大的法国神经学家让－马丁·沙可（Jean-Martin Charcot）。位于法国巴黎的萨尔佩特里埃（Salpêtrière）是一间古老、占地很广的医院，长久以来一直是巴黎那些最卑微可怜的无产阶级的收容所：乞丐、妓女和精神病患。沙可将这个被忽视的场所改造成现代科学的圣殿，许多才华洋溢和野心勃勃的神经学家、精神科医生，都不远千里地跑到巴黎向这位大师学习。其中几位最卓越著名的朝圣者有：皮埃尔·让内（Pierre Janet）、威廉·詹姆斯（William James）和弗洛伊德。

歇斯底里症的研究带给大众的想象空间，就如同一趟未知世界的探险旅程。沙可的研究不只在医学的领域中闻名，在广大的文学与政治领域中同样影响深远。他的周二讲座是一个充满戏剧性的活动，参加的人"有来自全巴黎的各色人等：作家、医生、大牌演员，以及凑热闹的上流社会交际花，全都充满病态的好奇心"。在这些讲座中，沙可使用现场示范表演的方式阐述他在歇斯底里症研究上的发现。在现场展示的都是他一些年轻的女性患者，她们原本生活在充满暴力、压榨和被强暴的环境中，后来投奔到萨尔佩特里埃医院而受到庇护。这个庇护所提供的安全感和保护，是她们之前做梦也想象不到的；对一群成为沙可出色的明星表演者的女性而言，这个庇护所似乎也提供了她们成名的机会。

沙可所展现的极大勇气实在值得赞扬；由于他的声望，一向被排除于正统科学研究领域之外的歇斯底里症研究因此得到认可。在沙可之前，罹患歇斯底里症的女性一直被认为是诈病，治疗方式也只停留在催眠术和坊间民俗疗法的层次。当沙可过世时，弗洛伊德颂扬他是一位解放受苦受难者的守护神："没人相信歇斯底里症患者，也没人把她们当一回事。沙可研究工作的第一个成就，就是重建了这个议题的尊严。渐渐地，人们也改变了以前对待歇斯底里症患者那种轻蔑嘲弄的态度。她们不会再被认为是诈病者，因为沙可已倾其学术声望支持歇斯底里症现象的真实性与客观性。"

沙可对歇斯底里症 [他称之为 "大神经性官能症"（the Great Neurosis）] 的研究方法类似分类学。他强调要仔细地观察、描述和分类。他巨细靡遗地记录歇斯底里症的症状特征，不只使用文字，也使用绘图与摄影。沙可特别注意那些类似有神经受损情况的歇斯底里症症状：麻痹瘫痪、感觉丧失、抽搐痉挛、失忆。在 1880 年，他就证实了这些症状是心因性的，因为这些症状可以使用催眠术诱发和再现。

虽然沙可对歇斯底里症患者的症状付出大量的关注，但他对她们的内心世界则一点兴趣也没有。他视她们的情绪为一种需要加以分类的症状，将她们的谈话描述为 "发出的声音"。他对病患的态度，可以很清楚地从他在一场周二讲座里所说的话中看出来。沙可利用一位已被催眠的年轻女子来示范歇斯底里症的痉挛发作：

　　沙可：让我们再压一下歇斯底里症的病源点。（一位男性实习医生碰了一下病患的卵巢部位。）就是这样，有时病患甚至会咬自己的舌头，但这很少见。看那拱起的背部，这在教科书中描述得很详细。

病患：妈！我好害怕！

沙可：注意那情绪的爆发，如果我们让它如此持续下去，很快会回

复到癫痫症状的行为……（病患再次大喊："喔！妈！"）

沙可：还有，注意这些喊叫。你可以说它是毫无由来的吵闹声。

沙可追随者的野心是，想以验证出歇斯底里症的成因超越沙可的成就。竞争最激烈的要属让内和弗洛伊德。他们都想成为这个伟大发现的第一人。在追求此一目标的过程中，他们都发现，光观察和分类歇斯底里症患者是不够的，还需要和她们深入交谈。就在这短短的 10 年间，身为科学家的男人用爱心与尊重聆听女性的心声，这个举动实属空前绝后。他们几乎天天与歇斯底里症患者会面，常常一谈就是数小时。这个时期的个案研究，读起来几乎就像是医生与患者共同创作的作品。

这些研究终于有了成果。19 世纪 90 年代中期，在法国的让内，和在维也纳的弗洛伊德及其合作者约瑟夫·布洛伊尔（Joseph Breuer），都各自得出极为类似的结论：歇斯底里症是由心理创伤造成的。创伤事件引发让人难以承受的情绪反应，并因此使意识状态改变，从而造成歇斯底里症的症状。让内称这种意识状态的改变为"解离"；布洛伊尔和弗洛伊德则称它为"双重意识"（double consciousness）。

让内与弗洛伊德都识别出由心理创伤引发之意识状态的改变，与由催眠术引发之意识状态的改变之间的基本相似性。让内认为，解离或催眠状态的存在，是一种心理弱点和暗示情绪的表征；相反地，布洛伊尔和弗洛伊德则认为，歇斯底里症和与其相关的意识状态的改变，也可能会发生在"才华最出众、意志力最坚强、品格最高尚和批判力最强的人身上"。

让内与弗洛伊德也都识别出歇斯底里症的生理症状，其实是代表已从记忆中被排除的强烈痛苦经历，以一种伪装过的形式表现出来。让内描述他的歇斯底里症患者是被"潜意识的固着意念"（subconscious fixed ideas）（对创伤事件的记忆）所控制。布洛伊尔和弗洛伊德则对此给出了一个不朽的总结："歇斯底里症患者的痛苦主要来自回忆。"

19 世纪 90 年代中期，这些研究者也发现，当创伤记忆和伴随着强烈感

受被找回并述说出来时，歇斯底里症的症状有可能会减轻。这个治疗方法后来演变成现代心理治疗的基础。让内称这种技巧为"心理分析"（psychological analysis）；布洛伊尔和弗洛伊德称为"发泄"（abreaction）或"宣泄"（catharsis），弗洛伊德后来将它称为"精神分析"（psychoanalysis）。但是一个最简明、可能也是最好的名称，则是由布洛伊尔的一位患者发明的。布洛伊尔给她一个假名叫安娜·欧（Anna O），她是一位天资聪颖但有严重精神困扰的年轻女子。她称她和布洛伊尔之间的私密对话为"谈话治疗"（talking cure）。

医生与病患间的合作是一种探索追寻的过程，在过程中巨细靡遗地重建病患的过往经历，如此或有可能解开其罹患歇斯底里症之谜。让内在描述一位病患时提到，在治疗过程中，原本谈的是近期的创伤经历，但慢慢地将重心转移到对更早期经历的探索："在移除了令人困惑的表层之后，我终于看到那原本静静栖息在她心灵深处、年代久远又盘根错节的固着意念。这个固着意念因被揭露而渐渐消失，患者的病情也因此得到极大的改善。"布洛伊尔描述他与安娜·欧的工作时也说："沿着记忆的丝线往源头探索。"

弗洛伊德则沿着这条丝线走到最源头处，而这也必然引领他去探索女性的性生活。虽然古老的临床传统认为女性的性欲与歇斯底里症症状有关，但弗洛伊德的良师益友（沙可和布洛伊尔）则高度怀疑性欲在歇斯底里症的成因中所扮演的角色。弗洛伊德一开始并不接受这个观念："当我开始分析我的第二个病患时……性神经性官能症是歇斯底里症主要部分的预期早就远离我的脑海。我刚受到沙可学派的启发，而且我认为将歇斯底里症与性欲这件事扯在一起实在是一种侮辱——就像那些女性患者所感受到的一样。"

这种对病患反应的同理心，是弗洛伊德早期有关歇斯底里症作品的特色。他的病历研究记录透露，一个男人表现出如此热切的求知欲，以致愿意克服自己的防卫心理，并愿意倾听。他所听到的故事则令人胆战心惊，病患不断地告诉他有关性侵害、虐待和乱伦的事。弗洛伊德和他的病患沿着记忆的丝线回溯，发现儿时的主要创伤事件被隐藏在最近的、通常也相当普通的经历底下，而这经历正好促使歇斯底里症症状的初发。1896年，弗洛伊德相信自己已找到歇斯底里症的源头了。在一份名为《歇斯底里症的病源学》（*Aetiology of Hysteria*）、包含18个病例研究的报告中，他做了一段充满戏剧性的宣示："我因为这些研究而提出的论点是，每一个歇斯底里症案例的起因，都有一次或多次的过早性经验发生，而发生的时间都在人生的最初几年。虽然事件发生在数十年前，却可能透过精神分析的过程使其重现于记忆中。我相信这是一个重要的发现，是神经病理学的革命性发现。"

100 年后，这篇报告与现代对童年性虐待之影响的临床描述相比仍毫不逊色。这是一篇充满了才华洋溢、悲天悯人、滔滔雄辩、细心推理的重要报告。它那充满自信的篇名与欢欣的笔调暗示着，弗洛伊德视自己的这番贡献在此领域中绝对是划时代的。

然而《歇斯底里症的病源学》的正式付梓，却也同时宣告此一系列研究的结束。不到一年的时间，弗洛伊德在私下已拒绝承认歇斯底里症病源的创伤理论。他在信件中很清楚地表明，他愈来愈受理论中假设的激进社会性指涉所困扰。歇斯底里症在女性中甚为普遍，如果他的患者的故事是真的，如果他的理论是正确的，他将要被迫下一个结论：他所谓的"对儿童的性变态行为"应具有共通性，它不只会发生在巴黎的无产阶级——他开始学习歇斯底里症之处，也会发生在维也纳受人尊重的中产阶级家庭中——他执业之处。这样的想法根本无法令人接受，它的可信度是受到质疑的。

面对这样的困境，弗洛伊德停止对女性病患的倾听。这个转折点被记录在有名的"多拉"（Dora）案例中。这是弗洛伊德最后一个歇斯底里症个案研究，读起来已不再是合作地共同探索，而比较像明争暗斗。弗洛伊德和多拉之间的互动，被形容为像是一场"情绪的搏斗"。在这个案例中，弗洛伊德仍认可病患所经历之事件的真实性：青少年时的多拉是父亲精心设计的性游戏中的傀儡，父亲将她提供给朋友当性玩具。然而弗洛伊德却拒绝承认多拉的感觉是愤怒且屈辱的；相反地，他坚持要多拉探索她性兴奋的感觉，就好像被玩弄正好是她情欲的实现与满足。多拉最后中止接受治疗，弗洛伊德则视此为报复行为。

两人关系的破裂，也标示着一个原本存在于野心勃勃的研究者与歇斯底里症患者之间合作年代的终结。将近一个世纪以来，这些患者还是受到轻蔑与压抑。弗洛伊德的追随者对叛逆的多拉存在一股特别的恨意，一位弗洛伊德的弟子曾这么描述多拉："她是我所见过最令人厌恶的歇斯底里症患者之一。"

由于抛弃了歇斯底里症的创伤理论，弗洛伊德创造出精神分析论。这个在往后近一个世纪占据主流地位的心理学理论，原来是建立在否定女性真实状况的基础上。性欲仍然是研究的中心主题，但尽管剥削的性关系确实在发生，如此的社会真相却完全被隐藏起来。精神分析成了对幻想与欲望内在变化的研究，与真实的经验完全脱节。20世纪的最初10年，在根本没有提供任何关于患者做不实叙述的临床证据下，弗洛伊德下结论说，他的歇斯底里症病患所说的童年遭受性虐待的事都是假的："我最后不得不承认，那些性诱惑的场景从未发生过，都只是我的患者编造出来的幻想。"

弗洛伊德态度的转变，也预示了歇斯底里症英雄时代的完结。在世纪交替后不久，这个由沙可开山立派，再由追随者发扬光大的研究领域已被弃如敝履。催眠术和意识状态的改变又再次被贬谪到神秘的暗处，心理创伤的研究因此被束之高阁。一段时间之后，就连歇斯底里症这种疾病据说也已几近绝迹。

这种戏剧性的转变绝非个人之力所能造成。为了了解何以歇斯底里症的研究会如此彻底瓦解、何以如此伟大的发现竟被快速地遗忘，我们有必要探究一下最早让此研究兴起的当时学术与政治氛围。

19世纪法国最主要的政治冲突，就是拥护既有的宗教结合君主专政的人士，与拥护政教分离、主张建立共和体制政府的人士之间的斗争。自1789年法国大革命以来，这种冲突造成7次政府垮台。随着1870年第三共和的建立，新而脆弱的民主政体的创始者，发动了一个富攻击性的运动以巩固他们的权力基础，并打击和削弱他们主要对手的力量——天主教会。

这个时期的共和政府领导人，都是一批白手起家的男人，属于正在兴起的中产阶级。他们视自己为捍卫启蒙运动传统的代表，正与一大股反动势力进行殊死战斗：贵族政治和神权政治。他们的主要政治斗争是争夺教育的主导权，意识形态的斗争则为男人的忠诚与对女人的所有权。就如第三共和的创始者之一朱尔斯·费里（Jules Ferry）所说："女人，如果不让她们属于科学，她们将属于教会。"

沙可的父亲是一位有钱又有名望的商人，他自己则是这个新中产阶级精英中的精英，他的客厅是第三共和政府的一些达官贵人聚会的场所。他和官场上的一些同侪都极力宣扬去宗教化的科学观念。他在19世纪70年代更新并现代化了萨尔佩特里埃医院，就是以具体行动证明去宗教化的教学方式和医院管理的优越性。而他对歇斯底里症的研究，也是用来证明去宗教化的观念体系比宗教性体系正确有用得多。他的周二讲座也是一个政治性演出，他的任务就是宣告罹患歇斯底里症的女人是属于科学的。

沙可对歇斯底里症的阐述，也替与此症相关的一些现象提供科学性的解释，诸如魔鬼附身、巫术、驱邪、灵魂出窍等。他最可贵的研究计划，是将从古至今表现在艺术作品中的歇斯底里症作了一个回顾性诊断。他和弟子保罗・里彻（Paul Richer）出版了一本中世纪艺术作品选集，借以阐明其理论：在艺术作品中描写的一些宗教性经验，也许可以解释为歇斯底里症的征兆。沙可及其追随者也加入有关当代神秘现象的激烈辩论，如圣痕纹身者、幽灵、信仰疗法等。沙可还特别关注传闻中在卢尔德（Lourdes）新建的朝圣之地发生的奇迹式疗法。让内则专注于基督教科学的美国现象。沙可的弟子德西雷・布尔纳维尔（Desiré Bourneville）企图使用新制定的诊断准则，证明一位当时非常有名的圣痕纹身者 [名为路易丝（Louise Lateau）的虔诚年轻女子] 其实是歇斯底里症患者。所有这些现象，都应属于医学病理学的范畴。

因此在 19 世纪末，有了这个庞大且具政治性的理由才激起研究歇斯底里症的热切兴趣，也给了沙可及其追随者探究的动力。寻求歇斯底里症之谜的解答，就是要用来展示去宗教化的启蒙运动对迷信反动力量的胜利，同时也显示出去宗教化世界观的道德优越性。这些男性科学家对歇斯底里症患者的仁慈呵护，与异端宗教法庭的暴虐呈现出强烈的对比。另一位沙可的弟子查尔斯・里谢特（Charles Richet）在 1880 年即观察到："许多被关在萨尔佩特里埃医院的患者之前曾受过火刑，她们的疾病被当成一种罪行。"詹姆斯在 10 年后也发出共鸣："在所有那些因当权者对医学的无知而受害的人中，可怜的歇斯底里症患者是迄今遭遇最凄惨的；而她们要能逐步地复健并得到解救，就得倚靠我们这一代的仁慈关注了。"

虽然这些男性科学家自认为是仁慈的解救者，提高了原本备受贬抑的女性之地位，却从来也没想过男女的社会地位原应是平等的。女性只是研究和表现人道关怀的对象，而不是她们所应享权利的主体。致力于歇斯底里症启蒙观点的这群人，通常也是强烈反对让女性接受高等教育和进入专业领域，也坚决反对女性有投票权的同一批人。

在第三共和的初期，女性主义运动尚未盛行。直到 19 世纪 70 年代晚期，倡导女性主义的一些团体甚至还不准举行公开集会或出版发行其作品。1878 年在巴黎举行的第一次国际女权代表大会中，那些倡议给予女性投票权的人士遭到禁止发言，因为此举被认为太具革命性。女权倡议者认识到她们的命运得依赖那仍显脆弱的新民主体制的存在，因此愿意委曲求全，以便保持与共和政府的和谐同盟关系。

而一个世代之后，那些共和创始者的政权已经巩固，非宗教性的共和政府在法国已渡过难关并繁荣发展。19 世纪末，反对宗教干政的斗争得到实质上的胜利；与此同时，对那些已被启发的男性而言，想装腔作势支持女性变得更为棘手，因为女性本身如今已勇于站出来为自己发言。在民主政治较成熟的英国与美国，女性主义运动好战分子开始将理念传扬至欧洲大陆，而法国的女性主义者对争取女性权益的立场也益发坚定，有些甚至尖锐地批判那些共和创始者和挑战那些男性科学家怜悯施恩的态度。一位女性主义作家在 1888 年即嘲弄沙可是"利用研究一种疾病当借口，来进行女性的活体解剖"，并对女性进入医学专业领域充满敌意。

喝彩渐歇，英雄退却

进入 20 世纪后，当初促使歇斯底里症英雄时代诞生的政治推动力已经消散，也不再有任何充足的理由让那些男性科学家再维持初衷，继续这一系列的研究。歇斯底里症的研究诱使他们进入梦幻、情绪和性的神秘世界，让他们得以倾听女性的心声，比他们预期要听到的多得多；他们也得以了解更多女性的生活，比他们原本想知道的多得多。当然他们从未企图要研究女性生活中有关性的创伤，之所以会走上这条路，是因为研究歇斯底里症是这场意识形态"圣战"的一部分，在这个领域的发现会得到众多的喝彩，另外这些科学研究者会因为他们的人道精神和勇气而赢得尊敬。一旦这些政治动机逐渐消失后，这些研究者发现，他们陷入自己研究成果的泥淖中，并由于太过涉入女性病患的生活而受到牵累。

这个后坐力甚至在 1893 年沙可过世前就已出现。他发现有愈来愈多的情

况，他需要为他那使巴黎社会着迷的歇斯底里症公开讲座的可信度做辩护。到
处谣传着，那根本是一群暗示情绪较强的女人的舞台表演，她们有意识或无意
识地遵循其老板通过催眠术所下的指令演出。在沙可临终前，显然很后悔当初
开展这个研究领域。

正当沙可从催眠和歇斯底里症的世界中撤退时，布洛伊尔也从女性情
感依附的世界中退却了。第一个"谈话治疗"结束于布洛伊尔狼狈地逃离安
娜·欧。他之所以结束这段关系，可能是因为他的妻子非常厌恶他与一位充满
魅力的年轻女子关系如此密切。他毫无预警地终止这个历时超过两年、几乎是
天天会面的治疗过程。这样突然的撒手而去不仅危害了患者，造成安娜·欧入
院治疗，显然也深深伤害到布洛伊尔。他惊骇地发现，他的患者是如此强烈地
依附着他。与安娜·欧的最后一次会面，他是带着"一身冷汗"离开的。

虽然布洛伊尔稍后与弗洛伊德一起合作出版了这个极不寻常的案例，但他
始终是一个不情愿又充满疑虑的研究者。而令布洛伊尔最感困扰的，就是不断
地发现性经验是歇斯底里症症状的根源。就像弗洛伊德向他的密友威廉·弗莱
斯（Wilhelm Fliess）抱怨的："不久前布洛伊尔对医生协会做了一个关于我的
重要演说，听起来他已改变原先的立场，并相信性欲病原学的理论。但当我私
底下感谢他如此做时，他居然浇了我一大盆冷水：'我并没有改变，我还是不
相信它。'"

弗洛伊德的研究将这一切远远地带往女性生活中从未被探触过的境地。童
年遭受性侵害是歇斯底里症根源的这个发现，超越了当时社会所能容忍的限
度，因此使他在专业领域中遭到全然的排拒。弗洛伊德原本期待《歇斯底里症
的病源学》一书的出版可为他带来荣耀与赞美，不料前辈与同侪却表现得无动
于衷、提都不想提。就如他不久后写给弗莱斯的信中说的："你能想象得到我
有多孤立，就有多孤立。到处传说我已遭放弃，空虚孤寂笼罩在我的四周。"

弗洛伊德随后从心理创伤的研究中退却，至今已被视为一件莫大的耻辱，
他的改变论调也被诋毁为个人怯懦的表现。但做这样的人身攻击，似乎是不了
解弗洛伊德当时所处的时代背景，在当时，任何知识的跃进都会被视为是一个
孤独男天才类似普罗米修斯（Promethean）般翻天覆地的叛逆行为。无论他的
论点多么强而有力，或他的观察多么确实有效，在一个缺乏支持歇斯底里症研

13

究的政治和社会背景的氛围中，无论它是否会带来任何好处，弗洛伊德的发现都是不可能被大众接受的。那种支持背景从未在维也纳存在过，在法国也很快就消失了。弗洛伊德的竞争对手让内，从未放弃他的歇斯底里症创伤理论，也从未离弃他的歇斯底里症病患，却在有生之年眼睁睁地看着他的研究成果被众人遗忘、他的观念被嗤之以鼻。

弗洛伊德对歇斯底里症创伤理论的否定，随着时间的流逝而益发教条化。这个曾经将此研究探索至最深处并最能得其底蕴之人，竟然在往后的人生中彻彻底底地否认它的存在。在此过程中，他同时也否定了他的女性患者。虽然他仍继续将焦点放在患者的性生活上，却不再认可女性真实经验中被剥削的本质。如此顽固的坚持使其理论更加扭曲，他坚决主张女性想象并渴望那种受虐的性关系，虽然她们嘴里抱怨着。

如果知道弗洛伊德所面对的严峻挑战，也许就能理解他何以彻底改变立场的本质。如要继续坚持自己的理论，就表示要认可女性和儿童所受到的性压迫有多沉重。而唯一有可能对这种立场给予知性上之肯定与支持的，就只有当时正在萌芽中的女性主义运动，但这个运动正好严重威胁到弗洛伊德所珍视的父权价值观。要让如弗洛伊德这种政治信仰和专业野心的人与女性主义运动同流是绝无可能的。既然势不可挡，他选择立刻与心理创伤研究和女性划清界限，转而发展出一套人类发展理论，而女人的低下与虚假正是其学说的基本观点。在当时反女性主义的政治气候下，这个理论遂得以成功并枝繁叶茂。

在这群早期的研究者中，唯一一位将歇斯底里症的探索带至合理结论的则是布洛伊尔的病患安娜·欧。在布洛伊尔离弃她之后，她显然仍病了好几年，但最后她康复了。这位曾发明"谈话治疗"的沉默的歇斯底里症患者，终于在女性主义运动中找到自己的声音与健全的心智。她使用笔名保罗·伯特霍尔德（Paul Berthold）将玛丽·沃斯通克拉夫特（Mary Wollstonecraft）的经典论文《女权辩护》（*A Vindication of the Rights of Women*）译成德文，并创作了一出舞台剧《女权》（*Women's Rights*）。她使用本名伯莎·帕彭海姆（Bertha Pappenheim）成为一位杰出的女性主义社会工作者、知识分子和组织创立者。在漫长而成果丰硕的生涯中，她管理一所专收女孩的孤儿院，创立一个犹太妇女的女性主义组织，并风尘仆仆地奔走于全欧洲和中东地区以推动对抗对妇女和儿童的性剥削。她的奉献牺牲、无穷精力和力行承诺是充满传奇性的。一位同事如此描述她："这个女人体内有一座活火山……她为受虐妇女与儿童而奋战，就如有切肤之痛一般。"当她过世时，哲学家马丁·布伯（Martin Buber）如此赞颂她："我不只钦佩她，更将在我有生之年永远敬爱她。有些人拥有高尚灵魂，有些人拥有无限热情，但这两种人都比我们想象中的少，更少的是同时拥有高尚灵魂和无限热情，而其中最少的是一个有无限热情的高尚灵魂。帕彭海姆正是拥有这种高尚灵魂的女性。她的事迹将永远传颂，见证其不朽的存在。"在遗嘱中，她希望那些来到她坟前的人，能放上一颗小石头，"如同给了一个无声的承诺……为善尽女性责任与追求女性幸福的使命尽一份心力……无畏地勇往直前。"

战争创伤神经性官能症

第一次世界大战这个前所未有的大灾难，再一次使大众不得不面对心理创伤存在的事实。在这个长期消耗性的战争中，四年内死了超过 800 万的男丁。当此大杀戮结束后，欧洲有四个帝国灭亡，许多西方文明赖以维系的重要信念也为之动摇。

其中一项遭受战争蹂躏而幻灭的假象是：参战是男人的至高荣誉。连续暴露在战场壕沟之中，处于极端恐惧的状态之下，使得面临精神崩溃的军人数目大增。受困的绝望、不停地遭受死亡的威胁、还要被迫目睹战友的残废与死亡而无任何得救的指望，这一切使得许多军人开始表现得像个罹患歇斯底里症的女人。他们失控地狂叫和哭泣，他们僵住而无法移动，他们变得沉默而无反应，他们失去记忆和感觉的能力。产生这类精神症状的军人数目是如此庞大，以致需要紧急征用许多医院以容纳他们。根据一项估算，精神崩溃患者约占英国战役伤亡人数的 40%。军方则企图封锁有关这些精神患者的报告，因为担心这会严重打击大众的士气。

刚开始，那些精神崩溃症状被视为有生理性成因。英国心理学家查尔斯·迈尔斯（Charles Myers）检验了最早的几个案例，将那些患者的症状归因为炮弹爆炸的震荡效果引起的，并称此种神经性障碍为"炮弹冲击症"。这个名称一直沿用至今，虽然人们很快就发现这些症候群也会发生在那些未曾暴露于任何生理性创伤环境中的军人。渐渐地，军中的精神科医生不得不承认，"炮弹冲击症"的症状是心理创伤引起的。长期置身于暴力与死亡的精神压力下，已足以在男人身上引发类似歇斯底里症的神经性症候群。

一旦战场神经性官能症的存在成为无法否认的事实，焦点就从医学争议转到患者的德行情操上，就像当年对歇斯底里症的争论一样。从传统主义者的观点而论，一个正常的军人应该为能投身沙场而自豪，并且不能有任何的情绪性表现，当然更不该向恐惧屈服。那些产生创伤神经性官能症（traumatic neurosis）的军人，说得好听一点是天生的低等人类，说得难听一点则是诈病者和懦夫。当时的医学文章作者称这些患者是"道德残障者"。一些军方高层则主张这些男人根本就不配被视作病患，应该将他们交付军法审判或不光荣除役，而不是给予治疗照顾。

传统主义观点最有名的支持者，是英国精神科医生刘易斯·耶南（Lewis Yealland）。在其1918年所著论文《战事所致的歇斯底里性障碍》（*Hysterical Disorders of Warfare*）中，他提倡一种基于羞辱、威胁和惩罚的治疗策略。对歇斯底里性症状如缄默症、感官知觉丧失、肢体麻痹等都使用电击治疗。患者被指为懒惰与懦弱而遭辱骂，那些表现出"丑陋之消极负面态度"的患者则以军法审判威胁之。其中有个案例是耶南治疗一位不说话的病患，他将病患绑在一张椅子上，然后在他喉咙上连续不停地电击数小时之久，直到病患开口说话为止。而在电击的过程中，耶南则不断地教训那位病患："记住，你的行为一定要像个英雄，就如同我期望你的那样……一个身经百战的男人应该是很懂得自我控制的。"

相反地，较进步的医学权威则主张，战场神经性官能症是一个真实存在的精神疾病，这种情况也有可能发生在有高尚德行情操的军人身上。他们提倡一种基于精神分析原理的人道治疗方式。里弗斯（W. H. R. Rivers）医生就是这种较自由主义观点的拥护者，他是一位全才的知识分子，是神经生理学、心理学和人类学教授。他最有名的病患是一名年轻的军官西格弗里德·萨松（Siegfried Sassoon），他以骁勇善战和所著的战争诗歌而闻名；但后来以军人身份公开支持和平参加反战运动并谴责战争，则让他变得声名狼藉。他在1917

年写的《军人宣言》(*Soldier's Declaration*),内容读起来就像现代的反战宣言一般:

> 我做这个声明的目的,就是故意来藐视和挑战军事当局的,因为我相信这场战争是被一群其实有能力结束它的人刻意延长的。
>
> 我是一个军人,我坚信我的行为以军人的利益为依归。我当初投入的,是一个为了自卫与自由解放的战争,但我认为,这场战争如今已变质为侵略与征服……我眼见并忍受军旅的痛苦,而我再也不愿意参与延长这个痛苦,因为我相信其结果是罪恶且不义的。

由于担心萨松会因此遭受军法审判,一位也是诗人的军官同僚罗伯特·格雷夫斯(Robert Graves)安排他住院接受里弗斯的治疗。他的反战声明因此有可能被归因于心理异常。虽然萨松并没有真的精神崩溃,但的确有格雷夫斯形容的"精神状态不佳"。他会慌张不安、暴躁易怒、受噩梦所折磨。他冲动的冒险行为和鲁莽地置身于危险之中,为他赢得"疯子杰克"的诨名。以现今的标准看,这些症状毫无疑问地符合创伤后应激障碍的诊断。

里弗斯企图用治疗萨松的这个案例,说明使用人道文明的治疗方法比那些惩罚性的传统方法高明得多。所有军事医学的治疗目标就是要让伤员能重返战场,里弗斯并不质疑这个目标,他只是为一种谈话治疗的形式之功效辩护。他不用羞辱的方式,而以有尊严和尊重的态度对待萨松;他也不用压制言论的方式,反而鼓励萨松自由地写下和说出战争的恐怖。萨松的回应是充满感激的:"他让我立刻有了安全感,他似乎了解我的一切……我愿用尽我收藏的留声唱片去换取一点我和里弗斯的谈话录音。这段记忆是我的重要资产,一位如此伟大良善的人,给了我如此多的友谊与引导。"

里弗斯对这位著名病患的心理治疗被认为是成功的。萨松公开推翻他的和平反战宣言并再度投入战场。纵使政治信仰并没有改变,但是他依然这么做,因为他对那些仍在战场上的战友的忠诚感,因为他没有和他们患难与共的愧疚感,也因为孤掌难鸣无力回天的绝望感。里弗斯经由对人道治疗的探究建立的两项原则,其后被美国军方精神科医生在下一次大战中奉为圭臬。首先,一个素来勇敢非凡的人,有可能在无法抗拒的恐惧中屈服;其次,要克服这种恐惧最有效的动力不是爱国心，不是抽象理论，也不是对敌人的怨恨，而是一种更强烈的东西：战友间死生一命的患难之情。

萨松从战争中存活了下来，但就像许多罹患战场神经性官能症的创伤患者一般，注定会在余生中不断再现战争的痛苦。他献身于写作和不断改写自己的战争传记，以保存对阵亡者的怀念，并推动和平主义的理想。虽然已从"精神状态不佳"中完全复原，并过着自食其力的生活，但他脑中仍不断萦绕着对那些没有他这么幸运的人之怀念：

> 炮弹震撼着。有多少这样短暂的炮击，却留给创伤患者心中永难磨灭的余震；有多少次，眼睁睁地看着他们尚在言笑中的同伴瞬间被死神带走。最可怕的时刻并不是发生的当时，而是现在；现在，在噩梦中狂乱窒息时、在四肢麻痹瘫痪时、在结结巴巴语无伦次时。而最糟的是，他们原本拥有的雄伟英勇、无私无我、无怨无悔的高贵特质也全都瓦解了——对那些高尚杰出的人而言，这就是炮弹震荡出的难以启齿的悲怆……这些军人以捍卫文明之名成了殉道者，但他们的殉道不是一场丑陋的骗局，还有待文明进一步证明。

战争结束后没几年，医学研究对心理创伤这个主题的兴趣再一次消散。虽然仍有为数众多的慢性精神病患拥塞在退伍军人医院的一角，但他们的存在已成为社会亟于忘却的尴尬事。

一位年轻的美国精神科医生艾布拉姆·卡迪纳（Abram Kardiner），于1922年由维也纳回到纽约，在一年的朝圣之旅中他曾受教于弗洛伊德。一个探寻伟大发现的梦想深深地启发了他，"有什么比做一个发现心灵新大陆的哥伦布更令人兴奋的事呢？"卡迪纳成立一家精神分析的私人诊所，当时约有10名精神分析学家在纽约执业。他同时也到退伍军人署（Veterans' Bureau）所属的精神病院工作，在那里他看到许多战场神经性官能症患者。他为这些患者痛苦的严重程度和自己无法治愈他们而深感困扰。卡迪纳印象特别深刻的，是一位他治疗了一年却无太大起色的患者。后来当这位患者向他表达感谢之意时，他奇怪地说道："但我并没有真的帮到你什么，我根本就没有把你的症状医好。"

这位患者却回答：“不过你真的试了。我待在这里都不知道有多少年了，他们从来连试也不试，而且根本就不在乎我。但你不一样，你在乎。”

卡迪纳后来承认有关他自己童年早期的“无止尽的梦魇”（贫穷、饥饿、被忽略、家庭暴力和母亲的早逝）深深影响他做学问的方向，也给了他对受创伤军人感同身受的能力。卡迪纳花了很长的时间，努力想在精神分析学说的架构下发展出一套有关战争创伤的理论，但最后都以失败而放弃。他并因此转向一个不同的职业生涯（就像前辈里弗斯）成为人类学者。他并于 1939 年与另一位人类学者科拉·杜·博伊斯（Cora du Bois）合著一本基础人类学教科书《个人及其社会》（*The Individual and His Society*）。

直到写完这本书，卡迪纳才有时间再回到战争创伤这个主题来做研究。这次他多了人类学的观念架构，可以帮助他了解社会现实的冲击，进而使他有能力真正理解心理创伤。1941 年卡迪纳出版一本包罗广泛的临床与理论研究报告《战争所致的创伤性神经症》（*The Traumatic Neuroses of War*），他也在书中批评了不断阻碍此领域研究发展的社会间歇性失忆症：

> 过去 25 年来，因战争而导致神经官能障碍的这个主题，一直沉浮于大众兴趣与精神医学流行的反复无常中。公众原本在第一次世界大战后非常关注这个主题，但并没有持续太久，精神医学界亦然。此后这些现象即未再有延续性的研究……只是偶尔提起讨论一下，但从未认真对待过。部分原因是战后退伍军人的地位逐渐低落……虽然并非所有精神医学界皆如此，但一个可悲的事实是，每个这方面的研究者都认为他有个从头做起的神圣任务，就好像之前从来没有人做过有关这方面的任何研究一般。

卡迪纳继续将创伤症候群的整体临床现象勾勒出来，这也正是我们今日所理解的创伤症候群。他的理论内容非常近似让内在 19 世纪末对歇斯底里症的论述。卡迪纳认为战场神经性官能症是歇斯底里症的一种形式，但他也察觉到这个用语太过轻蔑，以致再一次严重地将患者污名化：“当使用‘歇斯底里症’这个名称时，它的社会意义变成将患者视为一个掠夺者，企图掠夺什么却没有明确的目的。因此使得这样一位神经性官能症的受害者在法庭上得不到同情，而且……也得不到医生的同情，这些医生通常将……'歇斯底里症'当作个人一些难以改变的品性，如邪恶缺德、乖僻刚愎、意志薄弱。"

难以磨灭的长期烙印

第二次世界大战的爆发，又燃起了医学界对战场神经性官能症的兴趣。为了找出一个快速而有效的治疗方法，军方的精神科医生遂试图将加诸战斗压力症状的污名去除。有史以来第一次，他们愿意承认：任何人都有可能在炮火下精神崩溃；精神科伤员有可能依暴露在战斗中的严重程度，而预测出一个相称的比例。当时的确付出很大的努力，想验证出到底暴露于战斗中到何种程度会导致精神崩溃。在大战结束一年后，两位美国的精神科医生阿佩尔（J. W. Appel）和毕比（G. W. Beebe）的研究结论是，处于战斗状态下 200 至 240 天即足以使人崩溃，连最坚强的战士也不例外："绝没有'慢慢习惯于战斗状态'这回事……每一个战斗时刻都将加诸沉重的压力在军人身上，而崩溃与否也与他们暴露在战斗状态下的强度与时间直接相关。因此在战场中有精神科伤员，就和会有枪伤和榴弹炸伤的伤员一样无可避免。"

美国的精神科医生将精力集中在找出有哪些因素可能避免突然的崩溃，和帮助患者尽速复原。他们所发现的就是当初里弗斯在治疗萨松时验证过的道理：战友间相互扶持、生死与共的情感力量。1947 年卡迪纳重新修订他与赫伯特·史皮格（Herbert Spiegel）合著的一本经典教科书。史皮格是一位精神科医生，刚从前线治疗伤员回来。卡迪纳和史皮格主张，对抗极端恐惧的最强大保护力量来自军人、他的直属战斗单位，和与长官间相互关切的程度。精神科医生罗伊·格林克（Roy Grinker）和约翰·史皮格（John Spiegel）也报告了类似的发现，他们认为接连不断的危险处境，使军人对战友和长官发展出非常强烈的情感依附。他们观察发现，要避免精神崩溃的最强大保护力量，就是在小战斗单位中的士气与长官的领导能力。

在第二次世界大战中发展出的治疗策略是，尽量减少受精神折磨的军人与战友分离。原则是在尽可能靠近战场的地方给予短暂治疗，目标是将这个军人尽快送回所属的战斗单位。在军方精神科医生寻求快速而有效治疗方法的过程中，他们再次发现意识状态的改变在心理创伤中所扮演的中介角色。他们发现，以人为的方式诱发的意识状态改变，可能用来进入创伤记忆中。卡迪纳和史皮格使用催眠术诱发意识状态的改变，格林克和史皮格则是使用阿米妥钠（sodium amytal）制剂，一种他们称为"麻醉精神疗法"（narcosynthesis）的技术。就如同早期对歇斯底里症的治疗方式，对战场神经性官能症进行"谈话治疗"的重点，在于使创伤记忆与伴随而来的恐惧、愤怒、悲痛情绪得到宣泄性重现和复原。

开发这些技术的精神科医生也了解，已解除束缚的创伤记忆本身，并不足以保持长期的治疗效果。卡迪纳和史皮格即警告说，虽然催眠术可以促使创伤记忆重现，但单靠一个简单的宣泄经验本身是毫无用处的。他们的解释是，催眠术无法"做完所有该完成的步骤"。格林克和史皮格也同样观察到，如果在阿米妥钠制剂影响下，记忆的重现和解除束缚无法整合进入意识之中，治疗也不算成功。他们主张，战斗的影响"并不像写在板子上的东西一般可任意拭去，再让板子回复到原来的样子。战斗经历将在心中留下难以磨灭的长期烙印，要改变它就像要改变生命中任何根深蒂固的经验一样艰难"。

然而，这些睿智的警语通常都遭到忽略。这个针对精神科伤员的新的快速疗法在当时被认为非常成功，一份报告显示，在第二次世界大战中，遭受急性压力困扰的美国参战军人中，有80%的通常在一周之内可再回部队执行某些勤务，有30%的可以重回战场。一旦这些人回部队之后，他们往后的命运就很少有人问津，更别提他们解甲返乡之后的问题了。只要行为功能达到最起码的水平，就认为他们已经康复了。随着大战的结束，熟悉的失忆历程再度出现。公众和医学界对那些退伍军人的心理状态不再感兴趣，战争创伤带来的长远影响再一次被遗忘。

直到越南战争之后，才开始对战斗引起的长期心理影响进行有系统且大规模的研究。当时这股研究的动力并非来自军方或医学界，而是来自一群心怀不满的退伍军人有组织的努力。

1970年，也是越战战况最激烈的时候，两位精神科医生罗特·利夫顿（Robert Jay Lifton）和钱姆·谢顿（Chaim Shatan）遇到一个新组织"越战退伍军人反战组织"（Vietnam Veterans Against the War）的代表。退伍军人组织起来反对自己参与过，而且是正在进行的战争，这种事几乎是史无前例的。这一小群军人，其中有多人曾以英勇善战而闻名，将勋章退回给政府，并向公众见证自己的战争罪行。他们的出现给逐渐壮大的反战运动提供道德的正当性。利夫顿写道："他们唤起大众开始质疑自己对军人与战争的看法，并揭发自己国家宣传这是一场正义之战的谎言。"

这些反战的退伍军人，组成一些他们所谓的"交谈团体"（rap groups）。在这些与战友的私密聚会中，越战退伍军人重述和再现战争的创伤经历。他们也会邀请同情他们的精神科医生提供专业协助。谢顿后来解释为何这些人要向传统精神医疗机构以外的地方寻求帮助："就如他们自己描述的，他们中有许多人都受到'伤害'。他们不愿向政府的退伍军人机构求助……他们要待在自己的地盘，他们要做自己的主人，而不只是一个听任摆布的病患。"

交谈团体有双重目的：其一，给予受到心理创伤折磨的退伍军人心灵上的抚慰；其二，唤起对战争效应的注意。在这些团体中出现的证词，吸引了大众对战争所引起的长期心理创伤的注意。这些退伍军人拒绝被遗忘，更拒绝被污名化。他们强烈要求大众公正且有尊严地看待他们的苦难。就像一位海军陆战队退伍军人迈克尔·诺曼（Michael Norman）所表达的：

> 家人与朋友都很奇怪我们为何如此愤怒。他们会问，你们到底在鬼叫些什么？你们为什么如此暴躁易怒又愤愤不平？我们的父辈和祖父辈都参加过战争，尽了他们的义务，返乡后也都安然度日。是什么让我们这一代如此不同？但事实证明，我们和他们一点也没有不同。那些参加过"仁义"战争的前辈军人，一旦掀开掩盖住他们的神话与情操的帘幕，他们其实都只是将不安与疏离闷在心中……所以我们愤怒，我们的愤怒是古老而代代相传的。我们的愤怒，就是所有那些被以道德之名送去做杀戮工作之文明人的愤怒。

到20世纪70年代中期，已有数百个非正式的交谈团体组织起来。70年代末，一些退伍军人组织所施加的政治压力，终于催生出在政府退伍军人管理部门中实施法定的心理创伤工作计划，称为军队延伸服务计划（Operation

Outreach）。超过一百个服务中心建立起来，且聘用退伍军人任职其中，使用自助和同侪咨询模式的治疗方法。退伍军人如此大规模地组织起来，也提供了系统性精神医学研究的动力。越南战争之后数年间，政府退伍军人管理部（Veterans' Administration）委托广泛的研究，追踪退伍军人的战时经历对返乡后生活的影响。有五大册对越战后遗症的研究，详述创伤后压力症候群，也论证了暴露在战斗状态中与此症候群的直接关系，甚至超越我们可以合理想象的范围。

反战运动的道德正当性和笼罩全国的不名誉的战败气氛，使得承认心理创伤是长期而无可避免的战争后遗症变得可能。到 1980 年，有史以来第一次，属于心理创伤的独特症候群终成为一个"真实存在"的诊断项目。美国精神医学会（American Psychiatric Association）在那年将一个称为创伤后应激障碍（post-traumatic stress disorder）的新类别，包含在其发行的正式精神疾病诊断手册中。此精神疾病的临床特色，与 40 年前卡迪纳所描述的创伤性神经官能症是一致的。过去一个世纪以来周期性被遗忘和重新发现的心理创伤症候群，终于在诊断手册中得到正式的承认。

两性战争中的战场神经性官能症

19 世纪末有关歇斯底里症的研究，由于性心理创伤的争议而告失败。在当时妇女的性生活与家庭生活中，暴力是司空见惯的事，而那些研究并未认真看待此事。弗洛伊德模糊地意识到这个事实，却惊恐地逃开了。在 20 世纪的大部分时间里，相关研究都被投入在参战的退伍军人身上，其带动有关心理创伤症的知识之建构与发展。但直到 20 世纪 70 年代妇女解放运动兴起，大众才真正了解到，最普遍的创伤后应激障碍患者并不是上战场的男人，而是日常生活中的女人。

女性生活的真实面貌被隐藏在个人的、隐私的生活领域中。由于对隐私权的高度重视，在察觉真相方面形成强大的障碍，因此女性生活的真实面貌几不可见。谈论性或家庭生活的经历将招来别人的羞辱、嘲笑和不信任。女人因害怕和羞耻而保持沉默，而这样的沉默正好给了各式各样的性与家庭暴力最佳的保护伞。

在专制的家庭生活中，女性毫无地位可言。很难让人承认并接受的是，在公共领域中实行的，是如此发展成熟的民主制度；而同时存在于家庭中的，竟然是原始的专制制度或进一步的独裁统治。因此，在复兴美国女性主义运动的第一份宣言中，贝蒂·弗里丹（Betty Friedan）称女性议题是"没有名字的问题"（problem without a name），也就一点不令人意外了。同样不意外的是，女性主义运动第一个推动的观念，就叫作"唤起意识"（consciousness-raising）。

唤起意识活动以团体的方式进行，具有许多与退伍军人交谈团体和心理治疗共同的特性：相同的亲密气氛、相同的保密协议和相同的讲述实情的要求。对这些女性而言，唯有一个受尊重空间的形成，才有可能克服否认、保密和羞耻等让她们无法面对所受伤害的障碍。在有安全环境的咨询室中，妇女已敢于说出被强暴的事，但那些博学的男性科学家并不相信；而在有安全环境的唤起意识团体中，妇女说出被强暴的事，其他的妇女会相信。有一首那个年代的诗，捕捉到妇女因敢于说出她们的故事并被聆听，所感受到的无比愉悦：

> 今天
>
> 在我渺小的身躯中
>
> 我静坐着并且得知——
>
> 我的女人身躯
>
> 就像你们的一样
>
> 是任何街道上的目标
>
> 将我掳走
>
> 才 12 岁的稚龄……
>
> 我看到有个女人
>
> 我敢去看一个女人
>
> 我们敢于发出我们的声音

虽然唤起意识的方式类似心理治疗的方法，但其目的是促使社会的改变而非个人。以女性主义的角度理解性侵害，能赋予受害者打破隐私的藩篱、进而互相支持并采取集体行动的力量。唤起意识也是一个实证的研究方式。一位唤起意识团体的发起人凯茜·色拉乔德（Kathie Sarachild）形容它是对当今学术界正统的一个挑战："强调我们女人本身的感受与经验，用我们自己的经验验证所有我们所做的推论与见解，这就是科学的研究方法。我们实际上是在再现17世纪科学对传统学究的挑战：'研究自然，而非书本'，并将所有的理论用实际生活的行动与实践加以验证。"

从唤起意识的活动开始，一个阶段一个阶段地增加大众的认知程度。第一个有关强暴的公共论坛于 1971 年由纽约激进派女性主义者（New York Radical Feminists）组织起来。第一个加害女性犯罪国际特别法庭（International Tribunal on Crimes against Women）于 1976 年在布鲁塞尔开庭。在美国有关强暴法令的革新则于 20 世纪 70 年代中期由全国妇女组织（National Organization for Women）发起。10 年之内，所有 50 个州都制定了新的法令，以鼓励那些沉默的性犯罪受害者勇敢地站出来。

从 20 世纪 70 年代中期开始，对于之前严重受忽视的性侵害问题，也因美国妇女运动的勃兴而出现大量的研究。为响应女性主义团体的压力，国家心理卫生研究院（National Institute of Mental Health）于 1975 年在内部设立一个强暴问题研究中心。有史以来第一次，女人打开了一扇门，她们成为了研究者，而非只是被研究的对象。相对于一般的研究常规，此中心拨款赞助的"首席研究员"大多为女性。持女性主义信念的研究员非常努力地接近研究对象，她们拒绝使用科学研究标榜的客观且不可有个人情感介入的原则，反而坦率地以与研究对象的情感联系为荣。就像在歇斯底里症的英雄时代中一样，长期而密切的个人访谈再一次成为知识的来源。

这些研究的成果确认了女性经历的真实性，虽然它曾在一个世纪前被弗洛伊德指为幻想而不予理会。对妇女和儿童的性侵害，在我们的文化中显得特别普遍。社会学家、同时也是人权斗士黛安娜·罗素（Diana Russell）在 20 世纪 80 年代早期从事一个最详尽的流行病学调查，以随机抽样的方式挑选出超过 900 名的妇女，对她们进行有关家庭暴力和性剥削经历的深度访谈。结果令人相当震惊，有 1/4 的受访者曾遭强暴，有 1/3 的曾在童年遭受性虐待。

25

第一次进入公共讨论的领域

除了将普遍的性暴力做成正式文件记录外，女性主义运动还提供一种理解性侵害冲击的新诠释。强暴的问题第一次进入公共讨论的领域，妇女认为有必要加以强调：强暴是可恶的暴行！女性主义者重新定义强暴是一种暴力犯罪，而非只是性活动。这个简明的阐述进一步驳斥了传统的看法：强暴满足了女性深层的欲望；在当时，这种看法充斥于各种形式的文字中，从通俗色情文学到学术教科书。

女性主义者重新定义强暴，将之视为政治性的控制工具，透过威吓迫使女性处于附属的地位。苏珊·布朗米勒（Susan Brownmiller）一篇有关强暴的划时代论文，确立了强暴为值得公众讨论的重要主题，并引起大众关注强暴这个男性用以保持权力的工具："男人发现他们的生殖器可以作为制造恐惧的武器，这个发现绝对可以列入史前时代最重要的发现，其价值等同于使用火和最初的石斧。从史前时代到现在，我相信，强暴一直有其关键性的作用。再也没有比这种精神上的恐吓胁迫更有效的了，因此所有男人用它使所有女人处于恐惧状态中。"

妇女运动不只唤起大众对强暴的注意，也促使社会以新的态度对待受害者。第一个强暴危机处理中心成立于 1971 年，10 年之后，全美国已出现数百个这样的中心。这些民间机构并不在医学或心理卫生系统的架构之中，但它们为强暴受害者提供实用的、法律的、情感上的支持。强暴危机处理中心的志愿者常会陪伴受害者去医院、警察局和法院，以确保受害者得到有尊严和细心的照顾；在此之前，这种照顾显然相当缺乏。虽然她们的介入常会招来敌意与抗拒，但她们的行动也启发了一些在这些机构中任职的专业女性。

精神科护士安·伯吉斯（Ann Burgess）和社会学家琳达·霍姆斯特龙（Lynda Holmstrom）于 1972 年开始从事一项强暴心理影响的研究。她们日夜待命，以便能访谈和辅导每一位来到波士顿市立医院（Boston City Hospital）急诊室的强暴受害者。一年之中，她们处理了 92 名妇女和 37 名儿童的个案。她们观察到一个她们称之为"强暴创伤症候群"（rape trauma syndrome）的心理反应模式。她们注意到被强暴的妇女视此经历是一件严重危及生命的事件，在过程中充满将残废和死亡的恐惧。而被强暴后，受害者抱怨会有失眠、恶心反胃、战栗反应、做噩梦，也会有解离性的行为紊乱或麻木无觉的症状。她们认为有些受害者的症状，很像那些之前描述过的参战退伍军人会有的。

强暴是女性主义运动中，在个人生活领域里对妇女暴力相向的第一个范例。当了解得更深入后，性剥削的研究逐渐开始包含愈来愈复杂的关系模式，暴力与亲密关系在其中纠缠不清。最初的焦点是陌生人所犯下的街头强暴，一步一步地继续探索至熟人强暴、约会强暴和婚姻中的强暴。研究强暴的最初焦点，是视之为对女性施暴的一种形式，再进一步探索至家庭暴力和其他形式的胁迫。而最初针对成人被强暴的研究，也自然而然地挖掘出儿童遭性虐待的真相。

就如同强暴的议题一般，最早有关家庭暴力与儿童性虐待的讨论，也产生于女性主义运动中。对受害者的服务也在传统心理卫生系统之外组织起来，通常都有受到女性主义运动启发的专业女性的协助。对受害者心理影响的先驱性研究，由一些自诩为活跃并献身此运动的女性发起。如同强暴的议题一般，家庭暴力与儿童性虐待之心理学研究也导致心理创伤症候群的再发现。心理学家莉诺·沃克（Lenore Walker）描述那些逃到收容所的妇女，也第一次定义了所谓的"受虐妇女症候群"（battered woman syndrome）。我自己最初对乱伦创伤患者心理特点的描述，基本上是在重述 19 世纪末对歇斯底里症的观察重点。

1980 年之后，参战退伍军人的努力终使"创伤后应激障碍"这一观念被正式接受。很明显的是，在强暴、家庭暴力和乱伦创伤患者中出现的心理症候群，基本上与战争创伤患者出现的一样。这个发现所透露的讯息，在今日令人惊讶的程度一如百年前：男人使用不为外人所知的暴力，维持和迫使女性处于附属地位。两性之间一直处于战争状态，强暴受害者、受虐妇女、被性虐待的儿童就是伤兵。歇斯底里症就是两性战争中的战斗神经性官能症。

50 年前，弗吉尼亚·伍尔芙（Virginia Woolf）如此写道："公共领域与私人领域是分不开的……公共领域中的专制暴政和屈从奴化，也就是私人领域中的专制暴政和屈从奴化。"如今同样明显的是，公共领域中的创伤，也就是私人领域中的创伤。女人的歇斯底里症和男人的战场神经性官能症根本是同一回事。承认这种苦难的共通性，或许有可能跨越那一道鸿沟：它隔开战争与政治的公共领域——男人的世界，和家庭生活的私人领域——女人的世界。

这些理解会再一次遭弃置吗？至少目前看来，心理创伤的研究似乎已稳固地确立为一个正当的研究领域。伴随着被压抑想法的往复而充满创造性的能量，这个领域有了戏剧性的扩展。20 年前，只有数册绝版的文献被尘封在图书馆无人问津的角落；如今，每个月都有新书面世、新的研究成果发表、新的讨论在媒体上进行。

但历史告诉我们，这个知识也有可能再度消失。缺少政治活动的时代背景，就没有可能让心理创伤的研究更上一层楼。这个知识领域的命运，依靠着超过一个世纪以来启发它和维系它的同一个政治运动的命运。在 19 世纪末，此运动的目标是去宗教化和民主政体的建立；在 20 世纪初，它的目标是废除战争；在 20 世纪末，它的目标是解放女性。所有这些目标都继续存在着，而最终也都是互相密不可分的。

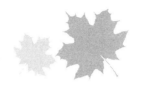

第 2 章

恐 怖 经 历

记忆侵扰和禁闭畏缩这两个互相矛盾的反应，会形成一种摆荡于两端的律动。这两个相反心理状态之间的矛盾冲突，也许就是创伤后症候群的最大特征。

心理创伤的痛苦源于无力感。在受创当时，受害者笼罩在无法抵抗的力量下而感到无助。如果是大自然的力量，我们称作天灾（disasters）；如果是人为的，我们叫它暴行（atrocities）。创伤事件摧毁了人们得以正常生活的安全感，世间的人与事不再可以掌控，也失去关联性与合理性。

自我防御系统瓦解之后

过去人们认为这样的事件并不常见。美国精神医学会 1980 年出版的诊断手册，第一次列出创伤后应激障碍，其中将创伤事件描述为"超出人类一般正常经验之外的"。可惜这个定义显然不正确。像强暴、殴打和其他形式的性与家庭暴力，这些普遍发生在妇女身上的事，实在很难说是超出一般正常经验之外的。再想想百年来因战争而死亡的人数，战争创伤也应被视为人类常有的经验。大概只有那些幸运儿，才会觉得这些事是罕见的吧！

创伤事件的不寻常处，并不在于它少见，而在于它破坏了人类对日常生活的适应能力。不同于日常的倒霉事，创伤事件通常会威胁到生命或身体，甚或直接面临暴力和死亡。它将人类逼到无助与惊恐的墙角，并激起人类大祸临头的反应。根据《精神病学通论》（*Comprehensive Textbook of Psychiatry*）一书所述，所有心理创伤的共通处，是一种"极度恐惧、无助、失去掌控力和面临毁灭威胁"的感觉。

创伤事件的严重度无法靠任何单一层面衡量；将创伤予以简单量化，最终只能无意义地比较恐惧程度罢了。然而有一些特定的经验确实会增加受伤害的可能性，包括受惊吓、被困或精疲力竭。此外，当创伤事件包含对身体的暴力或损伤、置身于极端暴力的现场或目睹可怕的死亡场面时，也会增加受伤害的可能性。在以上的情况里，最主要的特点是此创伤事件具有激起无助感与恐怖感的力道。

在面对危险时，一般人都有一个复杂而统合的反应系统，包括身体和心智两方面。一开始，威胁感会激发交感神经系统，造成肾上腺素（adrenalin）激增并使人处于警戒状态。威胁感也会使人集中注意力于眼前的情势。再者，威胁感亦可能改变正常的知觉能力：身处险境的人通常会忽略饥饿、疲累或疼痛的感觉。最后，威胁感会引发强烈的恐惧与愤怒。其实以上这些变化，都属于正常而有适应力的反应。这些反应将受威胁的个体全身动员、武装起来，以备应战或脱逃。

一旦以上这些行动都徒劳无功时，就会产生受创反应。当抵抗与脱逃都已无望，人类的自我防御系统将被击垮而变得混乱无序。每一个危机反应的功能都将失效，并倾向于长期维持在改变后且过度反应的状态，就算实际危机早已解除仍无法恢复常态。创伤事件对生理激发反应、情绪、认知和记忆都造成严重而长期的改变。更有甚者，创伤事件可能会阻断这些原本统合的功能，使之失去协调联系的作用。受创者可能感受到强烈的情绪，却对事件没有清楚的记忆；或可能记得事件的每一个细节，却无任何情绪反应；也可能察觉到自己一直处在警醒和暴躁不安的状态，却不知何以如此。受创症状通常有种倾向，就是断绝与创伤源头之间的联结，而另外走出自己的一条路。

创伤撕裂了精密复杂、原本应统合运作的自我保护系统。这个功能的分裂现象，正是历来对创伤后应激障碍所观察到的重点。一个世纪前让内就准确地指出，歇斯底里症最主要的病理学特征即是"解离"：由于发生对个人有重大冲击的事件，歇斯底里症患者丧失了将这些记忆统合在一起的能力。他仔细地使用包括催眠术在内的研究技巧，说明受创记忆被保存在一个不正常的状态，并处于一般意识之外。他认为对创伤事件的强烈情绪反应，会导致记忆、知识和情绪之间的正常联结遭到阻隔。他将这种使心智功能失去"统合"能力的强烈情绪反应，称为"分解"（dissolving）作用。

50 年后的卡迪纳，使用类似的术语描述战场神经性官能症的主要病理学特征：当个体遭受惊骇和无助的强大侵袭时，"所有人体器官原本协调一致且作用明确的生理活动，一时之间全都瓦解了。知觉能力变得失真且被恐怖感受所占据，判断辨别的能力也不再起作用⋯⋯可能连感觉器官也失效了⋯⋯攻击的冲动变得盲目且和正进行中的状况无关⋯⋯交感神经系统的功能恐怕也与所有其他组织器官失去联系。"

受创者的感觉与行动，看起来就像是神经系统与当下的现实已失去联系。诗人格雷夫斯详述了何以他虽然过着平民的生活，但仍持续着的一些行为反应，就好像又回到第一次世界大战时的战壕中："我的精神状态与神经系统仍在备战中，虽然妻子南茜和我睡在同一张床上，我仍觉得炮弹会在半夜掉到我的床上爆炸；白天看到的陌生人，会让我误认为是阵亡的同袍。当我有力气爬上哈莱克后方的山丘造访我最喜爱的乡村时，我仍不由自主地将它看作战场。"

创伤后应激障碍的许多症状，可归纳为三个主要类别："过度警觉"（hyperarousal）是持续不断地预期将面临危险；"记忆侵扰"（intrusion）是受创时刻的伤痛记忆萦绕不去；"禁闭畏缩"（constriction）则反映出屈服放弃后的麻木反应。

过度警觉

有过创伤经历后，人类求生保命的自卫体系似乎整个启动，并一直保持在高度警戒状态，就好像危险随时会再出现一般。生理上的激发也持续不退。这种处于过度警觉的状态，是创伤后应激障碍第一个最主要的症状，它让受创的个体非常容易受到惊吓，一点小小的刺激就暴躁不安，而且难以成眠。卡迪纳主张："由创伤引起的神经官能症，基本上就是一种生理性神经官能症（physioneurosis）。"从许多第一次世界大战退伍军人身上观察到的症状：惊吓反应、过度警觉、对可能再现的危险保持警戒、做噩梦、心因性身体不适的抱怨，他认为这些都是肇因于交感神经系统长期处于过度激发状态。他也解释了受创者之所以出现暴躁和突发的攻击行为，是因为他用以应付危机的"战或逃"（fight or flight）反应，已经彻底混乱崩溃了。

同样地，格林克和史皮格也观察到第二次世界大战的受创军人"似乎为交感神经系统长期处于激发状态所苦……用以应付紧急状况的心理焦虑反应和生理预备反应……已经一起启动，而且不是需要时才激发，几乎一直持续不断……此军人最后撤离了那个充满压力的环境，经过一段时间后，他主观上的焦虑感虽已降低，生理上的现象却仍顽强地持续着，现在他对安全稳定的生活反倒适应不良了。"

越战之后，对于受创者的生理机制（交感神经系统）已被改造的假说，终于有足够的证据加以确认。例如，精神科医生劳伦斯·科尔布（Lawrence Kolb）播放战场上的声音给越战退伍军人听，创伤后应激障碍患者的心跳及血压都会上升，有些甚至因无法承受而要求停止实验；相反地，无此症的退伍军人和没有战争经历的人，既没有情绪上的困扰，也没有明显的生理反应。

如今大量类似的研究已显示出，创伤后应激障碍在心理生理上的改变是广泛而持久的。患者受到广泛性焦虑症状和特定恐惧的双重折磨。一般人正常的注意力"基线"是保持在警醒但放松的状态，患者却保持在高于常人的激发状态：他们的身体永远在为危险而警戒。意外的刺激会使他们极度惊恐，而与创伤事件有关的特定刺激亦会造成强烈反应。那种对一般人只是小小困扰的重复性刺激，受创者似乎也无法"忽略"，他们会对每一个重复的相同片段做反应，就好像每个相同片段都是崭新的、危险的、令人惊讶的。无论早晚，都保持在生理激发状态，造成许多类型的睡眠障碍。创伤后应激障碍患者难以入睡，对声音特别敏感，夜里醒来的次数也较常人频繁。创伤事件似乎重新设定了人类的神经系统。

记忆侵扰

就算危险早已事过境迁，受创者还是会不断在脑海中重新经历创伤事件，宛如发生在此时此刻。创痛如此反复侵袭，使他们很难重返原先的生活轨道。时间仿佛冻结在受创的那一刻，并成了变调记忆中的一道符咒，随时闯入受创者的意识中。醒着的时候，受创片段在脑海中一幕幕闪现；睡觉时，则成为挥之不去的梦魇。就连一件看似不怎么相关的小事，也可能勾动这些记忆，而且逼真程度与强烈感受一如事发当时。因此再平常、再安全的环境，对受创者而言都充满危机，因为谁也无法确保他的伤痛记忆不会被唤起。

在伤痛记忆的反复侵扰下，受创经验阻碍了人生的正常发展。让内形容其歇斯底里症患者受到"顽念"（idée fixe）所支配。弗洛伊德在第一次世界大战后，努力地了解和统合大量他搜集来的有关战争神经性官能症的证据。他说，"如果有人说受创患者被固着在受创当时……这一点也不令人惊讶。"卡迪纳也认为"固着在受创当时"是战场神经性官能症最基本的特征之一。他注意到受创者的噩梦，内容可以毫无改变地重复经年，他称这样的梦是"此症最独具的特征之一，也是最费解的现象之一。"

创伤记忆有一些不寻常的特性，他们被大脑收录的方式与成人正常记忆的不同。正常记忆应是可以言词述说的线性故事，并融入生命进程中。让内解释其间的差异：

> （正常的记忆）就像所有的心理现象一样，是一种活动；在本质上是叙述一个故事的活动……一种情况要得到令人满意的阐述……除非我们可以做到：不只是通过行动向外反应；也要通过对自己说的话、通过将事件有组织地对别人和对自己的陈述，和通过将此陈述置于个人生命史的适当章节，以向内反应……所以严格地说，一个人如果仍将发生的事停留在固着意念，并不能说他拥有"记忆"……充其量为了方便起见，姑且称它为"创伤记忆"。

对于创伤记忆此种凝结于受创当时、又无法言说的特质，多丽丝·莱欣（Doris Lessing）有深入的描述。她的父亲是第一次世界大战的退伍军人，他觉得自己很幸运，仅仅失去一条腿，其他的战友却都在帕斯尚尔（Passchendaele）的壕沟中失去生命。"他童年和青年时期的记忆，是随时在添加新色彩与生活互动的记忆；但他的战时记忆，却凝结在他一成不变、重复述说的事件里，使用相同的字眼与姿势……他语无伦次地叙述心中这块阴暗角落，有宿命的无奈，除了恐惧，无一真实。在他痛苦而短暂的惊呼中，则充满愤怒、怀疑和背叛的情绪。"

创伤记忆难以用言词叙述，也缺乏前后脉络，而是以栩栩如生的感受和影像方式储存起来。研究日本广岛与其他一些民间灾难和战争创伤患者的罗伯特·利夫顿（Robert Jay Lifton），将创伤记忆描述为一种"抹不去的影像"（indelible image）或"死亡印记"（death imprint）。通常会有一组特别的影像让创伤经历更显清晰具体，就是利夫顿所称的"终极恐惧"（ultimate horror）。完全聚焦在这样的感官片段和无前后因果的影像上，更放大了创伤记忆的临场感。越战退伍军人蒂姆·奥布赖恩（Tim O'Brien）如此描述他的创伤记忆："我记得断臂的白骨，我记得皮肤的碎片和一些湿湿、黄黄的东西，我想那一定是肠子。身边到处是可怕的血迹。但在 20 年后仍会将我惊醒的，是我们在戴夫·詹森（Dave Jensen）《柠檬树》（Lemon Tree）的歌声中，将尸块丢入坑中的那一幕。"

创伤记忆以意象和身体感官为主，且难以言词描述的特性，与幼儿的记忆很类似。事实上在某些针对儿童的研究中，提供了了解创伤记忆一些最清晰的例证。精神科医生莉诺·特尔（Lenore Terr）在 20 位有早期创伤记录的儿童身上发现，没有一位能对一岁半或两岁前发生的事做言词上的描述。然而，那些经历深深烙印于记忆中。其中有 18 位儿童在行为和游戏中透露出创伤记忆的信息。他们有与创伤事件相关的特定恐惧，而且能够在游戏中正确无误地重演创伤事件。

例如，有一位儿童在人生的头两年，一直受到保姆的性折磨。当他五岁时，他完全不记得那个保姆，甚至否认任何被虐的信息或记忆。但他在游戏中所扮演的场景，竟与那个保姆所拍的色情影片一模一样。这种普遍存在于幼儿身上的高度可视化与行动化的记忆形式，似乎也在经历过恐怖事件的成人身上运作着。

创伤记忆的这些不寻常的特性，可能是由于中枢神经系统受到改造所致。大量的动物实验显示，当有高浓度的肾上腺素或其他与压力紧张有关的荷尔蒙在身上循环时，记忆的片段会深深烙印在脑海中。同样的创伤记忆，也可能发生在人类身上。精神科医生贝塞尔·范德科尔克（Bessel van der Kolk）推测，在交感神经系统受到高度激发的状态下，语言性的记忆受到抑制，而中枢神经系统则回复到如幼儿时期一般，使用感官与图像的形式记忆。

就如同创伤记忆与一般记忆不同，创伤梦境与一般梦境亦不同。在形式上，创伤梦境与清醒时的创伤记忆有许多相同的不寻常特性。它们通常都包含一些创伤事件中真实景象的片段，很少或根本不去添油加醋。完全相同的梦境经常重复发生，且有着宛如发生在当下的骇人临场感。在梦境中发生的一些看似微小无关的环境刺激，可能会被当作恶意攻击的信号，而激起暴力反击。而且噩梦可能发生在一般人不会做梦的睡眠阶段。因此，无论醒着或睡着，创伤记忆似乎是由于神经生理组织的状态遭到改变所致。

受创者对创伤事件的再体验，不只发生在思想和梦境中，也表现在行动上。创伤情境的重演（reenactment）在儿童一再重复的游戏中最为明显。特尔区分出一般的游戏和受创儿童的"禁忌游戏"（forbidden games）之不同："童年的日常游戏……是轻松自由、活泼快乐的；但创伤后的游戏则是令人不舒服且刻板单调的……由创伤引发的游戏不易停止，而且就算时日已久，内容可能也无太大改变。与一般儿童的游戏不同，创伤后的游戏会不由自主地强迫重复着……创伤后的游戏是如此真实地呈现原貌，以致当你看着它进行时，不需要什么其他线索，就可能对创伤内容猜得十之八九了。"

成人也常如儿童一般，被驱策着重现创伤时刻，或许如实呈现，也或许经过伪装。有时人们会将创伤事件的重演，以超现实的想象改变危险处境的结局。由于企求创伤事件从不曾发生的心理作祟，受创者甚至有可能置自己于再受伤害的险境。有些重演的情境甚至是受创者自己有意造成的。强暴受害者索海拉·阿布杜拉利（Sohaila Abdulali）描述她何以要让自己回到创伤的现场：

> 我一向很讨厌那种被打败的感觉。当事情发生时，我正值仍嫌稚嫩的 17 岁，但我必须证明他们不会将我击垮。那些强暴我的男人告诉我：

"如果再让我们看到你一个人跑到这里来，我们不会放过你的。"我相信他们说的话。走在那条巷子里总让我心惊胆战，因为我害怕会再看到他们。事实上，我认识的人没有一个会在晚上单独走过那条巷子，之前也有人被抢过。毫无疑问，那里就是不安全。但我的脑袋里却有个声音告诉我，如果我不敢走那里，那他们就赢了。因此，我不只要走那里，还要走得比别人都多。

但更常见的是，受创者以伪装的方式重现某些创伤意义，在当时却不明白自己何以如此。乱伦受害者莎伦·西蒙娜（Sharon Simone）详述她如何觉察到自己的危险行为与儿时受虐经历之间的关联性：

两个月前，我在高速公路上和男人争道比胆，并因此出了车祸。一个男性卡车司机试图超到我前面，当时我用最粗鲁的话告诉自己，我×××的！你休想把你的臭阴茎塞到我的前面。突然间"砰"的一声！就这样，我也不明白为什么。

我从来没有认真面对过任何有关那件乱伦的事。只是模模糊糊地感到有事悬在那儿，我也知道必须处理，但就是不想碰它。我就是对男人有一肚子气，所以我让那个臭男人狠狠地撞过来，那景象真是壮观极了。钻出车外时，我已完全失控，只是一阵狂怒地攻向那个男人。这件事就这么搁着，大概六个星期后我才告诉心理治疗师，并受到他当面质问（那实在太危险了）我因此和治疗师订了一个约定：我会处理我和男人之间的问题。

并不是所有的重演都是危险的，事实上，有些反而是适应的表现。受创创伤患者有可能会找到一种泰然自得、甚至是适于社会生存的方式，得以让创伤的再体验融入现实的生活中。退伍军人肯·史密斯（Ken Smith）描述他在身为平民后的生活中，如何处理某些战争经验的重现：

我在越南待了8个月11天12小时又45分钟。这些事你也许只是记得，我可是记得清清楚楚。我从战场回家后几乎完全变了一个人。我找到一个医务人员的工作，并且从中得到很大的自我满足感。这工作几乎就像是我在越南时执行任务的延续，但当然是小巫见大巫了。没有枪伤，没有烧伤，也不会看到冒血的胸口或截肢，或是被霰弹枪打到的血肉模糊。见到的是很多紧急治疗，很多对糖尿病患的急救，和很多的老人病患。偶尔会有车祸发生，那可是让我最来劲的事，我会打开警笛，知道又有活儿可干了。大量的肾上腺素在我的体内流窜，让我觉得自己就像个发电厂，再出 100 个任务也不怕。

重演有其吊诡之处。即使它是有意识地进行，还是会有不由自主的感觉；即使它不会产生危险，还是会有纠缠不清的驱力在。弗洛伊德将一再发生这种创伤经历的记忆侵扰现象称为"重复性强迫冲动"（repetition compulsion），他起初将此概念解释为一种想掌控创伤事件的企图。但这样的解释并没有令他自己满意，因为无法传达出他所谓重演具有的"心魔"（daemonic）特质。由于重复性强迫冲动似乎难以用意志控制，抗拒改变的力量也很强烈，弗洛伊德无法找到任何合适且可在生活上印证的解释，只好被迫用"死亡本能"（death instinct）的概念。

大多数的理论家都拒绝接受这种二元论的解释，但同意弗洛伊德最初的说法。他们推测，创伤经历的不断重复再体验，一定是代表一种身体自发、想要痊愈却徒劳无功的企图。让内认为受创者会有一种需求：将创伤经历予以"同化吸收"（assimilate）和"清算了结"（liquidate）。一旦成功，会产生"获胜"的感觉。以他的说法，他曾含蓄地认可：创伤造成的最大羞辱是使人产生无助感，而补救的方法即是重建仍然拥有能力的信心。他相信受创者"依然身陷困局，在其中他尚无法担任一个令人满意的角色，也无法适应良好，因此他须持续不断地努力以求适应"。

近期的理论家也将记忆侵扰的现象（包括重演），解释为想将创伤事件加以统合的自发性意图。精神科医生马迪·霍罗威茨（Mardi Horowitz）假设一个"完成原理"（completion principle），此原理"概述了人类心智处理新信息的固有能力，此能力会将用以认知内部自我与外部世界的内在图式（inner schemata）随时更新"。依据定义，创伤毁坏了这些"内在图式"。霍罗威茨认为未被同化吸收的创伤经历，储存在一个特殊的"活动记忆"（active memory）中，此种记忆"本能的倾向是将其内容不断重复地表现出来"。只有当受创者发展出一套新的图式以理解发生了什么事，创伤才能得到解脱。

心理分析学家保罗·罗素（Paul Russel）认为，造成强迫性重复的驱力是创伤的情绪经验，而非认知经验。被重置的正是"受创者需要去感受的，并用以修复伤痛"。他把强迫性重复当作一种企图，想重现并掌控创伤时产生的重大挫败感。主要的一些未得解脱的感受可能是恐怖、无助的愤怒，或单单只是面对致命危机时的"肾上腺素激增"。

创伤的再体验，也许是提供一个征服它的机会，但大部分的受创者并不主动寻找，也不欢迎这样的机会，而只是担心害怕。创伤经历的再体验，无论被侵扰的是记忆、梦境还是行动，伴随的情绪强度都正如创伤事件当时一般。受创者也会持续受到恐怖与愤怒的折磨。这些情绪在本质上与一般的害怕和生气不同，它们不但超出一般情绪经验的界限，也超出一般所能忍受的范围。

正因为创伤经历的再体验会导致如此强烈的情绪折磨，受创者会极力避免它。虽然原意是要自我保护，但这种避开侵扰症状的努力，却会进一步恶化创伤后应激障碍；因为如果经常刻意逃避这种创伤的再体验，其会导致人们的觉察力受限和从人际互动中退缩，徒然虚耗生命。

禁闭畏缩

当一个人感到彻底地无能为力，任何形式的抗拒也已经无望时，他可能会进入屈服放弃的状态。自我防御机制整个停顿关闭，这个无助的个体不是使用真实世界中的行动以逃离此一处境，而是借由改变她的意识状态来达成。类似的状态也可以在动物中观察到，当它们遭受攻击时会立刻"静止不动"，这是被捕的猎物或战斗中失败的一方会有的反应。有一位强暴罪行创伤患者描述她这种任人宰割状态的经验："当你晚上在路上开车时，你是否看过有只兔子在你发出强烈灯光的车头灯前定住不动了？就像那样，被吓得呆住不动——你知道就要变成俎上肉了。"另一位强暴罪行创伤患者说："我叫不出来，也无法移动，我整个瘫痪了……就像一个破布娃娃。"

这些意识的改变，是禁闭畏缩或麻木无感的核心状态，也是创伤后应激障碍的第三个重要症状。有时逃脱不掉的危险处境可能引发的不只是恐怖和愤怒，吊诡的是，也可能出现超然的冷静状态，此时恐怖、愤怒和痛苦都消散不见了，事件还在不断进入意识中，但宛如已和它正常的意义脱钩了。感知能力可能已麻木或受到扭曲，伴随着某些感官功能的部分麻痹或丧失。时间感也可能被改变，通常会有慢动作的感觉，而整个经验亦可能丧失一般应有的真实感。此人可能会觉得事件好像不是发生在她身上，她好像从自己身体以外的地方观察着，或好像这整件事只是个噩梦，她很快就会从中醒来。这些知觉的改变结合了冷漠的感觉、情绪上的疏离和全然被动与不再抗拒，即放弃所有自主与挣扎的行为。这种意识状态的改变，可能被视为一种自求解脱的本能之一，一种对抗难以忍受之痛苦的保护措施。一位经受强暴罪行的创伤患者如此描述这种疏离状态："当时我离开我的身体，我就在床边的上方，看着这一切发生……我从无助感中游离出来。我就站在自己旁边，在床上的只是一具躯壳……什么感觉也没有，我只是在那里。当我要重新想象那个房间时，我的画面不是从床上看出来，而是在床边，那是我看到整件事的地方。"一位第二次世界大战的退伍军人也报告过相似的经验，"就像大部分我们部队上的战友一样，我全身麻痹，一种几乎是解离的状态。这种情况——我们称为'千年凝视'，那是一种迷离的眼神，圆睁而空洞的眼睛显得不再在乎什么。我还没有陷入那种状态，但已整个麻木僵硬了。我几乎觉得自己根本没有真的在那个战场过。"

这些意识的疏离状态类似催眠的出神状态（trance states）。它们拥有一些共同的特质：放弃自主行动、停止主动和必要的判断功能、主观的疏离或平静、增强的心像觉知能力、感官功能的改变（包括麻木和无痛觉）、现实的扭曲（包括人格解体、现实解体）和时间感的改变。虽然发生在创伤事件时的感受力增强，与催眠时的全神贯注现象很类似，但麻木无感的症状则与催眠性解离的互补现象类似。

让内认为他的歇斯底里症病患有能力进入失神恍惚状态，就是有心理病态的证据。最新的研究则证实，虽然人们进入催眠状态的难易度各有不同，失神恍惚状态却是人类意识的正常现象。创伤事件提供了进入失神恍惚状态的强大启动力。如同精神科医生戴维·史皮格（David Spiegel）指出的："如果人们在遭受突发性创伤时，身体会不自发性地使用这种可以减轻痛苦感受的能力，那才真让人惊讶。"但人们通常是在可掌控的情况下和出于自己的选择来进入催眠状态，而创伤的失神恍惚状态却发生在无法掌控的情境中，且通常无选择的可能。

这些状态改变的生物学因素，包括催眠出神状态和创伤性解离，至今仍是个谜。心理学家厄尼斯特·希尔加德（Ernest Hilgard）推论，"催眠的作用方式可能很类似吗啡的效果"。用催眠代替鸦片麻醉剂以消除疼痛感，长久以来已为人所知。催眠和吗啡会产生一种解离状态，在其中痛的感觉和正常对痛的情绪反应之关系被切断了。催眠和鸦片麻醉剂减缓了剧痛的折磨，而不去破坏感官本身。精神科医生罗杰·皮特曼（Roger Pitman）和范德·科尔克曾以实验验证，罹患创伤后应激障碍的参战退伍军人，其疼痛知觉产生永久性的改变，说明创伤有可能对身体内产生的类鸦片成分（在中枢神经系统中具有和鸦片麻醉剂相同效果的天然物质）的调节机制造成永久性的改变。

那些无法在体内产生自发性解离的受创者，可能会企图使用酒精或镇静剂，以产生类似麻木无感的效果。格林克和史皮格观察战时的军人行为后发现，无节制地饮酒与战斗的伤亡成正比；军人会使用酒精，似乎是想忘却愈来愈沉重的恐怖感和无助感。很明显地，一旦养成对酒精和其他药物的依赖，很可能进一步恶化受创者的困境。心理学家约瑟菲娜·卡德（Josefina Card）在一个对越战退伍军人及其平民生活的研究中，证实罹患创伤后应激障碍的人，非常有可能大量使用镇静剂和街头毒品，而在返乡后，也非常有可能因酒精和药物的滥用问题接受治疗。在另一个对 100 名罹患重度创伤后应激障碍的参战退伍军人的研究中，赫伯特·汉丁（Herbert Hendin）和安·哈斯（Ann Haas）提到，85% 的人在重返平民生活后发展出严重的药物和酒精滥用问题，而其中只有 7% 的人在参战前有酗酒问题。他们使用镇静剂和酒精，是想控制折磨他们的过度警觉和记忆侵扰症状——失眠、噩梦、骚动不安和爆发愤怒。然而药物滥用最终将使痛苦加剧，并使他们与他人更加疏远。全美国越战退伍军人复员研究（National Vietnam Veterans Readjustment Study）是一个最大规模、最广泛的调查研究，它也提出几乎相同的发现：75% 的创伤后应激障碍患者，有酒精滥用或酒精成瘾的问题。

虽然意识的解离性改变，甚或喝醉、嗑药状态，在全然无助的当时，可能是一种适应性行为，但一旦危机解除，就会变成适应不良的行为。因为这些改变的状态将创伤经历和正常意识隔开，阻断复原所需的统合。不幸的是，禁闭畏缩或解离的状态，就像其他的创伤后症候群的症状，总是对患者纠缠不清、紧黏不放。利夫顿即将"精神上的麻木无感"（psychic numbing）（他在灾难和战争创伤患者身上发现的普遍现象）比喻为"心智的麻痹"（paralysis of the mind）。

禁闭畏缩的症状也像记忆侵扰一样，最早描述的是记忆方面的问题。让内提到创伤后的失忆乃源于"意识区域的被压缩"（constriction of the field of consciousness）——此为从一般意识中分离出来而保存痛苦记忆之处。当他的歇斯底里症患者处于催眠出神状态时，他们即能将解离的事件以非常精致的细节重置。例如他的病患艾琳曾记述，她对母亲逝世前后大约两个月期间所发生的事毫无记忆。当处于出神状态时，她即能重现所有那两个月发生的痛苦事件，包括死亡的场景，宛如它们就发生在当下。

卡迪纳也认为，被压缩的过程使得创伤记忆无法进入正常意识中，只容许一些破碎的记忆以记忆侵扰的症状出现。他记录了一个海军退伍军人的案例，患者抱怨长期的知觉麻木无感、疼痛和腰部以下冰冷，但否认在战争期间有任何创伤经历。在没有正式使用催眠的情况下，经由不断地询问，他忆起服役的战舰沉没时，他泡在冰冷的海水中数小时等待救援，但仍否认对此事件有任何情绪性反应。然而，在卡迪纳不断追问下，患者开始变得激动、愤怒和惊恐：

> 我指出他所抱怨的症状……和他腰部以下曾浸泡在冰冷海水中两者之间的相似性。他承认说，当他闭上双眼，并容许自己去想此刻的感觉时，他仍能看到自己紧抓着一半已没在海中的救生艇之景象。他接着说，当他紧抓着救生艇时，全身都感到剧烈的疼痛，而且当时除了疼痛以外，脑中再也没有其他东西了。他也回想起许多人昏迷并溺毙了。大体而言，患者因当时全神贯注于由冰冷海水所引起的剧痛感，而让他保住性命。

因此这个症状代表……对他被浸泡在海水中之原始感觉的复制。

在此案例中，被压缩的过程并没有造成完全的失忆，而是形成一个修剪过的记忆，其中既无情绪也无意义。这位患者不"允许自己去想"有关自己症状的意义，因为如此做，将会把他带回自己差点没命和目睹战友死亡的痛苦、恐惧、愤怒中。这种刻意地压抑与创伤事件有关的想法，和较无自觉的解离形式，是受创患者的主要特征。

创伤性神经官能症禁闭畏缩的症状，不只作用在思想、记忆和意识状态中，也作用在全部有目的的行动与想法中。为了想拥有安全感和控制自己无处不在的恐惧，受创患者处处设限自己的生活。两位强暴罪行创伤患者描述她们在创伤后的生活是多么狭隘：

> 我一个人时哪儿也不敢去……我感到安全毫无保障且极度害怕，所以我什么事也不做……我只想待在家里，我就是怕得要命。

> 我把自己的头发剪光，我不要对男人有吸引力……这一阵子我只想让自己看起来很中性，这样我才觉得安全。

参战退伍军人史密斯描述战后他如何将自己生活中的禁闭畏缩合理化，以致长久以来一点都没有察觉到自己受制于恐惧的程度有多严重："我工作的时间仅限于从午夜到早上8点，或晚上11点到早上7点，我从来都不了解为什么。本来我对夜晚存有恐惧感，所以我一直很担心在晚上是醒着的。当时不懂，现在我知道了。我对自己的合理化解释是，那种时间没有人会来管我，我可以自由自在，我不用去听那些乱七八糟的政治性口水战，没人会来烦我，我可以独处。"

禁闭畏缩的症状也干扰了对未来的期待和计划。格林克和史皮格观察那些在战时曾目睹战友死亡或受伤的军人之反应，发现他们对自己制定计划和采取主动积极行动的能力信心大减，而且迷信和奇幻的思想愈来愈强烈，也非常依赖幸运护身符和好兆头。特尔在一项被绑架学童的研究中，描述这些孩子如何在事后变得非常相信其实早有预兆警告他们会发生这件事。在绑架事件多年之后，这些孩子仍持续到处留意预兆以保护自己和引导自己的行为。甚至在此事发生多年之后，这些孩子对未来仍充满极为悲观的想法；问起长大以后想要做什么时，许多人回答说他们从来不去想象未来，也不为未来做计划，因为他们预期自己会早夭。

受创者会避免任何会勾起过往创伤回忆的情境，或任何可能涉及未来规划与风险的行动，但这同时也剥夺了一些他们新的契机，因为如果他们能够成功地面对、处理这些经历，或许可以减轻创伤经历所带来的影响。因此，禁闭畏缩的症状，虽然可能代表一种抵御痛苦情绪状态的企图，却也可能让患者付出惨痛的代价，因为这些症状会降低患者的生活质量，而且使创伤事件的影响永远存在。

创伤症状的矛盾冲突

在经历过极端危险之后，记忆侵扰和禁闭畏缩这两个互相矛盾的反应，会形成一种摆荡于两端的律动。这两个相反心理状态之间的矛盾冲突，也许就是创伤后症候群的最大特征。由于记忆侵扰和麻木无感的症状都无法让创伤事件得到整合，这两个极端状态的交替出现，或许可以解释为患者企图在两者之间找到一个可接受的平衡点。但平衡正好就是受创者最缺乏的，受创者会发现自己摆荡在失忆与创伤重现两个极端之间，摆荡在被排山倒海而来的强烈情绪淹没和完全无感无觉的麻木状态之间，摆荡在慌张冲动的行为和完全被抑制的无能之间。这种周期性交替所产生的不稳定，使受创者的不确定感和无助感进一步恶化。创伤症状的矛盾冲突，将可能因此永远挥之不去。

随着时间流逝，这个矛盾冲突也会逐渐地演化。刚开始时，创伤事件的侵扰性再现较占优势，受害者会维持在一个高度激动的状态，为防范新的威胁而保持警戒。创伤事件之后的最初数天或数周，是侵扰性症状出现最明显的时候；在 3～6 个月中程度会逐渐减缓，然后随着时间慢慢变弱。例如在一个有关犯罪受害者的大规模小区研究中，大部分的强暴罪行创伤患者报告说她们最严重的侵扰症状会在 3～6 个月后逐渐减少，但在被强暴后一年中仍随时会感到害怕和焦虑。另一个关于强暴罪行幸存者的研究也发现，大多数人（占80%）在一年之后仍抱怨有侵扰性恐惧的存在。另一组强暴罪行幸存者，当第一次在医院的急诊室访谈的两三年后再联络她们时，大多数人仍受到一些可归因于强暴引起之症状的折磨。这些创伤患者最普遍提到的症状，是与创伤相关联的特定恐惧、性方面的障碍和日常活动的局限性。

受创的伤痛也可能延续得更久。例如，伯吉斯和霍姆斯特龙在一家医院的急诊室中研究强暴罪行受害者的 4 ～ 6 年后，再度联络那些妇女时，其中 3/4 认为她们已经复原了。请她回顾时，大约 1/3（占 37%）认为她们 1 年不到就复原了，另外 1/3（占 37%）觉得她们花了超过 1 年的时间才复原，但也有约 1/4（占 26%）觉得她们尚未复原。

在荷兰的一个针对人质的研究，也记录了单一创伤事件所带来的持久影响。所有这些人质在被释放之后的第 1 个月内都有症状产生，而在 6 个月后到 1 年之间，有 75% 仍为症状所困扰；因禁得愈久的人症状愈严重，所需的复原时间也愈长。在事件之后 6 ～ 9 年的长期追踪调查中，几乎一半占的创伤患者（占 46%）仍然报告有禁闭畏缩的症状，1/3（占 32%）则报告仍有记忆侵扰症状。虽然广泛性焦虑症状会随着时间而减缓，但心身症状（psychosomatic symptom）其实是愈来愈恶化。

虽然与创伤相关的特定症状似乎会随着时间慢慢淡去，但如果被与原来创伤有关的事物所触动，就算已过数年之久，症状还是可能复发。例如，卡迪纳曾描述一位 8 年前在一次飞机失事中死里逃生的退伍军人，在坠机周年日突遭记忆侵扰症状的袭击。在一个最近的案例中，一位第二次世界大战的退伍军人，在 30 年后突然复发噩梦和其他记忆侵扰症状。

当侵扰性症状减轻时，麻木或禁闭畏缩的症状即取而代之。受创者可能不再感到害怕，从外表看来可能已回复到以往正常的生活形态。但没有改变的是，日常事务似乎脱离了它们原有的意义，现实感也不断受到扭曲。受创者可能会抱怨他只是行尸走肉，好像是从很远的地方观察自己每天的一举一动。只有当恐怖记忆重复再现时，才会暂时打断麻木无感和与现实的隔绝感。对于受创者疏离与心如死水的状况，伍尔芙对一位患有炮弹冲击症的退伍军人有段非常经典的描绘：

"好美！"（他的妻子）喃喃低语着，并轻碰塞普蒂莫斯，想引起他的注意，但美丽的东西在玻璃窗后。连吃东西（蕾莉儿喜欢吃冰、巧克力、甜食）对他也毫无滋味。他把杯子放在大理石茶几上，看着外面的人群；他们好像很快乐，聚在街道的中央，没事地叫着、笑着，乱成一团。他没有味觉，甚至没有了感觉。在茶馆里，周围都是桌子和喋喋不休的侍者，那令人毛骨悚然的恐惧感向他袭来——他就是无法去感觉。

对受创者的内心世界和外在活动产生压迫限制的，是一些消极性的症状。它们没有剧烈的起伏，它们最重要的特征就是那些少掉的东西。正因如此，禁闭畏缩的症状不容易察觉，且创伤的源头通常也不可考。随着时间流逝，当这些消极性症状变成创伤后应激障碍最明显的特征时，人们反而愈容易忽略创伤后应激障碍这个诊断，因为此症的症状非常持久且影响面极广，可能很容易被误认为受创者本身的人格特质。这是个代价很高的错误，因为当一个人罹患创伤后应激障碍却未诊断出来时，将注定要过一个不断耗损的人生——被记忆纠缠折磨，被无助与恐惧所禁锢。以下是又一段莱辛对父亲的描述：

> 一个年轻的银行职员，工作时间长却只领很少的薪水，但他跳舞、唱歌、游玩、和人打情骂俏——这个天生活泼快乐的人，在1914年、1915年、1916年中的某年被杀了。我想，我最棒的那个父亲已经在那场战争中死亡，他的灵魂被那场战争践踏得残破不堪了。我遇到过那些认识我父亲年轻时候的人，尤其是女性，都会提到他的快乐、他的活力、他的享受人生，也会提到他的亲切、他的善心——还有那不断重复提及的——他的聪明……我想他们应该认不出那个我所认识的父亲——病恹恹、暴躁不安、失魂落魄、忧郁苦闷。

即使在事件经过很久以后，许多受创者仍会觉得一部分的自己已经死了。病情最严重的那些患者，恨不得一死百了。有关创伤事件的长期影响，也许最令人感到不安的资料来自一个犯罪受害者的小区研究，其中包括100位曾被强暴的妇女。所有个案从事件发生至调查当时的平均时间是9年。研究只记录一些主要的心理卫生问题，对于创伤后症状的较细微层面则未加注意。即使是这么粗糙的研究，也可明显看出创伤的长期且具破坏性的影响。强暴罪行创伤患者比其他的受害者产生更多的"精神崩溃"、更多的自杀想法、更多的自杀尝试。她们在被强暴之前，有自杀企图的可能性并不比其他的人高，但在被强暴之后，几乎有 1/5（占 19.2%）的人曾尝试自杀。

对严重创伤后之自杀率的确实估计，仍是充满争议的谜。大众媒体曾报道说，越战退伍军人因自杀而死亡的人数，比在战场上死亡的人数多得多。这种说法似乎太过夸张，但伤亡人数的研究却也显示，战斗创伤的确可能会增加自杀的风险。汉丁和哈斯在对罹患创伤后应激障碍的参战退伍军人研究中，发现一个有指针意义的数据：少数人曾有自杀的企图（占 19%），或持续想到要自杀（占 15%）。大多数持续有自杀念头的人都曾置身于惨烈的战役中，他们受到战争经历中尚未解决的负罪感，和严重且不断的焦虑、忧郁以及创伤后症状所折磨。在此研究的过程中，就有 3 个个案自杀身亡。

因此，这种创伤时刻所产生的"毁灭的威胁"，就算危险早已不复存在，仍可能阴魂不散地纠缠着创伤患者。难怪弗洛伊德会在创伤性神经官能症中发现"心魔作用"的征候。创伤时刻的恐怖、愤怒和怨恨，将继续存活在创伤症状的矛盾冲突中。

儿童要能发展出正面的自我感，必须仰赖照顾者审慎使用本身的权势。如果一个权势比小孩大得多的父母，能表现出对孩子个体性与尊严的注重，孩子将因此觉得自己是有价值且被尊重的，并因此发展出自尊。孩子也将发展出独立自主性，那是一种在人际关系中有适当界限的自我感。孩子也会学着控制和调节他的身体功能，形成并表达自己的观点。

创伤事件在个人身体完整性的基本层面上，因身体被侵犯、被伤害、被玷污，而违背了个人的独立自主性。对身体功能的控制力也丧失了；在一般对战争与强暴的传统看法中，这种控制力的丧失通常会被说成创伤中最耻辱的事。而且显而易见地，在受创当时个人的自主性是毫无价值的。例如在强暴中，攻击的意图正好体现为对受害者独立自主和尊严的蔑视。创伤事件也因此摧毁了一个人在与他人产生关联时还能保有的自我的信念。

在正常的发展阶段中，追求独立自主时产生的冲突如未能充分解决，这个人就容易感到羞耻与怀疑。这些相同的情绪反应也会在创伤事件后重现。羞耻感是一种对无助、对身体完整性的遭侵害和对在别人异样眼光下失去尊严的反应，怀疑则反映在当维持与他人的关联性时，却无法保留自己独立性的观点。在创伤事件之后，创伤患者不只怀疑他人，也怀疑自己，世事已不再是它们原来的样子了。参战退伍军人欧布莱恩如此描述这种具有侵蚀性的怀疑感：

> 对一般的军人而言……战争给他们的感觉（精神上的质感）有如鬼魅一般的浓雾，厚重且永不消散，让你什么都分不清。每样东西都像在漩涡中打转。既有的规则都不再有用，既有的事实也不再真实。对与错已合流混杂，再也分不清。秩序掺杂着混乱、爱掺杂着恨、丑陋掺杂着美丽、法治掺杂着暴乱、文明掺杂着野蛮。一团迷雾将你吸入，你不知道身在何处，也不知为何在此，唯一确定的，就是找不到任何确定的事。在战争中，你会失去确切感，也失去真实感，所以我们也可以这么说：在一个真实的战争故事里，没有一件事是绝对真实的。

在一个儿童的正常发展过程中，逐渐增长的才能与主动进取的能力，会形成正面自我观感的一部分。如果在此能力发展过程中的冲突未能充分解决，这个人就比较容易有负罪感并觉得低人一等。非常明显地，创伤事件会重挫人主动进取的能力和压垮个人的才能。无论受害者之前是多么英勇无畏、多么机智聪慧，他的行动都不足以避开灾难。在创伤事件之后，当创伤患者回顾和评价自己的行为时，负罪感与低人一等的感觉是相当普遍的。利夫顿发现"创伤患者的负罪感"，普遍存在于一些经历过战争、天灾或核弹大屠杀的人们心中。强暴基本上会造成相同的影响：有负罪感的人是受害者，而不是加害者。负罪感也许可以解释为受害者企图从苦难中学到有用的教训，和重新拾回一些力量与掌控感的反应。去想象你当初本来可以做得更好以避开灾难，应该会比承认那全然无助的现实要更好忍受得多。

当创伤患者曾目睹其他人的痛苦或死亡时，负罪感会特别严重。自己运气好死里逃生，别人却倒霉难逃一劫，这样的想法会产生良心上的重担。灾难和战争创伤患者萦绕心头的，是那些别人在垂死挣扎、他们却没有能力援救的影像。他们产生负罪感，是因为觉得自己没有冒生命危险解救别人，或因未能满足垂死者的要求。在战争中，目睹战友的死亡，将使这个军人特别有可能发展出创伤后应激障碍。同样地，在天灾中，目睹家人的死亡，也有可能让创伤患者发展出棘手而长期的创伤症候群。

会严重破坏人类之间的关联性，并增加罹患创伤后应激障碍风险的，莫过于当创伤患者不只是被动地目睹，而是积极地参与致人于死地的暴行时；而当此种暴行已不能再用一些较高尚的价值与意义加以合理化时，战争的创伤将更加严重。在越战中士气之所以严重败坏，是因为取得胜利已经成为一个不可能的目标，而成功的标准变成杀戮本身，例如在战场上清点敌人的尸体。在这些情况下，不仅是暴露在死亡的威胁中，亲身参与毫无意义的恶意破坏行动，更使这些人最可能受到长期的心理损伤。在一个对越战退伍军人的研究中，大约有20%承认在越南执勤时期曾目睹暴行，另外9%承认曾亲身犯下暴行。在从战场返乡的数年后，症状最严重的就是那些目睹或亲身滥用暴力者。为了确认这些发现，另一个对越战退伍军人的研究也发现，所有那些承认参与暴行者，在战争结束的十几年后，仍然受到创伤后应激障碍的折磨。

相信这是一个有意义的世界之信念，在与他人的联结关系中形成，并开始于生命的最初阶段。从主要亲密关系中获得的基本信赖感，是所有信念的基石。其后对更进一步有关法律、正义、公平等抽象观念，则是在儿童期经由与照顾者和同伴的关系中发展出来的。至于更抽象的一些问题，如宇宙的运行法则、个人在社群中的位置和人类在大自然规律中的地位等，都是青少年和成年时期发展中正常的关注焦点。要解决这些有关存在意义的问题，需要个人与广大的社群有更多的接触与互动。

创伤事件粉碎了人与社群之间的联结感，造成信仰的危机。利夫顿发现，在灾难和战争之后会有一种常见的反应：对社群产生普遍的不信任感，并认为这是一个"虚伪"的世界。一位越战退伍军人描述其信仰的丧失："我无法在心中对自己做合理的解释，为什么上帝会让好人死？我曾找过好几位……神父，我就坐在其中一位面前并对他说：'神父，我不明白，为什么上帝会容许小孩被残杀？这到底是怎么回事，这是什么战争、什么鬼话？我的朋友如今都死光了。'……神父看着我的眼睛对我说：'我不知道，孩子，我从未经历过战争。'我说：'我不是在问你战争，我是在问你神啊！'"

如果创伤事件本身牵涉重要关系的背叛，对创伤患者的信仰与社群感的损伤将更为严重。这类事件的意象通常在背叛发生时即已定型，且因信赖感的破灭而带给这种侵扰意象强烈的情绪反应。例如，卡迪纳曾对一位海军退伍军人进行心理治疗，他在战舰沉没时从海中被救起。在透露自己国家的军队是多么令人失望时，他显得极端烦躁不安："这位病患变得非常激动且开始不断地咒骂；惹起他怒气的事显然与他的获救过程有关。他们在水中大概待了12个小时后，才被一艘鱼雷艇救起。当然那些在救生艇上的军官先被救起，而有八九个人紧抓住病患所在的橡皮艇，他们还得在水中再泡上六七个小时才会有救援到来。"

纵使那些军官已在相对较安全的救生艇上，他们还是先被接走，而那些挂在橡皮艇边的士兵却受到忽略，其中有些等不及救援到来就已溺毙。虽然卡迪纳接受这个程序是正常军队纪律的一部分，但这个病患却因为发生这种被自己人当作牺牲品的事而感到恐惧。那些援救者对他生命的不重视，对他造成的创伤更甚于受敌人的攻击，被浸泡在冰水中的身体疼痛、对死亡的恐惧，和当时共患难的战友之死。那些援救者的冷漠摧毁了他对自己社群的信念。这个事件之后，这位病患表现出的不只是典型的创伤后症状，还有病态伤痛、人际关系破裂、慢性抑郁症（depression）的征兆："他对任何形式的暴力都反应激烈，而且看不得别人身体或感情受到伤害或受威胁……（然而）他自称他好想揍人，他也变得常常向家人挑衅。他说，'我真希望我已经死了；我让身边的人都感到痛苦。'"

这位患者这种人际关系的矛盾特质，在受创者身上非常普遍。由于在调节强烈愤怒情绪方面有困难，创伤患者总是摆荡在自己会失控地表现愤怒和对任何形式攻击的无法忍受之间。因此他一方面对他人充满慈悲与护卫之心，且无法忍受任何人可能会受到伤害的想法；但另一方面，却会对家人烦躁不耐且大发雷霆。这种不一致是他痛苦的来源之一。

类似的摆荡也发生在亲密关系的处理上。创伤迫使患者想从亲密关系中逃离，却又拼命地想抓住它。基本信赖感的严重瓦解，常见的羞耻感、负罪感和自卑感，想避免可能会唤起创伤记忆的社交生活，所有这些困扰，都促使患者从亲近关系中退缩。但对创伤事件的恐惧感，又使患者有被保护和依附他人的强烈需求，受创者因此不断在隔离孤立和渴望依附他人之间来回摆荡。创伤症状的矛盾冲突，不只作用在创伤患者的内心世界，也影响到与他人的亲近关系。结果是形成热切却不稳定的关系，总是在两个极端之间波动。一位强暴罪行创伤患者描述创伤事件如何摧毁她与他人的关联感："我实在无法形容我的内在到底发生了什么变化。我失去了控制力，这一生从来没有如此害怕和无助过。我感到好像整个人已被抛离地球，从此将独自漂流在无垠的黑暗中。我一再地在骇人的噩梦中重现被强暴的经历……我好害怕跟人在一起，但也好害怕自己一个人。"

受创者因为自我感的基本架构受损而痛苦不堪。他们对自己、对他人、对上帝都失去信赖感；他们的自尊心被羞耻感、负罪感和无助的经历所践踏；他们处理亲密关系的能力，也被既期待又怕受伤害的强烈矛盾情绪所危害；他们在创伤发生前建立的认同感也永久性地被损毁。强暴罪行创伤患者南希·齐根梅尔（Nancy Ziegenmayer）见证了这种自我感的丧失："从前那个我，在1988年11月19日的那个早晨，从我和我的家人手中被抢走了，往后的余生中，我再也不是那个相同的我了。"

脆弱性与适应性

心理伤害最重要的决定因素是创伤事件本身的特质，个人的性格特质在面对巨大创伤事件时则无太大影响。在创伤的严重程度及其造成的心理冲击之间，存在一个单纯而直接的关系，可以从受影响的人数或伤害的强度与时间长度加以衡量。有关战争和天然灾害的研究已建立一个"剂量与反应曲线"（dose-response curve），此曲线显示出，暴露于创伤事件的程度愈大，出现创伤后应激障碍症状的人数百分比就愈高。

在越战退伍军人复员并重新适应平民生活的全国性研究中，将曾在战场中执勤的军人，与未曾派往战场的军人和平民对照组做比较。在战争结束的 15 年后，超过 1/3（占 36%）参与激烈战役的越战退伍军人，仍符合创伤后应激障碍之诊断；相对地，只有 9% 有轻度或中度交战经验的退伍军人、4% 从未被派往越南的退伍军人和 1% 的平民罹患此症。在复员返乡后至今曾出现过症状的退伍军人，人数大约是当时受到研究的仍出现此症候群者的两倍。那些曾置身于激烈战役中的军人，大约 3/4 受过创伤后症候群之折磨。

如果暴露在创伤环境的程度够严重，则无人可幸免。特尔研究一群曾被绑架并遗弃在洞穴中的小学生后发现，所有小学生都出现创伤后症状，有些在事件后立即出现，有些则在四年后的追踪调查中才发现。虽然这些孩子的身体并未受到伤害，但所受到的惊吓、死亡的威胁和绑架者阴沉莫测的敌意，都对他们的心理形成强大冲击。在医院急诊室访谈强暴罪行创伤患者的伯吉斯和霍姆斯特龙发现，每一位受侵害妇女，在事件后都立即出现创伤后应激障碍的症状。

在一些追踪调查中发现，相较于其他类型犯罪的受害者，强暴罪行创伤患者有较高的长期性创伤后应激障碍罹患率。如果知道这种创伤的特质，则强暴的这些可怕影响一点也不令人惊讶。强暴的基本要素就是对人的身体、心理和道德上的亵渎侵犯（violation）。事实上，亵渎侵犯就是强暴的同义词。强暴者的目的就是要恫吓、支配和羞辱他的受害者，使她完全无助。因此强暴就本质而言，就是故意用以造成心理创伤的。

虽然一个人发展出创伤后应激障碍的可能性，主要视创伤事件的本质而定，但个别差异在决定其异常反应之形式中仍扮演重要的角色。就算是对同一事件，也没有任何两个人会有相同的反应。虽然创伤症候群有许多固定的特质，但不会在每个人的身上都相同。例如在一个针对患有创伤后应激障碍之参

53

战退伍军人的研究中发现，与每个人显著症状模式相关的，是个人童年成长史、情绪冲突引爆点和适应模式。在参战前有反社会行为倾向者，比较可能出现恶劣心境和愤怒的显著症状；而对自己有较高道德期许和满怀慈悲心肠者，则比较可能有抑郁症的显著症状。

创伤事件的冲击程度，也要视受影响者之适应力强弱而定。虽然有关第二次世界大战退伍军人的研究显示，每个人都有其"崩溃点"（breaking point），但有些人就是比其他人容易崩溃；只有很少数的例外，他们似乎在极端的情况下显得较不脆弱。一些对各种不同类型的人进行的研究也得到类似的结论：抗压能力较强的人，似乎具有较成熟的社交能力、细心积极的处世风格，并对掌控自己前途命运的能力有高度的自知之明。例如，当对一大群儿童从他们出生至成人做追踪调查，大约有 1/10 的儿童会显示出对早期恶劣环境不寻常的承受力。这些儿童的特质是：具有机敏积极的性格、不寻常的社交能力和与他人的沟通技巧，以及对自己有能力决定自己命运的强烈意志，心理学家称这种意志为"内在控制"（internal locus of control）。类似的能力也可以在一些对疾病有特殊的抵抗力，和面对一般生活压力表现坚毅的人身上发现。

在面对压力的情况下，适应力强的人能利用任何机会与他人协力采取有意义的一致行动，一般人则很可能因恐惧而瘫痪或畏缩孤立。这种纵使身处极端险境，依旧保有社群关联性和积极应对策略的能力，似乎在某种程度上可保护一个人免于日后发展出创伤后症候群。例如，在一群海难的创伤患者中，那些能够与他人合作而成功逃生的人，事后显示出相对较少的创伤后应激障碍迹象。相对地，那些"冻僵了"和有解离现象的人，日后则出现较多的症状。而那种不愿与他人合作，单枪匹马横冲直撞的"兰博型"人物，也是此症的高危险人群。

从一个针对十名虽然参与过激烈战役、却从未发展出创伤后应激障碍的越战退伍军人研究中，再一次印证三个重要的特质：积极而任务导向的应对策略、优秀的社交能力和内在控制。这群出类拔萃的军人，纵然身处最混乱的战场，仍神志清醒地专注于保持自身的冷静、判断、与他人的联系、道德价值观和存在的意义。他们将参与战争视为"努力求生存所需实际面对的危险挑战"，而非证明自己男子气概的机会或只能无助受害的情况。他们努力为自己从事的行动建立起一些合理的目的，并将其理念与他人沟通。他们表现出保护他人也保护自己的高度责任感，并避免没有必要的冒险，有时也会出面反对他们认为太过轻率的命令。他们承认存在于自己和别人心中的恐惧，但会以尽其所能将自己准备好加以克服。他们也会避免让自己陷入愤怒的情绪中，这是他们视为会危及生命的事。在一个士气低落并充满暴戾之气的军队中，这群人中没有一个表现出对敌人的怨恨和报复心态，也没有一个做过强暴、酷刑拷打、杀害平民或战俘或损毁尸体的事。

一些曾遭强暴或强暴未遂之妇女的经历也显示，相同的适应力特质，在某些方面也会发挥保护作用。那些能保持冷静、使用许多积极策略并尽力抵抗的妇女，不只较有可能成功地阻止强暴的企图，就算这些努力最终仍告失败，也比较不会罹患严重的创伤症状。相对地，那些因恐惧而动弹不得和未经挣扎即屈服放弃的妇女，不只容易被强暴犯得逞，且很可能在事后感到强烈的自责和沮丧。然而，一般妇女所拥有的良好社交能力，在面对一个强暴企图时，通常会成为有害的因素而非长处。有些妇女尝试激起强暴者的人性善念，或尝试建立起与强暴者某种形式的同理沟通，这些努力几乎是徒劳无功的。

虽然适应力强的人，有最佳的机会在较无损伤的情况下存活下来，但没有一项受害者的个人特质本身足以提供可靠的保障。创伤患者普遍会提到的最重要的因素是好运。许多人也深刻感受到，如果不是老天眷顾，创伤事件的伤害可能严重得多，他们也可能早就"支离破碎"了。有时创伤患者会将他们能逃过一劫的原因，归之于与某人心有灵犀的意象上，那个他们纵使身处绝境也设法去维系的联结，虽然他们也很清楚这种联结是脆弱且可能很轻易就会被破坏的。一位从蓄意谋杀中存活下来的年轻男子，描述了这种联结所扮演的角色：

> 一连串的好运保住了我这条命。至少他们没有折磨我。我真不敢相信我能死里逃生。当他们刺伤我并丢下我一个人等死时，我脑中忽然浮现出父亲的鲜明影像，我知道我还不能死，如果我死了，他一定悲痛万分。我要和他化解争执、重新和好。一旦我决心要活下去，神奇的事发生了，虽然我的双手被反绑在背后，我却确确实实看得到我手腕上的绳结。我自己解开绳子并爬到走廊上，邻居刚好及时发现我，只要再慢几分钟，一切就都太迟了。我觉得我是重新再活了一次。

一小部分情感资源丰富的人，可能对创伤的负面心理影响有特别的抵抗力，但在此光谱另一端的，则可能是特别脆弱的一群人。可预料的是，那些情感资源贫乏或与他人隔绝的人，是风险最高的一群。例如，在被送往越南的军人中，年纪较轻且教育水平较低的士兵，比其他人更可能受到极端战争经验的影响。他们也可能在返乡后得到较少的社会支持，因此也比较不可能向朋友和家人谈及战争的经验。理所当然地，这些人也是会发展出创伤后应激障碍的高危险群。被派往越南前就有精神疾病的军人，很有可能返乡时已发展出广泛的精神问题，这样的脆弱性不只针对创伤后症候群，被强暴前即有精神疾病的妇女，同样会被特别严重与复杂的创伤后反应所折磨。生命中的创伤事件，就像其他的不幸一样，对那些原本就身陷困境的人总是特别无情。

比成人更为弱势的儿童与青少年，更容易受到伤害。受虐儿童的研究显示，心理异常的严重度与开始受虐的年龄呈反比，青少年士兵比那些较年长的同袍更容易在战争中发展出创伤后应激障碍；年轻少女在强暴创伤中亦较脆弱。在青少年时期的恐怖和被剥夺权益的经验，将严重危及在此生命阶段中的三种正常发展适应能力：形成认同感、逐渐从原生家庭中独立出来，以及探索更广泛的社群世界。

战争与强暴，这两种分属公众和个人形式的社会型暴力，是青少年和成人早期的主要创伤经历。美国军队征募的是 17 岁的年轻男性，越战参战士兵的平均年龄是 19 岁；在许多其他国家中，男孩征召服兵役时也都仅十几岁。同样地，女孩被强暴的危险高峰期是青春期晚期，所有强暴罪行受害者中，有一半发生在 20 岁或之前，有 3/4 是介于 13 ～ 26 岁。对年轻的男性和女性而言，他们在心理上最脆弱的时期，事实上也是遭受创伤的高峰期。因此强暴和战争或许可视为进入充满高度压力与暴力的成人世界前，所进行的补充社会仪式。它们也分别是男性和女性创伤的标准范例。

社会支持的影响

由于生活中的创伤事件，无可避免地会对周遭的人际关系造成损害，因此在创伤患者社交生活圈中的人们，将有能力左右创伤的最终结果。他人的支持反应可能足以减轻事件的冲击，而敌意或负面的反应则可能会加深伤害或恶化创伤症候群。在创伤事件之后，创伤患者变得更容易受伤，他们的自我感已经破碎，而重建的唯一方法，就是最初形成的方法——建立与他人的联结关系。

受创者会用许多不同的形式，从家人、情人、好友身上寻求情感上的支持，而且会随着创伤处理过程的变化而改变。在创伤发生后的初期，主要的课题是重建一些最起码的信赖感，对安全和受到保护的承诺是其中最重要的。经常会有独处恐惧的创伤患者，渴求的仅仅是有个抱持同情心的人在身边。一旦经历过那种全然孤立的感觉，创伤患者就会强烈意识到在面对危险时，所有人际之间的联结会是多么脆弱。她需要清楚而明确的保证：她再也不会被遗弃。

对身在战场的军人而言，安全感建立在他的战斗小队里。长期处于危险环境中患难与共的战斗小队，发展出一个共同的假象：成员间彼此的忠诚与信心可保护他们免于受到伤害。他们变得害怕彼此的分离更甚于死亡。第二次世界大战时的军方精神科医生发现，将士兵与他们的小队分开将严重恶化其战斗创伤。精神科医生史皮格描述他为维持前线士兵此种依恋关系和恢复基本的安全感所采取的策略："我们知道一位士兵一旦和他的单位分开，他就迷失了。所以假如有人开始变得胆怯，我会给他一个在厨房区过夜的机会，因为这个区域比较靠后面也比较隐蔽，但毕竟还是同一个单位。伙夫也在那里，我会叫他们好好休息，甚至给他们一些安眠药，那里就好像我的复健小队。由于创伤性神经官能症并不会马上发作，在刚开始的阶段只会感到困惑和丧失信心。在此最初阶段，如果环境对他有鼓励和支持的作用，即可能避免恶化。"

一旦军人复员返乡，安全与保护的问题一般而言即不再存在。在民间的灾难和一般的犯罪事件中也有类似情况，受害者最亲近的家人和朋友，通常都能提供庇护与安全保障。然而在性与家庭暴力事件中，受害者的安全在受攻击后仍可能受到严重威胁。例如在大部分强暴案例中，侵害者是受害者认识的人：他可能是普通朋友、同事、家人的朋友、自己的丈夫、自己的情人；更有甚者，强暴者通常在该社群中享有比受害者更高的地位。受害者最亲近的那些人，不见得都会站在受害者这一边；事实上，她的社群对强暴者的支持可能更甚于对她。为了逃离强暴者，受害者也许必须从她部分的社交圈中退出。她可能发现自己被迫离开学校、工作或一个同侪团体。一位被强暴的少女描述她在事后是如何的遭受排挤："那件事以后，一切都江河日下。女孩被禁止邀我去她们家；当我走路到学校时，男孩在街上瞪着我瞧。我就是带着这种耻辱过完我的高中生活。"

因此，当受害者求助的对象居然表现出不谅解或明显的敌意时，那种害怕、不信任和被孤立的感觉可能因此加重。当强暴者是丈夫或情人时，受害者将特别脆弱无助，因为她们平常赖以寻求安全与保护的对象，如今正是危险的来源。

相对地，如果创伤患者很幸运地拥有家庭、情人或朋友的支持，他们所受到的照顾和保护可能会有很强的疗伤效果。伯吉斯和霍姆斯特龙在对强暴罪行创伤患者的追踪研究中指出，复原所需的时间长度与其亲密关系的质量密切相关。与伴侣拥有稳定亲密关系的妇女，将比缺乏此种关系的妇女复原得快。其他的研究也发现，追踪调查中最少出现症状的强暴罪行创伤患者，就是那些报告自己与男人有绝佳亲密和爱恋关系的妇女。

一旦基本的安全感得以重建，创伤患者还需要他人的帮助以重建一个正面的自我观点。在创伤中遭破坏的对亲密感与攻击性的调节机制，更需要得到恢复。这得倚靠别人容忍创伤患者时而需求亲近、时而需求保持距离的心情浮动，并尊重他企图重建独立自主和自我控制的努力。但别人不需要容忍其失控爆发的攻击性；这样的容忍事实上是有反效果的，因为最终只是增加创伤患者负罪感和羞愧感的负担。再者，自我价值感的重建需要有和重建独立自主同样的尊重，也就是在人生的头几年，促成自尊心最初发展的那种尊重。

许多返乡军人都提到他们在调节亲密感与攻击性上的困难。参战退伍军人诺曼见证了这种困难："既不稳定又暴躁，我的行为坏透了。我想离群索居，却又咒骂朋友们不愿意亲近我……我对一向敬畏我的儿子咆哮，又老找我最亲密伙伴（我的老婆）的茬。"这类见证充斥于相关的研究中。心理学家卡德发现，越战退伍军人经常报告很难与妻子或女友好好相处，也很难在情感上觉得会和任何人亲近。在这方面，他们和那些没有参与过战争的同侪有极明显的差异。另一个有关越战退伍军人复员调适的研究，则记录了战争创伤的严重冲击，罹患创伤后应激障碍的男性比较不可能结婚、比较可能有婚姻和亲子问题，也比较可能离婚。有许多人变得极端孤僻或对他人暴力相向。有相同症候群的女性退伍军人，在亲密关系上出现类似的瓦解现象，但很少出现暴力行为。

如果没有家人的支持，参战退伍军人似乎有很大几率会反复出现创伤后症状，而那些罹患创伤后应激障碍的人，则可能进一步与家人疏远，如此将陷入恶性循环中。在一个针对返乡军人的社会支持网络研究中，心理学家特伦斯·基恩（Terence Keane）观察到，离家参战时，所有人都会失去一些在平民生活时的重要人际网络。那些未罹患创伤后应激障碍的人，在返乡后会渐渐重建并修复其支持网络；但受到症候群反复折磨的人，则没有能力重建他们的社会关系，且随着时间过去，他们的社会网络将更加贫乏破碎。

社会对退伍军人喜怒无常和失控的攻击性所展现的广泛容忍态度，事实上可能加重战争对他们的伤害。与受创退伍军人最亲近的那些人，可能不会质问他的行为，而给他过分的自由乱发脾气和自我封闭，结果反而加重他的挫折感和愧疚感，并与这些最亲近的人更疏离。社会对男人攻击性的标准，也对那些企图发展平和与温暖家庭关系的参战退伍军人不断造成困扰。社会工作者莎拉·黑利（Sarah Haley）引用一位罹患创伤后应激障碍的退伍军人的故事，他结了婚也拥有一个家，却在刚学步的儿子开始玩战争玩具时，症状突然复发："我原以为我可以控制得很好，但就在圣诞节早上，我被一个美国大兵玩偶和他手上的玩具机关枪给击垮了……我们和三岁的儿子搞得不可开交，而我也不知道如何排解……我想我是太天真了，每个小孩都会经历这个阶段，但它却让我慌乱失措，因为我在越南时就像那个样子。我错以为是我让他喜欢玩战争游戏的，所以我也以为我有责任阻止他。"

这位退伍军人满脑子盘旋的是，他当兵时那些无意义的残暴行为，但没有一个有权的领导人曾出面制止。他在家中的暴躁不安，使他想起早年在越南失控的攻击行为。他为过去的作为和现在的行为感到羞愧，他"觉得实在不配做一个父亲"，甚至觉得根本不配拥有一个家。就像许多其他的参战退伍军人一样，这个人面对的挑战是与其学龄前小孩相同的人生发展课题：攻击与自制。战争的创伤，使他原本在生命早期就已获得的这些能力又回到原点。

在性与家庭生活中受到创伤的女性，挣扎于类似的自我调节的困境中。然而相对于男性，她们的困境也许会因为最亲近的人欠缺包容而加重。不管是退缩逃避还是表达自己的真正感受，社会给予女性的空间都是很小的。家人、情人或朋友为了做到无微不至的保护，可能会忽略创伤患者有重建独立自主性的需求。在创伤事件后，家人可能会自己决定他们要如何做，而忽视甚或推翻创伤患者的期望，如此将再一次使创伤患者感到挫折。他们也许会对创伤患者表现的愤怒感到不耐，也或许是他们自己的复仇心淹没了创伤患者的愤怒。因此创伤患者常常会犹豫要不要对家人吐露实情，不只是因为担心家人无法了解，更担心家人的反应比自己还激烈。一位强暴罪行创伤患者描述她丈夫一开始的反应，如何使她更加焦虑与失控："当我告诉丈夫时，他的反应很激烈，他想去追那些家伙。我当时已经吓得半死，不希望他再去和那些人正面冲突。我明明白白告诉他我的想法，所幸他听我的劝，也愿意尊重我的决定。"

在与性伴侣的关系中要重建掌控感是很困难的事。被强暴之后，几乎所有的创伤患者都报告说，她们之前既有的性关系模式已遭破坏。大部分都希望能够有一段时间完全避开性，就算重新恢复亲密的性关系之后，性生活中的障碍也难以在短时间内克服。在做爱时，创伤患者盘旋在脑中的常常不只是由特定刺激所引起的"闪回"（flashback），更有一种被迫与被强制的感受。一位强暴罪行创伤患者述说男友的反应如何让她觉得受到二度伤害："半夜里我醒了过来，发现他正压在我身上。一开始我以为（强暴者）又回来了而恐慌起来。我男友说他只是试着要让我'习惯这件事'，这样可以帮我在往后的人生中不再性冷淡。我实在没有力气抵抗或争论，只好由他去了。在过程里我的脑中一片空白，什么感觉也没有。隔天我去考完最后一科，打包后就离开了。那个夏天我和男友分手了。"

由于男性为自身权益建立起牢不可破的规范，许多女性已习惯于满足伴侣的欲望而贬抑自己的需求，就算在你情我愿的性关系中亦然。然而在被强暴之后，许多创伤患者发觉她们无法再忍受这种不对称的关系。为了恢复自己的性自主权，强暴罪行创伤患者需要建立起自主感和掌控感。要重新对人有信赖感，她就需要一位合作、敏锐且不会认为性是可以任意需索的伴侣。

最亲近之人的评价

对自己正面观点的恢复，包括的不只是在人际关系中自主感的重建，也是自尊与自重的更新。创伤患者需要在奋斗过程中得到他人的协助，以帮助她克服羞耻感，并公允地评价自己的行为。因此最亲近的那些人的态度是最重要的。他人的真实评价能减轻屈辱感和负罪感；相对地，他人严厉的批判或只是无知盲目地接受，都将严重加深创伤患者的自责和隔绝孤立。

真实的评价包括对创伤事件惨痛情况和在正常范围内的创伤反应的认知；包括在面临险境极为有限的选择时，对其进退两难困境的认知；也包括对心理伤害的认知，并接受将有一个冗长的康复过程。相对地，严厉的批判性评价，常常会对创伤事件的本质和适当的反应范围加上先入为主的偏见。另外，则是企图用天真地接受各种观点去除道德判断的疑问，并主张在选择有限的情况下，这些挂虑都是不切实际的。然而，羞耻感和负罪感这些道德上的情绪，不是想抹去就能全然抹去的，尤其在这些情况中。

评价的课题，在修复参战退伍军人和最亲近的人之间的联结感上是最重要的。退伍军人会孤立自己，不只因为那些他目睹或干下的可怕行径之印象，也因为他身处在战争文化中的特殊身份。他认为没有一个平民（尤其没有一个女人或小孩）可以理解他面对邪恶与死亡的遭遇。他以既羡慕却又轻视的复杂情绪看待平民：觉得他们很纯真，也很无知。相对地，他视自己为非常优秀的人，同时也是很肮脏的人；他违反了杀人的禁忌，身上已有杀人者的印记。一位越战退伍军人描述这种被污染的感觉：

> 这个小镇不会说话，也不会倾听。"你会想听听战争的事吗？"他可能会这么问，但这个地方只会眨眨眼耸耸肩。它没有记忆，所以也没有负罪感。税都缴了，选票也数了，政府部门做起他们的工作是既有精神又有礼貌。它是一个既有精神又有礼貌的小镇。它一点都不知道什么是狗屎，也不在乎知不知道。（这个退伍军人）倾身思忖着，在这个主题上他可能说过什么。他了解狗屎，这是他的专长，特别是那气味，还有那非常多样化的质地和口味。有一天，他将为这个主题做专题演讲，穿上西装，打上领带，昂首站在吉瓦尼斯俱乐部之前，告诉那些笨蛋所有他知道的美妙狗屎，或许，也让他们传阅一下样品。

平民普遍存在一种观点：退伍军人是一种不同于常人的男人。对于在军中服役这件事，平民只满足于或敬佩或鄙视，却对服役有关的细节没多大兴趣。就算在参战退伍军人之间，对于讲述战争的故事，甚至是对它到底发生过没有，也经常存在着分歧。战争的故事被紧密地保存在一个特定年代的男人之间，而与涵盖了两性与许多世代的广大社会失去联系。因此在创伤上的固着（那种时间被冻结在某一时刻的感觉）可能会一直存在于社会的习俗中，而这种习俗将更促使战士与社会的隔离。

强暴罪行创伤患者也会遭遇到社会评价带来的困境，虽然原因不尽相同。她们可能会被视为已遭玷污的残花败柳。这种死板的评判态度非常普遍，连最亲近的人都无法避免。丈夫、情人、朋友、家人都已有一个先入为主的偏见：认为强暴应该是怎么造成的，认为受害者应该如何反应。由于有个巨大鸿沟存在于创伤患者的真实遭遇和一般认为强暴应该是怎么回事之间，疑惑成了许多创伤患者的中心议题。返乡的退伍军人可能会因为家人的天真和对战事不切实际的看法而感到挫折，但至少他享有曾参与战争的肯定；强暴罪行受害者可就不是这么回事了。许多让女性认为是恐怖侵犯的行为，在别人眼中其至那些最亲近的人眼中可能并非如此。于是创伤患者被逼入一种困境，她必须从表达自己的真实观点和保持与他人的沟通联系中做出选择。在这种情况下，许多妇女可能连如何称呼这种经历都有困难。所以"唤起意识"的首要任务，就是直截了当地叫它——强暴。

传统的社会态度不只未能认定大部分的强暴是一种侵害，还将它说成是受害者也要负责任的两厢情愿的性行为。因此妇女发现，在她们的真实经历与社会对事实的解读之间，存在着令人心寒的分歧。被强暴的妇女受到的不只是侵犯，还有羞辱。她们比打败仗的军人受到更大的轻视，因为没有任何证据显示她们在那种不公平的战斗中有什么损失。甚至别人会责怪她们背叛自己的道德标准和编造自己的失败。一位创伤患者描述她如何受到批判和责备："这真是令人万念俱灰，（我母亲）居然不相信我被强暴了。她很确定那是我自找的……（我的父母）一直在对我洗脑，说我没有被强暴，说到我都快开始怀疑它了，也许真是我自己想要的。人们总是说，如果一个女人真的不想要，强暴是不可能得逞的。"相对地，创伤患者如能得到来自最亲近的人的支持反应，可能有助于消除羞耻、污名和肮脏的感受。一位比较幸运的强暴罪行创伤患者，描述她的朋友如何安慰她："我说，'我只有 14 岁，而我再也不是处女了。'

他说，'这和是不是处女一点关系也没有。将来有一天你会谈恋爱，你会做爱，那时才会失去你的童贞，而不是发生过的那件事。'（他没有用强暴这个字眼。）'它们根本完全是两回事。'"

在差耻与疑惑的课题之外，受创者努力想做到的是，对自己的行为有一个公平而合理的评价，并在不切实际的负罪感和否认所有的道德责任之间寻求一个平衡点。为了成功处理负罪感的课题，创伤患者需要他人的协助，而这些人必须愿意认可发生的是一个创伤性事件、愿意搁置自己先入为主的评断，并单纯地为她所说的事做见证。当他人愿意聆听，而不是责备，创伤患者才有可能接受自己在危急时刻无法坚守完美道德标准的事实。最后，她才可能对自己的行为有一个合乎现实的评价和公平的责任归属。

汉丁和哈斯在对罹患创伤后应激障碍的参战退伍军人研究中发现，要解除负罪感，需要同时理解每个人会自责的特殊原因，而非单纯诉诸概括性的除罪化。例如有一位年轻的军官，他乘坐的吉普车因轧到地雷而爆炸，许多人阵亡了，他却逃过一劫。他为战友已死自己却苟活而自责不已，他觉得当初应该是他开那辆吉普车才对。从表面上看来，这种自我批判根本毫无根据。然而仔细探究整个情况后，导致这个悲剧的真相显露出来：这位军官一直有逃避责任的习惯，且从不曾尽全力保护部下。当一位经验不足的指挥官下令从事那次吉普车的任务时，虽然他知道这个命令不太妥当，却未加以反对。因此，由于他的疏失，让自己和部下陷入灾难之中。这同时也是一个隐喻，他责怪自己没有"坐在驾驶座上"（in the driver's seat）。

类似的课题也会在治疗强暴罪行创伤患者时浮现，她们通常会严厉地痛责自己，认为是她们将自己置于险境，或认为反抗得不够尽力。而这些，正好就是强暴者用以责怪受害者和将强暴合理化所用的狡辩。创伤患者对自己的行为永远不会有一个公平的评价，除非她能清楚地了解到，不管她用任何方式做了什么或没做什么，都不能免除强暴者应负的罪责。

在现实中，大部分人有时候都会冒一点没有必要的危险。女人有时会因对危险的无知而天真地冒险，有时会因对危险的蔑视而叛逆地冒险。大部分的妇女没有真正认识到男性敌视她们的程度，而宁可视两性关系比事实的情况还要良好；同样地，女性也喜欢相信她们有比实际情况更多的自由和更高的地位。

当女性表现得好像她很自由时，被强暴的风险也最高，即当她不遵守服装、仪态举止和社交惯例的传统规范时。表现得好像很自由的女性，通常会被形容为"放荡的"（loose），其中含义不只是"不受拘束的"（unbound），而且是会挑起男人性冲动的。

一旦面临危险的状况，大部分妇女都没有采取有效防卫的足够经验。传统的社会规范几乎保证了以下几件事：女人对危险毫无心理准备、会被攻击吓呆、没什么足以保护自己的装备。每当事后回顾强暴的过程，许多妇女都报告说，她们轻忽了最初对危险的觉察，因此丧失逃走的先机。对冲突或尴尬情境的害怕，可能也妨碍受害者及时采取行动。事后，那些忽略自己"内在警告声音"的创伤患者，可能会大骂自己的"愚蠢"或"天真"。如能将这种严厉的自责转变成较切实际的评价，或许将有助于复原。一些少数于事后有正面结局的强暴罪行创伤患者报告说，那是因为她们下定决心变得自己更靠自己、更看重自己的知觉和感觉，并让自己充分准备好应付冲突与危险。

创伤患者的羞耻感和负罪感，可能会因他人的严厉批判而加深，却不会因轻描淡写地说她没有责任而减轻，因为这样的轻描淡写，纵使是正面的，代表的含义也可能是拒绝与创伤患者一起处理在危急处境中被撕裂的道德体系。从那些见证创伤事件的人身上，创伤患者寻求的不是责任的免除，而是公平、体谅，和愿意理解面对极端处境时人心中产生的负罪感。

最后，创伤患者在哀悼自己的创痛时，需要别人的帮助以渡过难关。所有的经典著作，最终都认定为在解决创伤性的生活事件中，哀悼和重建的必要性。如无法完成哀伤的正常过程，将使创伤反应永远存在。利夫顿观察到"未解决或不完整的哀悼方式，将造成在创伤过程中的停滞和羁绊"。谢顿在观察参战退伍军人后也提到，他们有"被压缩的悲痛"。一般的丧亲之痛，会有许多社会性仪式包容和支持哀悼者度过这个过程；相对地，并没有任何的习俗或共同的仪式，认可创伤生活事件后的哀悼。缺少这种支持，造成病态悲伤和严重而持久的抑郁症状之概率将非常高。

社群的角色

与他人分享创伤经历，是重建生命意义感的先决条件。在这个过程中，创伤患者不只要从亲近的人身上寻求，亦要从广大的社群中获得协助。社群的反应，对创伤是否得到最终的解决有强大的影响力。要修补存在于受创者和社群间的裂痕，首先倚靠的是公众承认创伤事件的确发生，其次则是某些形式的社群实际行动。一旦公众承认某人确实受到伤害，社群就必须采取行动，追究造成伤害的责任归属，并弥补伤害。这两个反应——承认与弥补——是重建创伤患者对秩序与正义之信心的必要方式。

返乡的军人总是对自己在家乡所受到的支持程度非常敏感，他们会寻找受到大众肯定的实际证据。在每一场战争之后，军人都会表达他们的愤恨不满，因为他们并未得到大众广泛的认同、关心和注意；他们担心自己的牺牲奉献很快被遗忘。第一次世界大战之后，退伍军人辛酸地指出他们参与的战争是"最羞于被提起的"。当退伍军人的团体组织起来后，首要的任务就是确使他们所受的痛苦不会从大众的记忆中消失。因此他们坚持要颁勋章、建纪念碑、游行、节日、大众追悼大会和对伤者的个别抚恤。然而，纵使有公开的盛大典礼，也难以满足这些参战退伍军人渴望得到的肯定，因为战争的真相受到情感上的扭曲。一位越战退伍军人描述这种否认战争之可怕的普遍倾向："如果你在听到战争故事的结尾时还会感到热血沸腾，或是感到尚有一丁点的正义公理从垃圾堆中挖出来，那你就是被古老而可恶的谎言愚弄的受害者。"

除了受肯定之外，军人也会在平民社群的道德立场里，寻求他们身处杀戮和死亡的背后意义。他们需要知道自己的行为是被视为英雄的还是不名誉的、勇敢的还是懦弱的、必要而目的明确的还是了无意义的。如果社群意见的氛围是真诚的接受，将有助于军人融入平民生活；排拒的氛围，则将加重他们的离群孤立。

在近代史中，一个被社群排拒的臭名昭著的例子就是越战，那是个未经宣战且未经既有民主决策程序正式批准就开打的战争。美国政府无法取得大众对此战争的认同，也无法制定实际的军事目标，却征召数百万年轻男子服役。由于伤亡的人数快速增加，大众的反战意识遂发展开来。为了遏止这股反战的情绪，政策上决定在军人与平民间，还有军人与军人间做隔离。军人被派遣到越南，返乡后却如孤魂野鬼，没有热闹的欢送会，没有与战友的联系，也没有乡亲欢迎归来的仪式。那些返乡军人陷入的政治困境，本应在将他们送入危险战场前就要解决的；而在面对大众对其曾参与并迷失其中的战争之批判与排斥时，他们又承受了二度伤害。

社会帮助这群退伍军人疗伤止痛的最显著贡献，大概要算建于华盛顿特区的越战纪念碑了。这座只是简单铭刻了姓名和死亡日期的纪念碑，成为表达肯定和共同悼念的场所。只要社群表达了对此损失的哀悼之意，军人那份"被压缩的悲痛"会较容易得到纾解。不像其他一些用来颂扬战争英雄事迹的纪念碑，这座纪念碑已成为用来朝圣的庄严圣地，人们来到它面前，看着上面的名字，触摸着墙面；他们带来供品，并为死者留下一些充满歉意与感恩的短语。越战退伍军人史密斯组织了一个为其他退伍军人服务的团体，他描述第一次来到此纪念碑前："我记得某些人，我记得某些气味，我记得某些时间，我记得那场雨，我记得圣诞夜，我记得撤离时。我在那里做过一些龌龊事；我记得那些，我记得那些脸，我记得……对某些人来说，这里像个墓园，但对我来说，它更像一座大教堂，它更像是一段宗教性的经历，它像是一种宣泄净化，它是一件难以向某些人解释清楚的事：我是其中的一分子，而且永远都是。因为我能够从这里得到平静，所以我可以从这里获取力量去从事我现在做的事。"

在平民生活的创伤里，创伤患者最关注的焦点也仍是相同的主题——公众的认可和正义。而理应做到认可和补偿的正式机构：刑事司法系统，却是一个令性与家庭暴力受害者望而生畏的机构。在得到认可的最基本层次上，妇女普遍发现，她们在法律面前有多么孤立和被视若无睹。妇女的实际遭遇和法律对此实际遭遇的认定之间，存在着南辕北辙的矛盾，以致阻碍了妇女与正式司法体系合作的意愿。

妇女很快地意识到，视强暴是一种犯罪行为，只是在理论上说说而已；实际上，强暴的构成要件不是建立在女性受侵害经历的层次上，而是在符合男性意愿、高不可攀的威权统治的层次之上。法律学者凯瑟琳·麦金农（Catherine MacKinnon）曾说："从女性的观点而言，强暴并没有被绝对禁止，只是受到节制而已。"传统的法律标准要认定一个强暴的罪行，只有在加害者使用极端的暴力（意即远远超出通常用以吓唬女性所需的程度）时才成立；或加害者攻击的是属于某种特殊社会阶层的女性，其中最恶名昭彰的例子就是黑人男性攻击白人女性。人际关系的程度愈亲近，容许使用威权的自由度也愈大，所以强迫发生性关系如果是由陌生人所为，可能会视为强暴，但如果是认识的人所为则否。由于事实上大部分的强暴都是认识或亲近的人所为，所以大都不被法律认定。许多国家对在婚姻关系中要求性行为授予永久而绝对的特权，甚至任何程度的强迫都是合法的。

寻求正义或补偿的努力，往往会带来更进一步的伤害，因为司法制度对强暴受害者常常是充满敌意的。的确，一个敌方拥有的司法制度，必然是一个具有敌意的环境；它设计得就像战场，在其中，充满攻击性的辩论攻防和心理上的打击取代了实体的暴力。一般而言，妇女对这种形式的战斗，甚至比打上一架还缺乏抵抗能力。就算是对此有抵抗能力的妇女，也会因系统性的法律偏见和习惯性地对妇女的歧视，而处于不利的地位。司法制度是设计来保护男人，以对抗比男人强大的国家公权力；而不是用来保护女性与儿童，以对抗比女性与儿童强大的男性威权。因此它提供给被告强有力的权益保障，实质上却未保障受害者的权益。如果有谁想要设计一套系统以引发侵扰性的创伤后症状，再也没有比法院的司法程序更棒的主意了。那些想在司法制度下讨回公道的妇女，大多将此经验比拟成被二度强暴。

毫不令人意外的结果是，大部分的强暴受害者认为，正式的社会司法机制向她们关闭了大门，而她们也选择不去报案、不做申诉。对强暴的研究佐证了这个现象。少于10%的强暴案件曾向警方报案，只有1%的强暴案件是逮捕侵害者并以将其定罪告终。因此，最普遍的女性创伤仍然被禁锢在私人生活的领域，没有从社群中得到正式的认可和救济，也没有为强暴罪行创伤患者设立的纪念碑存在。

因此，在疗伤止痛的道路上，每个创伤患者都必须找到一个自己的方式，以重建她与广大社群的联系。我们不知道有多少人成功地走过这条路，但我们确实明了，那些复原得最成功的妇女，是在经历中发现某种超越个人悲剧局限意义的人。最普遍的情况是，妇女通过与志同道合者参与社会运动，找到这个意义。伯吉斯和霍姆斯特龙在对强暴罪行创伤患者的追踪调查中发现，复原得最好的妇女，就是那些成为反强暴运动活跃分子的妇女，她们成为强暴危机处理中心的义务咨询员、陪受害者上法院的义工、推动立法革新的游说者。有一位女士远赴其他国家去唤起对强暴的重视，并组织了一个强暴危机处理中心。

拒绝躲藏起来或沉默以对、坚持强暴是一个公共议题、要求社会改革，创伤患者以这些行动堆砌起她们自己活生生的纪念碑。强暴罪行创伤患者，也是法律学教授的苏珊·艾斯瑞奇（Susan Estrich）提供她的见证：

> 写关于强暴的文章，等于是在记录我自己的生命。我不认为在我认识的妇女中，会有一个不曾有过可能会被强暴的恐惧。我们中的一小部分人（其实比一小部分还多一些）接受了我们曾有的遭遇并与之共存……偶尔（例如在凌晨两点，有人打电话来，说是我的学生，并威胁要强暴我）我想我说得太多了。但在大多数时候，情况并没有这么糟。当我的学生被强暴了（或曾经被强暴），她们知道她们可以找我谈谈，当我的朋友被强暴了，她们知道我成功地活下来了。

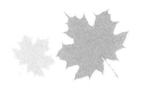

第4章

囚　禁

　　个人认同的改变是"幸存者症候群"的共同特性。大部分的病患会抱怨说：
"我现在是个不一样的人。"但一些受伤害最严重的人则直接说："我不是人。"

　　单纯的创伤事件几乎可能发生在任何地方。相对地，长期而连续的创伤只
会发生在被囚禁的情况下。只要受害者成功脱逃，她就不会被虐待第二次；而
连续的创伤只发生在受害者是阶下囚，无法逃脱，且完全受制于加害者时。这
些情况显然存在于监狱、集中营和奴工营中，也可能存在于异端宗教团体、妓
院或其他有组织的性剥削场所和家庭里。

　　政治性的囚禁一般而言容易察觉，妇女和儿童被囚禁在家中则通常是外
人看不到的。男人的家是他的城堡，但很少人想到，这个家也可能是妇女和儿
童的牢笼。在家庭的囚禁中，很少会有实体的屏障以防止逃跑。在大部分的家
庭，就算是那种最暴虐的，窗上也不会有铁架，栅栏上不会有带刺的铁丝网，
妇女和儿童一般也不会被铁链锁住，虽然这种情况比我们所能想象的多得多。
防止逃跑的关卡通常都是无形的，却威力无比。儿童因无谋生能力而成为囚
徒，女性则因经济的、社会的、心理的、法律上的附属地位和实质的威吓等因
素而遭禁锢。

囚禁让受害者与加害者长时间的接触，产生一种属于威权统治的特殊形态的关系。这种特殊关系在以下的状况中也同样存在着：受害者完全因暴力胁迫而被俘虏，如囚犯或人质；或因多种胁迫的形式——恐吓和蛊惑，如异端宗教团体的成员、受虐的妇女和受虐的儿童。附属于威权统治下的心理冲击可能有许多共同的特质，无论附属关系是产生于政治的公领域中，或发生在性与家庭关系的私领域里。

在被囚禁的状况下，加害者成了受害者生命中最有权力的人，且受害者的心理状态完全受加害者的行动与信念所塑造支配。但加害者的内心世界则鲜为人知，因为他鄙视那些想了解他的人，所以不会自愿被研究洞悉；因为他不认为自己有做错什么，所以不会寻求帮助——除非他有了法律上的麻烦。由受害者的证词和心理学家的观察所得，加害者最一致的特点就是他们外表看起来都很正常，一般的心理病理学观念是无法解释或理解他们的。

这个特点深深困扰着大多数人，如果加害者很容易辨认出来，有明显的离经叛道或心智异常，应该会让人放心得多，但他们偏偏不是这样。法律学者汉纳·艾伦特（Hannah Arendt）提出阿道夫·艾克曼（Adolf Eichmann）（他犯下难以理解且严重违反人性的罪行）曾被六位精神科医生证明为正常时，激起很大的争议："艾克曼的问题就在于有很多人像他一样，那些人既不变态反常也非残暴成性，他们是而且一直都是非常惊人的正常。从我们的法律制度和道德判断标准的观点看，这种'正常'比所有暴行加在一起还要恐怖骇人。"

一个独裁专制、深藏不露，有时又不可一世甚至偏执多疑的加害者，却对权力的运作和社会的规范有绝佳的敏锐度，所以很少会碰到法律上的麻烦；或者说，他会寻找可以容忍、宽恕或欣赏他专制行为的环境。他的翩翩风度提供良好的保护色，因为很少有人会相信，这样的人竟会犯下如此骇人听闻的罪行。

加害者的第一个目的似乎是奴役他的受害者，他以高压手段控制受害者生活的每一个层面来达成此目的。但简单的顺从并无法满足他，他似乎有将罪行合理化的心理需求，为此，他需要受害者的确认和保证。因此他不停地苛求受害者表达对他的尊敬、感激甚至是爱。他的终极目标，似乎是创造一个心甘情愿的受害者。一些人质、政治犯、受虐妇女和奴隶，都曾提及加害者对其受害者怪异的心理依赖感。乔治·奥威尔在他的小说《一九八四》（1984）中描绘极权主义者的心态："我们不会满意于被动的服从，也不要最卑微的屈服。如果你最终决定要向我们投降，那必须是你自由意志下的决定。我们不因异端抵抗而摧毁他；只要他仍在抵抗，我们就永远不去摧毁他。我们要改造他，要虏获他的内在心智，要重新塑造他。我们要除去他心中所有的邪魔和幻象；我们要让他成为我们的一分子，不是只有表面上的，而是真心诚意死心塌地的。"完全控制他人的欲望是各种类型之暴君的共同特性。极权政府要求被统治者要自白忏悔和改变政治信仰；奴隶主要求奴隶要心存感恩；异端宗教团体要求教徒做献祭的牺牲以表达对教主神圣意志的服从；家庭暴力的加害者要求受害者用牺牲所有其他的人际关系证明完全的服从与忠诚；性侵害者要求受害者乖乖地享受性高潮。全然控制他人是色情文化中最有力量的中心主题，这种迎合数百万极端正常男人的色情幻想，助长了一个庞大的工业，在其中许多的妇女与儿童受到凌虐，不是在幻想中，而是实际上。

心理上的支配

使他人成为奴隶的手段有明显的一致性。世界每个角落的人质、政治犯、集中营创伤患者所做的描述惊人的相同。国际特赦组织（Amnesty International）于 1973 年收集了来自世界各个不同文化区域之政治囚犯的证词，并印制成"威权统治表"（chart of coercion），其中对这些手段有详尽的描述。在专制的政治体系中，我们有时能够追踪出他们所使用的高压手段，从一个秘密警察组织或恐怖团体流传到另一个。

在妓院、色情行业和家庭中，这些相同的技巧也用来征服女人。在有组织的犯罪活动中，皮条客和色情业者有时会互相交换如何使用这些高压手段的心得，系统化地使用高压技巧以逼良为娼，他们称之为"调教训练"（seasoning）。就连在家庭的情境中，那些施暴者既不属于任何大型犯罪组织，也不曾受过此类技巧的正式训练，但似乎也能不断自行创新使用这些技巧。心理学家沃克在对受虐妇女的研究中，观察到一些施虐者使用的高压技巧，"虽然每个人皆有其独特之处，但仍有惊人的相似性。"

要确立达成控制他人的手段，基本上要有系统地重复施加心理上的伤害，这些手段是用来剥夺权益和孤立受害者的系统化技巧。心理控制的方法为灌输恐怖和无助感，并摧毁受害者在与他人互动中的自我感。

虽然暴力是造成恐惧的普遍方法，但加害者可能不会经常使用暴力，而把它当成最后的法宝。要让受害者持续生活在恐惧的状态中，根本不需经常使用暴力，给予死亡或严重伤害的威胁，要比真的诉诸暴力多得多。威胁要伤害其他人，通常和直接威胁受害者的效果一样好。例如受虐妇女通常会报告说，假如她们胆敢逃走，施虐者会威胁要杀她们的小孩、父母或任何庇护她们的朋友。

不按牌理出牌与无预警的暴力相向，和反复无常地实施琐碎规矩，都会增加恐惧感。这些技巧的最终目的，就是要让受害者相信：加害者是全能的上帝，抵抗是枉然的；她赖以生存的唯一方法，就是用绝对的顺服赢取他的宽大垂怜。加害者的目标是：不只要灌输给受害者死亡的恐惧，也要灌输她该感谢是他让她还活着。家庭或政治的受难者常常会提到一种状况：他们相信自己会被杀害，只是在最后一刻被赦免了。经历过多次这种死里逃生的戏码后，受害者可能会很吊诡地开始视加害者为她的救世主。

除了制造恐惧感，加害者还会想办法破坏受害者的独立自主性。他用仔细且彻底地检查和控制受害者的身体与生理功能，以达成这个目标，他会监视受害者吃什么、什么时候睡觉、什么时候上厕所、穿什么衣服。当受害者的食物、睡眠和行动受到剥夺时，这种控制将导致受害者身体羸弱不堪。但就算受害者的基本生理需求尚能满足，这个对身体自主性的打击，会羞辱并削弱他的勇气与自信心。一位政治犯艾琳娜·拉图辛史卡亚（Irina Ratushinskaya）如此描述其加害者所使用的方法：

> 一个人从婴儿期就被反复教导的那些人类行为常规，受到蓄意且系统化的破坏。喜欢干净应该很正常吧？……感染疥疮和皮癣、住的地方污秽不堪、闻到的是馊水桶的恶臭——然后你会开始后悔当初为何要行为不检！女人应会比较害羞吧？那更有理由在搜查时把她们脱光光……一个正常的人会唾弃粗暴和谎言吧？两者你都会遇到一大堆，你将需要

用尽所有内在资源努力记住，还有……另一个真实世界……只有发挥最大可能的意志力，才能保存你之前所拥有、正常尺度的价值观。

在一些异端宗教团体中，成员可能在饮食与服装上有严格的戒律，并可能受到彻底审查是否破戒。同样地，性和家庭的囚犯经常描述，她们不断地遭到巨细靡遗的盘问，以致睡眠遭长期剥夺，她们的服装、外表、体重和饮食也受到严密监控。而且几乎对所有的女性囚犯而言，无论是政治的或家庭的，对身体的控制也包括性的威胁与侵犯。一位受虐妇女描述她的婚姻强暴经验："那是个很残暴的婚姻。他非常大男人主义，他觉得他拥有我和孩子——意即我是他的财产。在我们刚结婚的最初三个星期，他就告诉我要尊他如上帝，他的话就是圣旨。如果我不想做爱但他想要，我的意愿是不重要的。有一次……我不想做爱，为此我们吵翻天。他因为我胆敢拒绝而狂怒，我一直抗议和恳求，但他说我是他的老婆，所以无权拒绝他。当时我们在床上，因此他能够用身体压住我，他的体型比我大得多，将我压得动弹不得，他就这样强暴了我。"

一旦加害者成功做到对受害者日复一日的身体控制，他不只成了恐惧和羞辱的源头，同时也是慰藉的来源。有饭吃、能洗澡、听到一点亲切的话，或其他一些人类基本生活质量的小小满足，对长期被剥夺这些需求的人，可能变得有强大的吸引力。加害者也可能进一步给予会上瘾的毒品或酒精，让受害者更无反抗能力。这种捉摸不定地给予小恩小惠的方式，对受害者心中抵抗意志的破坏效果，远比持续剥夺和恐吓大得多。曾经成为恐怖分子人质的帕特里夏·赫斯特（Patricia Hearst）描述在被监禁时，如何因她的顺从而得到生活质量小小改善的回报："由于开始同情他们的理念与作为，我愈来愈常被放出衣柜外，有时他们会让我和他们一起吃饭，当他们在开会或有读书会时，偶尔会让我蒙着眼坐着和他们一起待到很晚。晚上被锁在衣柜中时，他们允许我把眼罩拿掉，那真是一件幸福的事。"

那些觉察到这种高压控制方法的政治犯，会用尽全力保持自主感。抵抗的方式之一是拒绝服从一些琐碎的要求或接受小惠。绝食抗议是这种抵抗的极端表达方式，因为囚犯让自己遭受到比加害者想要的更大损害，等于是宣示他的完整自我和自我控制权。心理学家乔尔·迪斯戴尔（Joel Dimsdale）描述一位在纳粹集中营里的女性囚犯，她在犹太教赎罪日禁食，以证明加害者无法打败她。政治犯纳坦·夏仁斯基（Natan Sharansky）如此描述积极主动抵抗的心理效果："只要我宣布我要绝食抗议，我就不再有绝望和无助的感觉，也纾解了被迫忍受苏联国家安全委员会特务（KGB）暴虐对待的屈辱……过去九个月持续建立起来的悲愤而赤烈的坚定决心，现在让一种奇怪的轻松所取代；而最终，我总算有效地保卫了我自己和我的世界。"

加害者使用偶尔略施小惠的技巧束缚住受害者，最复杂的形式出现在家庭凌虐中。由于并无实体的障碍以防止逃跑，受害者有可能在一次暴力伤害后企图逃走，却经常被说服而回来，并不是因为受到更大的威胁，而是因为加害者向她表达歉意，说多么爱她，承诺一定会改，并诉诸她的忠诚感和怜悯。然后会有一阵子，两人关系中的权力结构似乎逆转了，因为此时加害者所做的每一件事，都是在尽其所能地赢回受害者的心。他占有欲的强度并未改变，只是性质有戏剧性的转变。他坚称他的跋扈行为正好证明他是多么爱她和需要她，可能至少他自己相信是如此。甚至他辩称他的命运完全操在她手上，而且她完全有能力终止家庭暴力，只要她能做得更多以证明她对他的爱。沃克观察到，这个"和解"阶段，是瓦解受虐妇女心防的关键步骤。一位最后终于成功逃离此种受虐关系的妇女，如此描述这种间歇性施予小惠的方式如何将她绑住："它永远不停地周期性循环着……而最奇怪的是，在'好时光'的期间，我居然几乎不记得曾有过的坏日子。真像是有两个我在过截然不同的两种生活。"

断绝与外界的联结感

然而，要达到完全的支配，通常需要更多的方法配合。只要受害者仍保有任何其他的人际关系，加害者的掌控力就会受到限制。就因为这个原因，加害者一般都会想方设法防止受害者从其他地方取得任何信息、物质上的帮助或情感上的支持。政治犯的故事中，充满这类的叙述，加害者企图防止他们与外界的联系，并努力使他们相信，他们最亲近的同志都已经忘记或背叛他们了。家庭暴力的记载中大多会有的叙述，则是受害者被仔细地监视着，像是跟踪、偷听、截取信件、截听电话等，如此即可将受虐妇女孤立限制在家中。再使用对受害者不贞的无情指控，加害者会要求受害者以行动证明她对他的忠实，像是放弃工作（也就是放弃使自己经济独立的收入来源）、朋友甚至与自己原来家庭的关系。

　　要摧毁依恋关系，需要的不只是将受害者与外界隔绝，还要将受害者留存在心中、会与他人产生关联感的影像一并破坏。为达此目的，加害者通常会尽最大努力夺取受害者拥有的任何重要象征意义的物品。一位受虐妇女描述男朋友如何要她为表达忠诚而做的仪式性牺牲："他没有打我，却狂怒不止。我以为那是因为他很喜欢我而在吃醋，但我后来才发现那跟喜不喜欢一点关系也没有，那是很不一样的。他问了一大堆有关我在认识他之前曾和谁一起约会过之类的问题，还要我从家里拿出一大沓信件和照片，然后让我站在路上一个排水沟前，他站在我前面命令我一件一件地往排水沟里丢——先撕碎再丢。"

　　在这种关系的最初阶段，受害妇女还能说服自己这只是一个小小的象征性让步。受虐妇女的叙述中充满这种不情愿的牺牲，此种牺牲正以一种缓慢不易察觉的方式腐蚀她与他人的联系。许多妇女事后都形容自己原来一步步地踏入陷阱中。琳达·拉芙蕾丝（Linda Lovelace）是一位受压迫的妓女，也是色情影片的演员，她描述了自己如何逐渐落入一个皮条客的圈套中，他一开始即说服她断绝与父母的关系："我跟他跑了。现在想起来，我当时真是鬼迷了心窍……没有人押着我做什么，当时还没有。每件事都是温和而渐进地，一小步，然后再一小步……它从非常细微的地方开始，直到过了很久以后，我才了解它的模式。"

　　那些对此种控制手段和抵抗策略已发展出高度认知的政治犯和宗教犯，一般都能了解，被孤立是需要不惜一切代价以避免的危险，对于与外界保持联系这件事，更绝无所谓小小让步的可能。就如同加害者紧迫盯人地破坏他们的人际网络，这些囚犯也毫不松懈地想尽办法保持与外界的联系。他们刻意地练习在心中唤起所关爱的人之影像，以保存与外界的联结感。他们也努力保留象征自己节操的物品，可能是冒着生命危险保存一枚结婚戒指、一封信、一张照片，或其他一些有情感意义的小纪念品。这种对外人而言可能像是英雄行径或愚蠢作为的冒险，其实有其极端务实的理由。在长期隔离的情况下，囚犯需要这种"非常时期的物品"以保持自己与亲友的联结感。他们深刻了解，失去这些情感的象征物，也将失去自己。

当受害者被隔离时，她会变得愈来愈依赖加害者，不只是为了生存和求得温饱，还为了取得信息，甚或情感上的支撑力量。她愈是害怕，就愈会忍不住紧抓唯一可得的关系：与加害者的关系。由于缺乏任何其他的人际联系，她会试着寻找加害者较有人性的一面。无可避免地，由于缺乏任何其他的观点，受害者将逐渐变得用加害者的角度看世界。赫斯特描述与绑架她的人之间的相处，她原以为可以感化智取他们，但不久之后，被同化的人却是她：

> 随着时间流逝，虽然我几乎察觉不出来，但他们却完全改变了我，或者说几乎完全改变了我。我就像一个战俘，一直蒙着眼关在衣柜中两个月，他们对人生、政治、经济、社会现况和近来大事的诠释，不断密集地轰炸着我。每当我被放出衣柜，我都想故作幽默地模仿他们老是重复的一些话和口号，虽然我本身不相信那些鬼话。然后……一阵麻木感向我袭来。日复一日生活在这个新环境中，为了让自己神志清醒且心态平衡，我们学会表现得非常机械化，像个好士兵，做吩咐我做的事并搁置内心的怀疑……他们认知的事实全然不同于从前我所知道的事实，而现在，他们的事实却也变成我的事实。

政治犯和宗教犯都很清楚，和迫害他们的人建立起一般的人际关系是很危险的事。在所有的受害者中，政治犯和宗教犯是对抵抗监禁所带来之腐蚀性心理影响最有准备的一群。他们自己选择了这条人生道路，并对可能的危险了然于胸，他们对自己的理念有清楚的认知，对同志也有强烈的信心。然而，即使有如此高度自觉与动机的这群人也警觉到，他们仍有对加害者发展出情感依赖的风险。他们保护自己的唯一方法，就是毫不妥协地拒绝与敌人建立任何关系，连最表面的社交关系也不要。夏仁斯基描述他如何感到有股力量将他拉往加害者那一边："我开始认为在人性的所有特质上，我和那些KGB的爪牙都是一样的。虽然这再自然不过，但也是很危险的事，因为随着这种共通人性感觉的增长，可能很容易会变成我投降的第一步。假如审讯我的人是我与外在接触的唯一对象，我将变得依赖他们，并寻求他们的认同。"

政治犯和宗教犯需要动员他们所有的资源，以避免对加害者发展出情感上的依赖，但其他一些缺乏足够准备、政治信仰和道德感支持的人，通常会发展出某种程度的依赖。发生在人质和绑架者之间的依恋关系是经常有的，而非例外。当长期遭到监禁，一直处于死亡的恐惧和与外在世界隔绝的状态，确实会在受害者与加害者间引发认同感的联结。有一些人质在被释放后甚至会为加害者的动机辩护，去监狱探望他们，募款为他们打官司。

在受虐妇女和加害者之间发展出的情感联结，虽然情况与人质和绑架者之间的类似，却有一些独具的特质，那是一种基于家庭凌虐中受害者与加害者间特殊的依恋关系。人质是因突发的意外而遭囚禁，他一开始对绑架者毫无所知，或只是视绑架者为敌人。但在被监禁期间，人质逐渐丧失之前的信念体系；到后来开始对绑架者产生移情作用，并用绑架者的观点看世界。相对地，在家庭凌虐中，受害者是经由求爱的方式逐渐地陷入无形的牢笼。一种类似的情况发生在称为"以爱轰炸"（love-bombing）的招募技巧中，一些异端宗教团体即使用这种技巧。

那些与施虐者涉入情爱关系的妇女，起初会将他的占有欲解释为一种热烈爱情的表现。至于他对她生活中的每一个层面都感到强烈的兴趣，一开始她甚至可能很高兴，也不觉得有什么不对劲。当他变得愈来愈跋扈时，她也可能加以淡化或为他的行为找借口，不只因为她怕他，也因为她在乎他。为了抗拒发展出人质的情绪依赖，她必须对自己的处境有一个新而独立的看法，以积极抵抗加害者的信念体系。她不只要避免对施虐者发展出移情作用，也要克制业已产生的感情。她一定得这么做，纵使施虐者用任何充满说服力的说辞要求她，只要再牺牲一次、再一次证明她爱他，就会终止暴力并拯救他们的关系。由于大部分的妇女会从牺牲自我而保全关系中得到骄傲与自尊，因此施虐者通常能够利用受害者最珍视的价值观让她自投罗网。所以受虐妇女每次试图逃离施虐者后，通常会被说服而再回来，就一点也不令人惊讶了。

彻底投降

恐吓、间歇性地施予小惠、隔离和迫使产生依赖性，这些方法可能会成功地制造一个屈服而顺从的囚犯，但要想达到在心理上对受害者完全控制的最后阶段，则要迫使她违反自己的道德原则和背叛她的基本人际网络。在心理上，这是所有高压技巧中最具杀伤力的，因为如此一来，受害者会开始厌恶自己。到这个地步，当本身被监禁的受害者也参与伤害别人的行动时，她就是彻底"被打败了"。

在家庭暴力中，违反道德原则通常涉及性的凌虐。许多受虐妇女描述被迫进行一些她们认为不道德或恶心的性行为；有些则描述被迫说谎、掩护伴侣的欺诈行为，或甚至参与非法的活动。违反人际关系通常涉及牺牲孩子的权益，会殴打妻子的男人也很可能会虐待小孩。虽然有许多不敢为自己做抵抗的妇女却勇于保护她们的孩子，但仍有很多妇女因受到严厉恐吓，以致就算亲眼见到自己的孩子正遭受残忍对待也无能制止。有些妇女不只压抑自己的内在疑虑和反对，甚至哄劝她们的孩子要顺从，或处罚抗议的孩子。再一次见到，这种背叛的模式显然开始于小小的让步，最终却发展成甚至看到对孩子进行最粗暴的身体或性的虐待也不再作声。到这个地步，受虐妇女已完全丧失了自我。

一些受到政治迫害而遭监禁和酷刑的创伤患者也同样描述过，当他们所爱的人被凌虐时，他们只能被迫在旁无助地目睹一切发生。伊利·威塞尔（Elie Wiesel）是纳粹位于奥斯维辛（Auschwitz-Birkenau）集中营的创伤患者，他记录了使他和父亲得以熬过非人磨难的挚爱与忠诚。不知有多少次，他们两人为了能够在一起而无视危险的存在，也不知有多少时光，两人相濡以沫、共渡难关。然而，在他心中盘桓不去的影像，是某些让他感觉到背叛父亲的时刻："（警卫）开始用铁条打他，一开始我父亲被打得跪倒在地，然后像断成两截一般，就如干枯的树被闪电劈中，随即趴倒不起。我目睹整个过程，却吓得一动也不敢动，也不敢出声。事实上，我正想着如何躲得远一点，免得下一个挨打的是我。更有甚者，当时我心中充满愤怒，并不是对（警卫），而是对我父亲，我生他的气，因为他竟然不知道如何避免激怒警卫。就是集中营的生活让我变成这样。"

从务实的角度想，有人可能会认为，在这种时候这个儿子不管做什么都帮不了父亲，事实上，任何企图支持父亲的举动，都可能增加两人的危险。但这样的说法一点也无法安慰这位受害者，他仍因自己的无能为力感到极度羞愧；甚至义愤填膺的感觉也挽回不了他的尊严，因为他已慑服于敌人的淫威之下，而将愤恨指向所爱的人身上。那种羞辱和被打败的感觉，不只来自他没有替父亲求情，也来自察觉到他的内在灵魂已被加害者所夺取掌握。

就连那些成功抵抗的囚犯也理解到，处于极端的胁迫下，任何人都可能"崩溃"。一般将此过程分为两个阶段，第一个阶段是，当受害者放弃他的内在自主性、世界观、道德原则，或为了求生存而断绝与他人的关系，也因此关闭所有感觉、思考、进取心和判断能力。精神科医生亨利·克里斯托（Henry Krystal）为纳粹大屠杀的创伤患者做治疗，他将这个阶段称为"机器人化"（robotization）。那些经历过这个心理阶段的囚犯，通常会形容自己正退化到一种非人的生命形式。以下是拉芙蕾丝的证词，描述她被迫卖淫和从事色情表演的那段日子，如何达到这个沉沦的阶段："一开始时，我确定上帝会帮助我逃走。但随着时间过去，我的信心动摇了，我变得愈来愈害怕，害怕每一件事。仅仅是试图逃脱的想法就令人恐惧。我被任何可能的方式羞辱，被剥夺一切尊严，退化成一只动物，再退化成植物。我也开始丧失所有力量的泉源，简单地只求活着取代了一切：努力渡过眼前的磨难让自己活到明天，就算是一种胜利了。"出版商兼作家雅各布·蒂默曼（Jacobo Timerman）也描写过这种沉沦的类似经验，他因政治异议而遭到囚禁与酷刑："虽然我无法传达出那种痛苦的强度，也许我可以提供一些忠告给那些将来可能会遭受酷刑的人……在我被软禁的一年半里，处于被拷打和隔离的期间，我花了很多工夫思考我的态度，我直觉地意识到自己逐渐产生一种全然放弃的态度……我觉得我渐渐变成植物，失去所有合理的情绪与感知（害怕、怨恨、复仇的心）因为任何的情绪与感知，只意味着徒然浪费精力。"

这种心理上的沉沦状态是可以逆转的。在被囚禁的过程中，受害者经常会提到交替在屈服和更积极地抵抗两种状态之中。但第二个阶段则是会击垮一个人的不可逆阶段，即当受害者丧失求生的意志时。这和想要自杀不同：被囚禁的人时常会有自杀的念头，而有时候自杀的企图和想活下去的决心并非一定是冲突的。事实上，蒂默曼形容在这种极端状况下想自杀的愿望为一种反抗和骄傲的象征。他说，自杀"意即在你的每日生活中带进某种东西，那种东西可与环绕在你身边的暴力分庭抗礼……感觉就像我与狱卒是站在平等的立足点上。"自杀的态度是积极的；它维护了内在的自我掌控感。就如同绝食抗议的情况，俘虏用结束自己生命的意志凸显他的反抗。

相对地，丧失求生意志代表的，则是蒂默曼所称采取"全然放弃态度"过程的最后一步。纳粹灭种集中营的创伤患者描述这种普遍的致命情况时，管它叫"慕死者"。自我放弃至此的囚犯，不再有动机寻找食物或穿衣御寒，也不会想办法避免挨打，他们被视同行尸走肉一般。一些从极端处境中幸存的人，通常会记得有个转折点，在当下他们觉得被引诱走向毁灭之门，却实时地做了一个为生存而奋斗的积极抉择。赫斯特如此描述在遭囚禁期间发生的转折时刻：

> 这样被关着使得我愈来愈虚弱，而在此时，我清楚地感觉到我快要死了。我能感觉到有一道回不来的门槛横在眼前，而我觉得自己就在垂死的边缘。我的身体已经枯竭，精力尽失；就算此时放我自由离去，我也站不起来……我好累，好累；我最想做的就是睡觉。但我知道那是危险的、致命的，就像迷失在北极冰雪中的人，只要他一低下头去打那个诱人的小盹，就再也不会醒过来了。突然间，我回过神来并警觉到这一切。我能看到正发生在自己身上的事，好像从我的身体外看着自己……衣柜中正进行一场无声的战役，而我的意志赢了。从容而明白地，我决心不要死，至少不会自愿就死。只要一息尚存，我就一定要尽一切努力活下去。

长期创伤症候群

遭受长期而重复不断创伤的人，会发展出一种潜伏而持续恶化的创伤后应激障碍，足以侵害并腐蚀一个人的性格。那些遭受个别事件急性创伤的受害者，可能在事件以后会觉得自己"已非原来的自己"；而遭受长期创伤的受害者，可能会觉得自己永远无法挽回地改变了，或可能已丧失对自己原有的任何认同。

受创者最害怕的是恐怖的时刻将再度来临，而这种恐惧最常见于长期受虐者身上。很自然地，不断重复的创伤会放大所有创伤后应激障碍的过度警觉症状，长期性受创者会持续地过度警戒、焦虑和激动。精神科医生伊莱恩·希尔伯曼（Elaine Hilberman）如此描述发生在受虐妇女身上不断担惊受怕的状态："就算是那些跟暴力看似无关的事（警笛声、打雷、甩门声）也会引发强烈的恐惧。那是一种老是觉得厄运将临、恐怖事情就要发生的长期性忧虑。任何潜在危险的象征性或确实的迹象，都会造成活动量、激动、来回踱步、尖叫和哭泣的增加。受虐妇女会一直保持警戒状态，无法放松或睡觉，并经常做噩梦，其中充斥着赤裸裸的暴力与危险的题材。"

长期的受创者不再有任何身体平静与舒适的基准状态，随着时间流逝，他们会感觉自己的身体不断地与自己作对。他们开始抱怨，不只为了失眠和骚动不安，也因为数不清的身体性症状，最普遍的是紧绷欲裂的头痛、肠胃道的毛病，和下腹部、背部或骨盆疼痛，也可能会抱怨颤抖、窒息感或心跳加快。在对纳粹大屠杀创伤患者的研究中发现，心因性生理反应非常普遍。对东南亚集中营的难民也有类似的观察报告，一些创伤患者可能会概括地认为长期受监禁受到的损害主要在身体上，或者他们可能变得太过习惯于自己的身体状况，以致察觉不出身体的不适症状和引发这些症状的恐怖氛围之间有什么关联。

创伤后应激障碍的记忆侵扰症状，也持续困扰那些受到长期重复创伤的创伤患者。但不像数周或数月内即可缓和的单纯急性创伤的记忆侵扰症状，这些症状可能会在受到长期监禁的人重获自由后，持续数年而没有什么改变。例如，一些针对第二次世界大战或朝鲜战争中的战俘研究显示，在他们获释的35～40年之后，其中大部分人仍会做噩梦、不断地闪回，并对任何勾起其战俘回忆的事物产生激烈反应。他们的症状比起那些同年代曾参战、但未曾被俘或监禁的退伍军人也严重得多。纳粹集中营的创伤患者也有类似的报告，在40年之后仍有严重缠绕不去的记忆侵扰症状。

但长期受创者的创伤后应激障碍中最凸显的部分，乃是逃避与禁闭畏缩。当受创者的生活目标退化到只是活着，心理上的禁闭畏缩则成了适应生存的必要形式。这种窄化的形式出现在生活中的每一个层面——人际关系、活动、思想、记忆、情绪，甚至是感官。虽然这样的禁闭畏缩在被监禁时是一种适应性行为，但它会导致已被压抑的心理功能更加萎缩，也导致内在生命更加隔绝孤立。

被囚禁的人会成为改变意识状态的一流高手。通过解离、压抑自发性思想、贬抑和有时彻底否认的作用，他们学着改变无法忍受的现实。一般的心理学术语，无法给这种既有意识又无意识的一系列复杂心智运作策略一个适合的名称，也许最佳的名称是双重思想，奥威尔对它的定义是："双重思想意即在一个人的头脑中同时保有两种矛盾信念，并有同时接受两者的能力。此人知道他的记忆必须转往哪个方向，因此他也知道自己正在操弄现实；但通过双重思想的运作，他须让自己认为现实并未被违反。这个过程必须是有意识的，否则将无法达到足够的准确性，但它也必须是无意识的，否则将引起一种虚假的感觉……甚至在用双重思想这个词时，都必须运用到双重思想。"同时保有两种矛盾信念的能力，是出神状态的一项特质，改变知觉状态的能力则是另一项特质。囚犯常常会互相教导，通过唱歌、祈祷和简单的催眠技巧诱发这些状态。

这些方法被有意识地应用于抵抗饥饿、寒冷和疼痛。一位阿根廷"失踪"（disappeared）[⊖]的女性艾丽西亚·帕诺伊（Alicia Partnoy）描述她第一次尝试进入出神状态，但未成功："大概是因为饥饿，激起我对超感应世界的好奇。我从放松肌肉做起，我以为我那变轻的意念将随心所欲御风而行；但这个实验失败了。我原本期望我的灵魂可以浮上天花板，而能看到我的身体躺在有红色斑纹又污秽不堪的床垫上，但没有发生，或许我那灵魂之眼也被眼罩蒙住了吧！"

从其他囚犯处学到冥想的技巧后，她开始能够利用改变对现实的知觉，以限制身体疼痛的感觉，以及对恐怖和羞辱的情绪反应。她以第三人称的方式叙述如何成功地解离自己的经验：

"脱掉你的衣服。"

她只穿着内衣裤站着，头上仰，等待着。

"我说过了，统统脱掉。"

她脱掉所有衣服，她觉得警卫好像不存在似的，好像他们只是一堆令人厌恶的小虫，她可以用想象愉快的事将他们从她的脑中抹去。

一些囚犯在被长期监禁和隔离的期间，能够练就出神的能力，包括有能力

⊖ 此词常被南美洲政府用于逮捕政治犯后的说辞。

形成正面和负面的幻觉以及解离部分的性格，而这一般只发生在极度易于被催眠的人身上。南非政治犯伊莱恩·穆罕默德（Elaine Mohamed）描述被囚禁时心理状态的改变：

> 我在狱中开始产生幻觉，想必是要试着对抗孤寂吧。我记得当我在尝试时，有人问我："伊莱恩，你在干什么？"我的手不停地在背后挥动着，我告诉他："我在摸我的尾巴。"我认为我是一只松鼠。我的幻觉大多与恐惧有关。牢房的窗户很高，我无法看到外面，但我的幻觉让我觉得有东西进到牢房里，例如一匹狼……

> 我开始和自己说话，我的另一个名字是罗丝，而我一直很痛恨这个名字。有时候我是罗丝，在和伊莱恩说话；有时候我是伊莱恩，在和罗丝说话。我觉得，伊莱恩的那个我是坚强的，而罗丝的那个我是我所鄙视的，她只会哭哭啼啼愁眉苦脸，一点也无法面对被监禁的事，而且即将崩溃；伊莱恩就能处理得很好。

除了使用出神状态，囚犯也发展出自觉地限制和压抑自己思想的能力。这种做法特别应用在任何有关未来的想法上。思考未来会激起强烈的渴慕和希望，对囚犯而言是难以承受的；他们很快地知道，这些情绪会让他们易于遭受失望的打击，而失望会使他们陷入绝望。因此他们有意识地窄化自己的注意力，将焦点放在极为有限的目标上，如此，未来便缩减成几小时或几天的事情。

时间感的改变，从删除未来开始，最后却发展成对过去的遗忘。那些积极抵抗的囚犯，会有意地增强对过去生活的记忆，以对抗隔绝孤立。但当高压迫害变得更加严酷，而抵抗也已瓦解时，囚犯对过去丧失了连续感。过去，如同未来一般，令人痛到无法忍受，因为记忆就像希望，只会带来对所有已经逝去事物的感伤。因此，囚犯最后都缩减至只活在循环不尽的当下。纳粹集中营的创伤患者普里莫·利瓦伊（Primo Levi）如此描述这种失去时间意义的状态："在1944年8月，我们被关进来至今5个月，可以算是老鸟了……我们的座右铭是'不要尝试去了解什么'；不要想象未来；不要用如何或何时这一切将会结束的问题来折磨自己；不要问别人或自己任何问题……对一般人而言，每一个时间单位都是有价值的；对我们而言，历史早已停滞冻结。"

现在和过去之间连续性的断绝，通常在囚犯被释放后依然存在。囚犯也许在外表上好像回到一般的时间感，但在心理上仍然被束缚于监狱中失去时间意义的状态中。为了重返正常生活，曾被囚禁的人可能会使用所有他们习得的思想控制方法，有意地压抑或避免有关被监禁过的记忆；结果是，被囚禁的长期创伤无法整合进入此人的现实生活中。例如，在对战俘的研究中令人惊讶地发现，他们从不曾对他人谈及自己的经历。通常那些在释放后才结婚的人，也不曾对妻小谈及遭囚禁的往事。在集中营创伤患者的研究中也发现了类似的情况，他们都拒绝谈论过去。然而，愈是加以否认被囚禁的事实，这些失去关联性的过去的片段就愈是鲜活，反而让创伤记忆有如重现在此时此刻一般。

因此纵使已重获自由多年，被囚禁过的人仍在不断地使用双重思想，且同时生活在两个不同的现实中和两个时间点上。对当下的经验通常是模糊而空洞的，但有关过去事件的侵扰记忆则强烈而清晰。一个有关集中营创伤患者的研究发现，这种"双重意识"仍运作于一位重获自由超过20年的妇女身上。当她看到以色列士兵从窗外经过时，这位妇女说，她知道他们正在赶赴前线打仗；但同时，她也"知道"他们正被一个纳粹指挥官驱赶着步向死亡之路。虽然她未丧失与当下现实的联系，但更强大的现实感却来自过去。

随着时间感的改变而来的，是进取心与制定计划的畏缩。还未完全"崩溃"的囚犯不会放弃与环境积极互动的能力，相反地，他们通常会以非凡的才能与毅力，每天做一些和求生存有关的小事；但进取心的范围会愈来愈局限在加害者规定的框架之内，囚犯不再想如何逃跑，而是如何让自己活着，或是如何让囚禁生活变得较能忍受。一个集中营的囚犯会计划如何得到一双鞋、一只汤匙或一条毯子；一群政治犯协力种一些蔬菜；妓女想办法背着老鸨藏一些钱；受虐妇女教她的孩子躲开攻击。

在长期囚禁中，这种进取心的窄化变成一种习惯，有必要在重获自由后加以去除。一位政治异议分子毛里西欧·罗森可夫（Mauricio Rosencof）描述自己被囚禁多年后，返回自由生活时遭遇的困难：

> 在我们被放出来后，我们一下子面临着所有这些问题……一些可笑的问题——例如，门把。当我走到门边时，不再有任何伸手抓门把的反射性动作，我已有超过13年不必也不被允许这么做。我走近一道关着的

门，发现我一下子呆在那里——我想不起来下一个动作应该是什么。或如何开灯、工作、付账单、买东西、拜访朋友、回答问题。我女儿会叫我做这个做那个，第一个我能处理，第二个也还可以，但第三个要求时，我能听得到她的声音，脑中却已是一片空白。

这种与环境积极互动的能力受到压制，在受到单纯的创伤后很常见，但在长期受创者中则更是非常显著，他们常常被形容为被动或无助。一些理论家错误地将"习得性无助"（learned helplessness）的概念用在受虐妇女和其他长期受创者的情况上。这种概念将受害者描绘成单纯地被击垮或冷漠，但事实上，往往有一个更活跃、更复杂的内在挣扎正进行着。在大部分案例中，受害者并没有放弃，但是她知道每一个行动都将受到监视，大部分行动也会被制止，她也会为失败付出高昂的代价。等到加害者成功地实行他的命令并迫使受害者绝对服从时，受害者将视任何用自己意愿做的事为不顺从的表现，因此在采取任何行动之前，她会先对环境扫描，并担心可能遭到的报复。

长期的监禁会侵蚀或破坏在一般较安全环境下拥有的进取心，因为这时不再有尝试错误的弹性空间。对长期的受创者而言，任何行动都可能带来悲惨的后果，因为没有犯错的余地。罗森可夫描述他不停地担心会受到惩罚："我一直都是畏畏缩缩的，我总是会停下来让在我后面的人先走——我的身体不断担心会挨揍。"

人际关系的重大改变

纵使在被释放后，那种加害者依旧存在的感觉，意味着受害者的人际关系会有重大的改变。监禁期间被迫产生的人际关系，在当时必然会独占受害者的全部注意力，而在重获自由后也将变成受害者内在生命的一部分，并持续吸引其注意力。对政治犯而言，这种持续的关联性可能以某些形式出现，像是对加害者之罪行有盘旋不去的关注，或较抽象地关注在世界上那些危害世人的邪恶力量。获释的囚犯通常会一直注意加害者的行踪，并仍对他们感到害怕。对性、家庭或宗教的囚犯而言，这种持续的关联性可能以某些更暧昧的形式出现：受害者也许会持续地害怕加害者，并担心他总有一天会再逮到她；甚至也可能会害怕一旦失去加害者，她会感到空虚、迷惑和失去价值感。

对那些未被完全隔离的政治犯而言，与加害者的有害关联性，可能会因为和其他共患难者建立起的依恋关系而降低。那些有幸能拥有患难之交的囚犯，将了解到在绝境中人类所可能表现出的慷慨、勇气与挚爱。这种形成强大依恋关系的能力，纵使处于最残暴的情况下也难以被摧毁：即使在纳粹集中营中，囚犯间的友谊仍是热切而真挚的。一个针对这些集中营囚犯人际关系的研究发现，绝大多数的创伤患者变成"稳定的伙伴"（stable pair）的一员，那是一种互相分享与保护的忠诚死党关系。如此得出的结论是：成对的伙伴关系，而非个人，才是"求生存的基本单位"。

但对被隔离的囚犯而言，并无机会拥有患难之交，以致伙伴关系可能会发生在受害者和加害者之间，而且这种关系可能会变成感觉像是"求生存的基本单位"。这是发生在人质身上的"创伤性联结关系"，他会视绑架者为救世主，而害怕并仇视前来解救他的人。马丁·西蒙兹（Martin Symonds）是一位心理分析学家，也是一位警官，他形容这个过程像是一种被强迫退化的"心理幼稚症"（psychological infantilism），"迫使受害者强烈依恋那个正好会危及其生命的人。"他经常看到这个过程发生在执勤时被绑架并成为人质的警察身上。

同样的创伤性联结关系，也可能发生在受虐妇女和施虐者之间。那种不断循环的暴虐与和解的过程，尤其是处于隔绝情境中的爱情关系，可能导致一种强烈的、几近崇拜的依赖感，将对方当成一个全能的、上帝一般的主宰。受害者可能在其狂怒下充满恐惧，但也可能视他为力量的来源、导师，甚至生命本身。这种关系可能会呈现出非常怪异的特质。有些受虐妇女说，像是进入一种独特的、几近迷幻的世界，皈依到伴侣自大的思想体系中，并自愿压抑自己的怀疑以证明自己的忠诚与顺服。类似的经验也常常发生在一些加入异端宗教团体的人身上。

就算受害者逃离之后，也很难重建被监禁前一般的人际关系。因为所有的人际关系现在都以极端的角度衡量，就像前述的进取心没有中庸的或无风险的方式一样，人际关系也没有。在一般的人际关系中，很难找到有如和施虐者相处时那种强烈的病态联结。

第 4 章

囚　禁

在与每个人的交往中，基本的信赖感都会受到检视。对重获自由的囚犯而言，故事情节只有一种：暴行。其中的角色也非常有限：可能有一个加害者、一个被动的目击者、一个帮凶，或一个援救者。无论是新的或旧的人际关系，都跟随着一个隐含的疑问：你是站在哪一边的？受害者通常最鄙视的不是加害者，而是那些被动且袖手旁观的人。被迫卖淫的拉芙蕾丝提到，她最不屑的就是那些眼看别人受苦却不伸出援手的人："大部分的人都不知道我有多看不起他们，因为我从来都不说什么。我能做的就是在我脑中把他们倒进垃圾桶，永远。这些男人有机会帮助我，但他们却毫无反应。"同样苦涩的、被抛弃的感觉，政治犯廷姆曼也叙述过："要理解大屠杀，与其用受害者的数目，不如用保持沉默的程度。而最最困扰我的，就是那无休止的沉默。"

长期的监禁打乱了所有人类的人际关系，也扩大了创伤带来的矛盾。创伤患者摆荡在强烈依恋和害怕退缩之间。她以面临生死存亡的危急关头一般的态度处理所有的人际关系。她可能会死命地抓住一个人，因为她视他为援救者；她会突然逃离一个人，因为她怀疑他是加害者或帮凶；她会对一个人表现出极度的忠诚与挚爱，因为她认为他是盟友；她会对一个人愤恨与不屑，因为她觉得他表现得像个事不关己的旁观者。她为别人编排的角色可能突然改变，只为了小小的过失或失望，因为此人在她心中的形象已不再安全可靠。她绝不容许有犯错的余地，如此经过一段时间，当大部分人都无法通过她对是否值得信赖的严厉考验后，她会想从人际关系中退缩，创伤患者的隔离生活也因此在重获自由后仍不断地延续下去。

长期的监禁亦会造成受害者在认同上的重大改变。在所有关于自我的心理结构上（对身体的印象、在心中对他人的印象和给予一个人统合与意义感的价值与典范）已遭侵犯和系统性的破坏。在许多极权体系中，这种去人性化的过程甚至以除去受害者的姓名进行。廷姆曼称自己是"无名的囚徒"。在集中营里，囚犯的名字由非人化的数字取代。政治犯、异端宗教团体和有组织的性剥削场所，受害者通常会取一个新名字，以表示全然忘却之前的所有认同和对新纪律的服从。因此赫斯特被改名为坦妮亚（Tania），意为革命者；琳达·伯曼（Linda Boreman）被改名为拉芙蕾丝（Lovelace），妓女的意思。

受害者甚至在被释放后也无法回复原有的认同。不管她在重获自由之后要发展何种新的认同，都必然包含曾被奴役的自我记忆；她对自己身体的印象，必定包含一个可被控制和侵犯的身体；她对人际关系的印象，必定包含一个可能失去他人或被他人所弃的关系；在她的道德理想中，也必定存在于囚禁过程中曾发生在别人心中，也发生在自己心中的邪恶念头。在胁迫下，假如她曾背叛自己的原则或牺牲他人的权益，她现在就得活在自己是加害者共犯的自我形象中——一个"破碎"的自我。对大多数的受害者而言，结果是变成一个被污染的自我，受害者也可能因此在心中充满羞愧、自我厌恶和失败感。

在一些最严重的案例中，受害者会一直残留着被去人性化的囚犯认同，那种退化到只是还活着的状态：像机器人、动物或植物。精神科医生威廉·尼德兰（William Niederland）在纳粹大屠杀创伤患者的研究中观察到，个人认同的改变是"幸存者症候群"（survivor syndrome）的共同特性。他大部分的病患会抱怨说："我现在是个不一样的人。"但一些受伤害最严重的人则直接说："我不是人。"

这些内在自我和人际关系上的严重改变，不可避免地会导致质疑信仰中的基本价值。有些拥有坚定信仰的人，或许能忍受监禁的磨难，甚至使其信仰不但丝毫未损，反而益加坚强，但是这种人绝无仅有。大部分人经历的是遭神背弃的悲苦。大屠杀的创伤患者威索述说这种悲苦："我永远都不会忘记那些永久烧毁我信仰的烈焰；我永远都不会忘记那些永久夺去我生存意志的寂静深夜；我永远都不会忘记那些时刻，我的上帝和灵魂被谋杀了，我的梦想也化为尘土。我永远也不会忘记这些事，就算我被诅咒会活得和上帝一样久，也永远不会忘记！"

这些令人难以忍受的心理上的失落，可能会造成纠缠不去的抑郁状态。这种长期不愈的抑郁症状，几乎是对所有长期受创患者的临床研究中最常见的现象。长期创伤经历的每一个层面都会加重抑郁症状。长期性创伤后应激障碍中的过度警觉和记忆侵扰症状，会融入抑郁的静态症状中，产生里德兰所称的"幸存者三部曲"（survivor triad）：失眠、噩梦和心身症状。这种障碍的解离性症状，也与抑郁症中难以集中注意力的症状相结合。长期创伤中的主动积极态度的停顿，也与抑郁症中的冷漠和无助相结合。在长期创伤中受到损坏的依恋关系，亦增强了抑郁症的隔绝感。长期创伤中被贬低的自我形象，则更加激起抑郁症的负罪感。而长期创伤对信仰的丧失，也与抑郁症中的绝望合为一体。

曾遭囚禁者的强烈愤怒感也会加重抑郁症状。在囚禁期间，受害者无法向加害者表现其受屈辱的愤怒，因为如此做将危及生命。但在获释后，仍可能一直害怕遭报复，而迟迟不敢对加害者表达愤怒。而且，她心中也还埋藏着许多未发泄的怒火，特别是对那些未能帮助她和对她的遭遇冷漠以对的人。在某些情况下，爆发愤怒可能会加深创伤患者与他人的疏离感，也会妨碍人际关系的重建。为了控制自己的怒气，创伤患者可能因此更加逃离人群，使得孤立的处境永远无法解离。

最后，创伤患者可能将愤怒与怨恨转向自己。自杀的意念有时是被囚禁时所使用的一种抵抗形式，但可能在获释很久后一直存在，尽管此时不再有适应上的目的。对返乡战俘的研究中，一再显示愈来愈多的死亡是因为杀人、自杀和可疑的意外事故。对受虐妇女的研究也发现了类似的现象：挥之不去的自杀意念。在一个有 100 位受虐妇女的团体中，42% 的人曾企图自杀。

因此，曾被囚禁的受害者直到获释后，都还带着加害者对他们的恨意，而且有时候他们竟然在无意中用自己的手继续完成加害者想伤害他们的目的。就算重获自由很久以后，那些受过高压控制的人仍带着被囚禁的心理伤疤。他们承受的折磨，不只由于典型的创伤后症候群，更因为他们与神、与他人，甚至与自己的关系都受到严重伤害。用大屠杀创伤患者利瓦伊的话说："我们知道自己的性格已经破碎，而这是比生命受到威胁更危险的事；古时候的智者只警告我们'记住人生难免一死'，他们实在早该提醒我们有这种比死更危险的事会威胁到我们。假如可以从我们这里泄露一丝信息给外面自由的人，那将是：'要小心哪，不要在你自己的家中，发生我们身上发生的苦难。'"

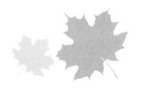

第 5 章

受 虐 儿 童

许多创伤患者的证词里都提及他们是分分秒秒笼罩在死亡的恐惧下。有时孩子在暴行或杀害的威胁下，会吓得噤若寒蝉。

在成人阶段发生的持续性创伤，会侵蚀已经定型的性格结构；而在儿童期发生的持续性创伤，则会扭曲尚未成形的性格，使她朝不正常的方向发展。陷于受虐环境中的儿童面临适应上难以克服的困境，她必须寻找一些适应之道，对一些不值得信赖的人维持些许信任感，在不安全的情势中求平安，掌控极端不可测的状况，和在无能为力的环境中保有能力。由于无力照顾或保护自己，她必须运用唯一可自行支配的方法——她那未成熟的心理防御系统，以补偿没有大人照顾和保护的困境。

童年受虐的病态环境，会迫使人发展出一些不寻常的能力，包括具有创造性和破坏性的。这种病态环境会导致意识状态的异常发展，摧毁身体与心智、现实与想象、知识与记忆之间的正常关系。这些被改变的意识状态，有可能进一步引发大量的症状，包括生理上和心理上的。这些症状会隐藏，但也同时泄露其病源；这些症状其实是以一种伪装过的神秘方式，在述说那难以启齿的恐怖遭遇。

数百年来，许多察觉这些现象的人以既迷惑又害怕的方式描述它们。自科学论文中消失了 300 年的超自然说法，仍然渗透到描述有关长期儿童创伤心理症候的最严肃的论述中。因此极端无神论者如弗洛伊德，在投入探索歇斯底里症的创伤病源论时，认为他的研究与早期的宗教审判有许多相似之处：

> 顺道一提，有种说法不知你的意见如何？就是有人说关于我那歇斯底里症主要病源的全新理论，其实早在数世纪之前就一而再再而三地公开讨论过而众所周知了。你是否记得我老是提到的中世纪教会主张的附身理论，和我们提议的外来物体和分裂意识的理论竟如出一辙？但附身在那可怜受害者身上的恶魔，为什么一定要用这么可怕的方式对待他们？为什么在严刑拷打下所得到的口供，和接受我心理治疗的病患告诉我的事，竟是如此相似呢？

这个问题的答案来自那些幸运的创伤患者，他们已经找到自我复原的掌控方法，也因此让自己成为一个寻求真相的主体，而不是被审判的对象。西尔维娅·弗雷泽（Sylvia Fraser）是一位作家，也是乱伦恶行创伤患者，她如此详述自己的探索之旅："当我的身体用其他方式在发泄时，我经常痉挛、抽搐；有时我的身体在噩梦中弹起，喉咙有溃疡，胃会恶心翻腾。这些压迫感强烈到让我觉得好像有一片黏糊糊的青苔覆盖在胸前，使我无法呼吸。我突然想到中古世纪传说中的'梦淫妖'（incubus），它强暴了睡梦中的女子，并让她怀孕生下恶魔……如果在一个迷信的社会中，我很可能已被断定是一个受魔鬼控制的小孩。事实上，控制我的是父亲的性器官——那在男人身上的恶魔。"

弗雷泽知道，如果生在较早的年代，她极可能会被诬指为巫婆。在弗洛伊德的年代，她的诊断会是典型的歇斯底里症；而在今天，则会是多重人格障碍（multiple personality disorder，MPD）。她有许多精神病症状，包括始于儿童期的歇斯底里发作和心因性健忘、青年期的厌食和滥交，以及成年后的性机能异常、亲密关系的障碍、抑郁症和严重的自杀倾向。弗雷泽各式各样的症状、分裂的性格、精神的严重受损和异常的能力，简直就是创伤患者的范例。她天赋的卓越构词能力，使她能重新组合自己那不断重复、无法逃避的受虐经历，并能清楚地描述自己的发展历程：从受害者到精神病患，再从病患到创伤患者。

受虐环境

童年长期受虐发生在弥漫着邪恶恐怖的家庭氛围里，一般家庭中与孩子形成的关怀照护关系，在此遭到彻底破坏。创伤患者描述童年受虐的典型模式是极权控制，执行的手段则是利用暴力和死亡威胁，充满着琐碎规矩的无常环境，以及间歇性地通过隔离、保密和背叛的伎俩破坏其他的亲密关系。在这种高压统治氛围下生活的孩子，比成人更容易对那些虐待和忽略他们的人发展出病态的依恋。日后他们也会努力维护这个依恋关系而不惜牺牲一切，甚至包括他们的福利、他们的真实感受或他们的生命。

许多创伤患者的证词里都提及，他们是分分秒秒笼罩在死亡的恐惧下。有时孩子在暴行或杀害的威胁下，会吓得噤若寒蝉。创伤患者经常提及加害者惯用的一种威胁，就是如果抵抗或泄露秘密将会为家人惹来杀身之祸：可能是一位兄弟姊妹、未曾侵害他的父母，甚或加害者本人。暴行或残杀的威胁亦可能施加在宠物身上，许多创伤患者描述他们被迫亲眼去看动物被残暴凌虐的景况。两位创伤患者如此描述他们忍受的暴行：

> 我看见父亲狠踢那条狗，把它踢飞到房间的那头。那条狗是我的世界，我跑去将狗拥入怀中。他非常恼怒，并大声喊叫。他不停地将我打转，说我是淫妇和母狗。我看见他那令人作呕的脸孔，完全不像是我认识的人。他说如果我觉得自己有多好，他要让我知道我到底是个什么东西。他把我压在墙上。我的脑海里一片空白，动弹不得，我好怕我会断成两半。然后我开始变得麻木。我想：我真的快死了，不论我做了什么，这就是我的惩罚。

> 我常想，当我父亲醉酒时他或许会杀害我们。他有一次拿枪对着我、我的母亲和我的兄弟。这样持续了几个小时。我记得我们靠着的那面墙。我尽量乖乖地，做我应该做的事。

除对暴力的恐惧之外，创伤患者一致地报告他们有极大的无助感。在受虐的家庭环境里，施虐的父母亲可以随心所欲、反复无常和毫不受限地滥用权力。规定不但古怪异常、前后矛盾，而且明显不合理。创伤患者频频忆及，他们最恐惧的是那种变化莫测的暴行。由于根本找不到任何避免受虐的方法，他们只好选择无条件投降。两位创伤患者描述他们如何设法应付暴行：

> 每当我好不容易想出应付她的方法时，游戏规则就改变了。我几乎每天都在挨打，她会用一把刷子或是一条装饰性纽扣密布的皮带打我。当她打我的时候（我会惯性地蹲坐在角落，膝盖朝天）她的面貌都变了。好似她不是在打我，而是在打别人。当她安静下来时，我会给她看我身上一条条的青紫鞭痕，然后她会说："这是打哪儿来的？"

> 我们家毫无规则可言；任何规则没多久就会瓦解。我过去常害怕回家，我不知道会发生什么事。怕会挨打的威胁是如此之恐怖，因为我们看见父亲对母亲做了什么。军队里的人常说："上司管下司，锄头管畚箕。"他会打她，然后她会打我们。有一次她用拨火棍打我，但没多久我就习惯了，我会整个人蜷缩成一团。

尽管多数的童年受虐创伤患者强调，这些规则的执行常是杂乱无章和变化莫测，但也有些创伤患者描述他们遭受的惩罚和高压统治，却有一个高度组织化的模式可寻。许多创伤患者报告，他们所受的处罚与政治监狱里的刑罚非常相似。许多人描述，施虐者会利用对他们身体的侵犯控制他们，比如强行灌食、断食、灌肠、剥夺睡眠，或长时间使其暴露在极热或极冷的环境中。有些人描述他们被真正地监禁：绑起来或关在壁橱或地下室内。在最极端的情况下，虐行反而变得可以预测，因为它会遵循某种仪式，例如一些色情或卖淫集团的仪式，或一些秘密的宗教崇拜仪式。对于规则是否合理的问题，一位创伤患者说："我们从未想过规则合不合理的问题，我们只能尽量遵守。有太多的规则真的很难做到。现在回想起来，它们太严厉、太吹毛求疵了。有些也相当诡异，像是嬉笑、不敬和脸上的一些表情，都可能让你受罚。"

要适应这种持续性的危险状态，就必须无时无刻地保持警戒。生活在受虐环境的孩子通常会发展出异常的能力，用来仔细观察身边是否有攻击的警报。他们精确地使自己适应施虐者的内在状态，他们学会察觉微妙的变化，包括面部表情、声音和肢体语言上的改变，并学会将之解析为愤怒、性冲动、酒醉或解离的信号。这种非语言的沟通已经变得高度自动化，多数是不经思索、产生在意识之外的。受虐儿童已学会在还未确认或辨别危险信号时，即做出反应。在一个极端案例中，精神科医生理查德·克隆夫特（Richard Kluft）观察到，当一位母亲变得凶暴时，她的三个孩子学会了对这信号产生解离的反应。

察觉危险的信号时，受虐儿童保护自己的方法是尝试逃避或安抚施虐者。企图逃跑的动作相当常见，通常从七八岁时开始。许多创伤患者记得他们长期过着躲躲藏藏的生活，没有人可以给他们安全感；而唯一能产生安全感的，是一处隐藏的所在。有些人说他们尽可能变得不显眼，利用僵硬不动、蹲伏、蜷缩，或保持面无表情的方法，竭尽所能地避免引起注意。因此，他们虽然不自觉地经常处于过度警觉的状态，但必须保持沉默和静止不动，以防外表泄露内在的不安。结果，受虐的孩子会表现出一种怪异、激动的"僵化的戒备"（frozen watchfulness）状态。

如果逃避无法解决问题，儿童会尝试运用自动自发的顺服去讨好施虐者。专横地强制执行规则，加上不断对死亡或伤害的恐惧，导致的结果则是充满矛盾冲突的。一方面，它令孩子相信他们是彻头彻尾的无助，而且抵抗是无效的。许多孩子开始坚信施虐者有绝对的能力，甚至有超自然的能力，可以读出他们的思想，进而彻底操纵他们的生活。另一方面，它鼓励儿童证明他们对施虐者的忠诚和顺服。这些孩子一而再再而三，加倍努力地做到"尽量乖乖地"，似乎这是自己能掌控状况的唯一可行方法。

暴力、威胁和反复无常的执行规则，将恐怖慢慢灌输到儿童的脑海里，并形成自发的顺从习性；同时，隔离、保密和背叛，将任何可能提供孩子保护的关系破坏殆尽。现在众所周知的是，有受虐儿童的家庭常是与世隔绝的，但较不为人知的是，这种社会隔离并不会自然产生；它的出现常是通过施虐者的刻意造成，为的是保守秘密和维持对家人的操控。许多创伤患者描述，对于所有的社会联系，施虐者操控的模式是小心提防地监视着。施虐者会禁止孩子参加一般的同伴活动，或坚持他们有任意闯入这些活动的权力。受虐儿童的社交生活受到严格限制，用以保持形象和保守秘密。因此，即使这些孩子尝试发展出某种形态的社交生活，这种经验也只是失真的假象。

除了与世隔绝，受虐儿童也与其他的家人隔绝。她每天都发现，不仅最强有力的成人在她亲密的世界里对她构成威胁，其他本应负责照顾她的成人也并未保护她。至于无法保护她的原因，对她来说并不重要。在最好的情况下，受虐儿童将此视为冷漠；在最坏的情况下，儿童则会将其视为与施虐者沆瀣一气的背叛。儿童的观点认为，没有施暴的那一方父母应该会知道实情；如果她有足够的关切，她该会发现；如果她真正在乎，就会为自己奋战。孩子认为自己被抛弃，任由命运处置；她对自己被弃之不顾的愤怒，尤胜于被虐。一位乱伦恶行创伤患者如此描述她对家人的愤怒："我非常非常愤怒，我不只气家中发生的事，更气没人听我倾诉。我的母亲仍然否认曾发生的事之严重性。偶尔心血来潮她会说：'我感到很内疚，我无法相信我什么都没做。'在当时没人愿意承认，他们就只是让它发生。因此我必须离开，必须变得疯狂。"

双重思想

在这种人际关系遭到严重破坏的氛围下，儿童面对的成长是一项极艰巨的任务，她必须寻找方法与照料者形成基本的依恋关系；但是从她的观点看，照料者要不是令人感到危险，就是漠视疏忽她。她必须寻求方法对照料者产生基本的信任和安全感，虽然他们既不值得信任也不安全；她必须在与一些帮不了她、不关心她或残暴的人产生关联的情况下，发展出一种自我感；她必须在一个任人宰割的环境里，发展出自我调节身体的功能，还必须在一个没有慰藉的环境中，发展出自我安慰的能力；她必须在一个思想意念完全与施虐者一致的环境里，发展出主动的进取精神；最后，她必须在一个所有亲密关系都败坏的环境中，发展出可与人亲密的能力，并且要在一个将她定位为淫妇和奴隶的环境里，发展出自我认同。

受虐儿童面对的生存课题同样严峻。虽然她知道自己被抛给一个毫无慈爱之心的权力者，她仍须找到一个保持希望和意义的方法。若非如此，他们只会感到彻底地绝望，而这是没有任何一个孩子可以忍受的事。为了保存对父母的信念，她首先必须否定一个最明显的结论：我的父母是极端不正常的人。她将竭尽所能地制造一个可以解释自己命运的理由，并在其中免除父母所有应受的责难与责任。

日复一日生活在目睹父母的狠毒、无助或冷漠下，受虐儿童心理调适的主要目的，即为保存她与父母的基本依恋关系。为达此目的，孩子会采取各式各样的心理防御。在这些防御的美化下，虐行不是被排除在有意识的感知和记忆外，好似它从未发生过，就是经过淡化、合理化和原谅，仿佛发生的事并非虐行。无法逃脱或改变不堪忍受的现实，儿童只好在她的脑袋里改造它。

受虐儿童宁可相信虐行从未发生过。为了符合这个期望，她得不让自己面对虐行的事实，甚至须设法欺骗自己，方式包括直接的否认、自发的思想压抑和大量的解离反应。自我引发出神或解离状态的能力，通常在学龄阶段的儿童较强，而在严重受罚和受虐的儿童中，这项能力尤其惊人。科学研究已证实童年时期受虐严重程度和解离状态精通程度的关联性。多数的童年受虐创伤患者已发展出某种让自己出神的能力，有些创伤患者甚至发展出一种可令自己解离的卓越技巧。他们学会忽略极度的痛苦，将记忆掩藏在复杂的失忆背后，改变自己对时间、地点或人的感觉，以及引发幻觉或着魔的状态。有时这些意识状态的改变是蓄意的，但通常它们已变成自发性的，且感觉像是外来的、陌生的和不由自主的。两位创伤患者如此描述他们的解离状态：

> 我的方法是让自己的目光失焦，我称它为幻境。首先，我感觉不到景深；一切看起来都是平的，且令人感觉冰冷。我觉得自己像个小婴儿，然后身体像气球一般地飘浮在空中。

> 我过去常会突然发作，渐渐变得麻木，我的嘴动着，可以听到声音，而且感到我的身体好似在燃烧。我想我是被恶魔附身了。

在早年经历严厉和长期虐待的最极端情况下，有些儿童（或许是那些拥有超强能力可令自己进入出神状态的人）开始形成分裂的人格碎片，每一个碎片皆有自己的名字、不同的心理功能和个别的记忆。因此，解离不仅成为适应性的防御反应，更成为人格组构的基本法则。大量的研究报告证实，人格破碎或转变，会在严重的童年创伤后出现。转变的人格使受虐儿童善于应变，得以妥善地应付虐行，同时亦将虐行本身和她对付虐行的方法排除在意识外面。弗雷泽描述她转变的人格，如何在被父亲口交强暴时出现：

我的嘴被堵住，我透不过气来。请帮助我！我用力闭眼，这样我才看不见。我爸爸把我拉到他身上，就像妈妈拉一只有破洞的袜子罩在蛋型织补架上。污秽、污秽、别让我捉住你、可耻、可耻、污秽、爸爸不爱我、爱我、肮脏地、污秽、爱他、恨他、恐惧、别让我捉住你、污秽、污秽、爱、恨、内疚、可耻、恐惧、恐惧、恐惧、恐惧、恐惧、恐惧……

我可以很精确地忆起那个时刻，我当时的无助感是如此之深，以致觉得无论什么情况都不会比那更惨的了。因此，我把我的头像一个酱菜罐的盖子一般从我的身上旋开。从那时起，就有两个自我了——一个心里明白的孩子，有个被爸爸侵占的罪恶身体；和一个不敢知道什么的孩子，有颗与妈妈一样无知的脑袋。

双重自我

不是所有的受虐儿童都能掌握利用解离改变现实的能力，拥有这种能力的孩子也无法时时刻刻依赖它。当她无法逃避被虐的现实时，就必须建立某种系统以诠释虐行的意义。孩子很自然地认为这些都是因为她与生俱来的坏所引起的。孩子很早就会抓住这个解释，并且执着地牢抓不放，因为这让她能保有一种意义、希望和力量的感觉。如果她真是坏的，那么她的父母就是好的；如果她真是坏的，那么她可以改好。如果是她以某种方式为自己带来这种命运，那么她应该有某种力量可以改变它。如果是她造成父母苛待她，那么只要足够努力，或许有一天能赢得他们的饶恕，并且最终能赢取她梦寐以求的保护和关心。

自我责备与早年儿童期正常的思考模式是一致的，在此模式内自我是所有事件的基准点。它与所有年龄层的受创者之思考程序是一致的，他们都会在自己的行为中挑错误，以求能合理解释发生在他们身上的事。然而，在长期受虐的环境里，时间或经验并未能导正这种自我责备的倾向；恰恰相反，它持续地增强。在代人受过而被父母亲责备时，受虐儿童认为自己天生坏胚子的感觉会直接得到确认。许多创伤患者描述，诸多的责备都加添于他们身上，他们不仅会因为父母的暴行或不端的性行为遭责难，还会因为其他的家庭不幸受责怪。家族传说或许包括一些由于孩子的诞生而导致灾难的故事，或是她似乎命中注定会为家人带来耻辱的传言。一位创伤患者描述她如何成为替罪羔羊："我的名字取自我的母亲。她必须结婚，因为她怀了我。在我两岁时她跑了，我的祖父母负责养育我。我从未看过她的照片，但他们告诉我说我长得和她一模一样，所以我大概会像她一样变成一个荡妇或妓女。当爸爸开始强暴我时，他说，'这是你梦寐以求的，现在我给你。'"

愤怒的感觉和残忍的复仇幻想，是对虐行所产生的正常反应。如同受虐的成人，受虐儿童通常满怀愤怒，有时甚至是有攻击性的。他们大多缺乏解决冲突的言语和社会性技巧；而且面临问题时，他们预期自己会遭到恶意的攻击。受虐儿童在调整愤怒情绪方面有可预见的困难，进一步加深她天生坏胚子的信念。每一次遭遇有敌意的冲突，都让她再一次相信自己的确是个可恶的人。如果像常见的情形一样，她将愤怒转嫁至与其危险来源毫不相干的地方，且不公平地爆发在无关的人身上时，自我责备的情形将益发严重。

受虐儿童参与禁忌的性活动，也确认了她认为自己天生坏胚子的感受。任何孩子从剥削的情况下得到的满足感，都会在脑中成为一种是自己挑起虐行且应负全责的证明。如果她曾感受到性快感，享受到施虐者特别的关心，博取小惠或利用性关系获得特权，这些劣行都会成为她内在邪恶的证据。

最后，受虐儿童心中认为自己天生坏胚子的感受，会由于被迫同流合污去欺侮他人而愈趋复杂。孩子通常会抗拒，不愿成为共犯；他们甚至会与施虐者交换条件，设法牺牲自己以保护他人。然而这些交易不可避免地会失败，因为儿童缺乏足以担任如成人的保护者角色的力量或能力。孩子有时会构想脱逃的方法，也明白她的施虐者会找到其他的受害者。当她目击其他的儿童受虐时，她会保持沉默，甚至受诱导而参与加害其他儿童。在性剥削组织里，孩子正式加入异教或性集团的入会仪式中，会要求孩子参与虐待其他人。一位创伤患者描述她如何被迫参与虐待一个更年幼的儿童："我有点知道我的祖父在干什么。他会将我们（我和我的表兄妹）绑起来，然后要我们把他的（你知道是什么）放在我们的嘴里。最糟的一次是我们大伙一起对付我的小弟，我们也逼他做这件事。"

陷于这种恐惧中的儿童，会开始相信她应该为施虐者的罪行担负责任。她相信是因为自己的存在，而导致她的世界里最强有力的人做出那种可怕的事情。所以无疑地，她拥有非常邪恶的本性。创伤患者描述自己时充满厌恶不齿的言辞，他们普遍会说自己不属于正常人际关系里的一分子，并认为自己是有如幽灵、鬼怪般的超自然物体，或是以非人的生命状态存在着。他们将自己视为巫婆、吸血鬼、淫妇、狗、鼠或蛇。某些创伤患者会使用粪便或秽物描述内心的自我观感。借一位乱伦恶行创伤患者的话说："我被黑色的黏液填满。如果我张嘴，它将倾泻而出。我认为自己是阴沟里的淤泥，那种蛇会在上面繁殖的烂泥。"

受虐儿童对所受污染和诬蔑产生认同时，会将施虐者的罪恶内化，也因此维持了她对父母的基本依恋关系。由于自认天生坏胚子的感觉使他们的关系得以保存，即使在虐行停止以后，这种感觉也不会消散，反而成为儿童性格结构中很稳固的一部分。做保护工作的社会工作者在介入所发现的虐待案件时，一般会确切地告诉受虐儿童错不在他们，但孩子一般都会拒绝相信，不肯免除对自我的谴责。同样地，逃脱受虐环境的成人创伤患者仍对自己充满鄙视，并将属于施虐者的羞愧和负罪感硬加在自己身上。天生坏胚子的深刻认定，成为受虐儿童形成自我认同的核心，并不变地持续到成年期。

这种恶性的天生坏胚子感受，经常隐藏在受虐儿童勤奋向善的努力后面。由于受虐儿童必须经常安抚施虐者，她极易成为一个优秀的表演者。只要有必要，她什么都愿意做。对她的父母，她会变成一个充满同理心的照护者、一个高效率的管家、一个成绩优秀的学生、一个遵奉社会规范的榜样。她满怀追求完美的热忱，从事所有这一切，而推动她的力量，就是想赢取父母喜爱的渴望。成年后，这种过早被迫形成的能力或许会在职场上带来可观的成就。然而，她不会将这些成就归功于自己，因为她视那个自我为失真和虚伪的。甚至，别人的赞赏只是更确定无人能真正了解她的信念；她也相信，一旦她的秘密和真实的自我被揭发出来，别人就会躲开她，还会辱骂她。

如果受虐儿童能够勉强形成一个较正面的自我认同，则通常会连带有极端的自我牺牲。受虐儿童有时会从宗教层面的神圣旨意中寻求自己受害的诠释，

99

赋予自己是上帝所选殉难圣徒的身份认同，以保持自己的价值感。埃莉诺·希尔（Eleanore Hill）是一位乱伦恶行创伤患者，她描述自己的刻板角色是被挑选来做牺牲的圣女，一个给予她认同和与众不同感觉的角色："在家庭神话中，我是那个扮演'美丽且富有同情心'的人，那个必须支持（我的父亲），不让他垮下来的人。在原始的部落里，年轻的贞女被奉献给恼怒的男神。家庭里的情况也是一样。"

贬损的自我和高尚的自我，是两个互相矛盾、无法整合的自我认同。受虐儿童无法建立一个统合的、拥有适度优点和可容忍的缺点之自我观感。在受虐的环境里，他们不知道什么是适度和可容忍的。相反地，受虐者表现的自我形象依然是僵硬、夸大和分裂的。在最极端的情况下，这些不同的自我形象会导致解离转变的人格。

儿童在心里整合他人的形象时，也会产生类似的错乱。当受虐儿童不顾一切地设法维持自己对父母的信念时，至少会强烈地理想化一位父母的形象。有时孩子会试图与未侵犯她的那方父母维系亲密关系，她会用自己不值得她这么做，为其没有保护自己找借口和合理化。更普遍的是，孩子会过度理想化那位虐待她的父母，并将所有的气愤迁怒于未侵犯她的父母身上。比起她认为漠不关心但从未虐待她的父母，她觉得自己其实与那个对她有邪念的施虐者更亲密。尤有甚者，施虐者会将其偏执或浮夸的信念灌输给受虐儿童和其他的家人，进而理想化他自己的形象。

希尔如此描述她的残暴父亲在家族心目中几近天神般的形象："红极一时的中心人物，我们的旷世英雄，那个聪颖过人、才华洋溢、魅力四射的人。我们的绝世奇才，这里每一个人都对他千依百顺，没人敢忤逆他。这些等着他诞生来发号施令的律法，是无人能改的。无论他做了什么，他仍是那个被拣选的天之骄子，君临天下的宠儿。"

然而，这种过度美化的父母形象，很难始终如一地保存下去，它们刻意地省略许多信息。由于对施虐或疏忽两方父母的真正感受，和那被理想化的形象不符，受虐儿童无法顺利地将此二者整合。因此，孩子对主要照顾者的观感，就好似自我观感般的矛盾和分裂。受虐儿童无法在心中为照顾者建立一个安全、一致的形象。所以，这种失落将妨碍她的成长，无法正常地发展自我调整情感的能力。孩子在心中为照顾者建立的不完整和理想化的形象，并无法在他们需要情感安慰的时候有所帮助。这些形象太薄弱、太残缺不全，并且太容易在没有预警的情况下转变成恐怖的影像。

在正常的成长过程中，儿童可以经由对照顾者建立起值得信赖的内在形象，一种身处低潮时可能在心中被唤起的形象，而拥有独立自主的安全感。成人囚犯非常依赖这些内在形象以维持他们的独立感。在童年受虐的情境中，这些内在形象根本无法成形；它们一再被猛烈的创伤经历所粉碎。由于受虐儿童无法建立稳固的安全感，她比其他的孩子更需要旁人给予关怀和抚慰。由于受虐儿童无法建立稳定的独立感，她不顾一切、饥不择食地努力寻求任何人依靠。在许多受虐儿童的案例中发现，结果是非常矛盾的：虽然他们可以很快地依恋陌生人，却也还紧紧依恋着虐待他们的父母。

因而，在童年长期受虐的情况下，分裂成为人格构成的主要原则。意识的分裂，阻碍了正常的知识、记忆、感情状态与生理经验的统合；自我观感的分裂，阻碍了自我认同的统合；对他人内在形象的分裂，则阻碍了在人际关系中发展可靠的独立感。

从弗洛伊德和让内的时代开始，这类复杂的精神病理学即不断地引起注意。1933 年桑多尔·费伦齐（Sandor Ferenczi）记述了受虐儿童所展现的"雾化"（atomization）人格，并认为是保存希望和人际关系的适应性机制："受创时进入出神状态，可使孩子成功地保存受创前所感受的温柔。"半个世纪以后，另一位心理分析家伦纳德·申戈尔德（Leonard Shengold）记述受虐儿童煞费苦心的"心智分割操作"（mind-fragmenting operation），借以维护她有一对好父母的"错觉"。他注意到在"垂直分裂"（vertical splitting）的过程中，"心智的分裂造成自我和父母对立的形象永无愈合的可能。"社会学家帕特里夏·瑞克尔（Patricia Rieker）和精神科医生伊莱恩·卡门（Elaine Carmen）记述了受虐儿童的主要病理学特征在于"顺应他人的评断而导致自我认同的混乱和分裂。"

对身体的攻击

这些发生在意识上、独立性上和自我认同上的扭曲变形，虽可用以保存希望和维系关系，但仍无法解决许多重要的适应问题，甚至会恶化这些问题。虽然孩子将虐行合理化或将之排除于意识外，但这些后果会不断地反应在她的生理机能上。

正常生理状态的调节机制被长期过度警觉的症状搅乱了。由于儿童的身体由施虐者全权操控，其身体的自我调节机制在受虐环境里变得更为复杂。生理作息的睡眠与清醒、饮食与排泄的正常周期会严重打乱，或是受到严密监控。上床睡觉的时间可能变得非常恐怖，而不是应有的舒适温馨的时刻；睡前仪式可能变成解决大人高涨的性欲，而不是帮助孩子安静入睡。同样地，用餐时间也可能极端紧张，而不是祥和愉快。创伤患者对用餐时间的回忆，充斥着可怕的沉默、灌食和随之而来的呕吐，或是盛怒和丢掷食物的记述。由于无法运用安全、一致和舒适的方式调控基本的生理机制，许多创伤患者显现慢性睡眠干扰、饮食失调、胃肠不顺和其他生理不适的诸多症状。

同样地，正常情感状态的调节机制也被创伤经历一再引起的恐怖、愤怒和悲伤情绪扰乱。这些情绪最终会交错在一起而形成一种令人惧怕的感觉：精神科医生所谓的恶劣心境（dysphoria），患者几乎无法描述其感觉，这是一种混乱、骚动、空虚和全然孤独的状态。一位创伤患者说："有时我感觉像是黑暗中的一团混乱，但这算不错了，有时我根本理不出头绪。"

长期受虐儿童精神状态的层面，从些许的心神不宁，到中度的焦虑和恶劣心境，到极度的恐慌、愤怒和绝望。毫不奇怪地，大多数创伤患者会出现慢性焦虑和抑郁症状，且一直持续至成年。过于依赖解离的防御机制，最终会使受虐儿童焦躁的精神状态恶化，因为解离有时会失控，它原应产生一种超然物外的安全感，可是也许会导致一种完全与他人脱节和自我解体的感觉。心理分析家阿德勒（Gerald Adler）称这种不堪忍受的感觉为"毁灭性恐慌"（annihilation panic）。希尔如此描述这种状态："我内在是冰冷的，外面没有任何表皮，就好像我在流动、在溢出、在瓦解。恐惧牢牢地抓住我不放，我感觉自己已不存在，消失无踪了。"

这种精神状态的出现，通常是由于儿童感到被抛弃的威胁时所引发的反应，而且是无法用一般自我安慰的方式纾解的。受虐儿童慢慢会发现，消除这个感觉最有效的方法，是猛烈地刺激自己的身体；而达成这个目标最猛烈的方法，则是通过蓄意自残。迄今已有无数的文献详细记载儿童期受虐和自残的关联。反复地自我伤害，以及其他对身体突发式攻击的倾向，似乎最容易出现在童年初期即遭虐待的受害者身上。

所有自残的创伤患者都提及，在行动之前会产生一种严重的解离状态。随着不堪忍受的焦躁不安和难以压抑想攻击身体的欲望而来的，是人格解体、现实解体和感觉麻木。通常一开始的伤害不会导致任何痛苦，自残的行为会持续到有种高度安宁和解脱的感觉产生为止；创伤患者宁可用肉体的苦痛取代精神的折磨。一位创伤患者解释这种倾向："我做这事是为了证明我的存在。"

与一般人的观念相反的是：童年受虐者其实很少用自我伤害的行为"操弄"他人，甚至不会用它传达悲苦。许多创伤患者记述，这种难以压抑的自残欲望在受虐早期即产生，通常是出现在青春期之前，而且已秘密地进行多年。他们一般对这种行为感到羞愧和憎恶，所以会尽力掩饰。

自我伤害的行为，通常会被错认为一种自杀的举动。许多儿童期受虐的创伤患者的确有自杀倾向，然而，反复自残和企图自杀之间的区别非常明显。自残的目的并非置自己于死地，而是要解除不堪忍受的精神痛苦；而且很吊诡的是，许多创伤患者反而认为这是一种自我保护的方式。

自我伤害或许是病理性慰藉机制中最突出的，但只是许多机制中的一种罢了。一般而言，受虐儿童在成长的过程里会慢慢发现，他们能借由自己主动引发的危机或极端的自主性激发，而导致情感状态的巨大改变——虽然是短暂的。孩子会利用不同的手段调整自己的精神状态：拉肚子和呕吐、冲动的性行为、莽撞的冒险行为或蓄意暴露于危险的情况中，以及使用会影响心理状态的药物。通过这些机制，受虐儿童试图消除自己长期烦躁不安的恶劣心境，并催生一种内在满足和祥和的状态；尽管转瞬即逝，却没有其他的方式可以帮助受虐儿童达到这种状态。在受虐儿童中，这些自我挫败性症状通常早在青年期前就出现了，在青年期会变得更加显著。

适应性机制的三大形式：解离防御机制的精心操作、自我认同的分裂发展和精神状态的病理性调节，帮助孩子在长期受虐的环境下求生存。不但如此，它们通常能让受虐儿童保有一切皆正常的假象，这对虐待家庭中的孩子是极为重要的。儿童通常会妥善掩饰他们的痛苦症状，所以一般很难识别出其意识状态的改变、失忆和其他解离症状。孩子形成的不良、负面的自我认同，通常会伪装成具社会适应性的"假面的自我"，心身症状也很少能追踪到它的病源。儿童暗中进行的自毁性行为通常会被忽略，虽然有些儿童或青少年受害者，会通过攻击性或违法的行为以引起人们的注意，但大部分的受害者，还是能成功地隐瞒他们心理障碍的严重度。多数受虐儿童的秘密，一直到成年都无人知晓。

长大的孩子

许多受虐儿童牢牢抓住一个希望，就是长大后可以逃走和获得自由。然而，在强权控制的环境里形成的性格，使她无法适应成人的生活。创伤患者在基本信任感、自由意志和主动性等方面的能力，都存在根本的问题。要发展成人期早期须培养的独立性和亲密感时，受损的自我保护机制、知识和记忆、自我认同及建立稳定情感关系的能力，都会成为她的困扰。她仍旧是自己童年的囚犯，试图创造新生活时，她再度与精神创伤正面交锋。作家理查德·罗兹（Richard Rhodes）是一位童年重度受虐的创伤患者，他描述精神创伤如何在他的作品中一再出现："我的每本书感觉上都不一样，也在说着不同的故事……但在我看来都是千篇一律地重复。每本书的主题都是关于一位或数位男性角色面临暴力的挑战，去抵抗它，然后在残暴之外发现尚存一线希望。重复的是受虐儿童无声的语言。我并不惊讶它在我的作品结构中因篇幅太长而无法清楚传达出来，就像庙中的钟鼓和鸣，与其用耳听，不如用心领略。"

创伤患者建立亲密关系的动机，是渴望能得到保护和照顾，但害怕被抛弃和被剥削的恐惧，却始终如幽灵般挥之不去。在寻求拯救时，她可能会找那种似乎可以提供特别照顾关系的权势人物。她试图经由理想化所依恋的人，以阻绝被操控或被背叛的恒久恐惧。

然而任何一个通过这样选择的人，都不可避免地无法达到她不切实际的期望。当失望产生时，她可能会愤怒地鄙视原先所崇拜景仰的人。一般的人际冲突都会引发强烈的焦虑、忧郁或愤怒的情绪。在创伤患者心中，即使微不足道的小事，也能唤起过去受到无情漠视的往事，甚至微乎其微的伤害，亦可勾起过去被蓄意虐待的回忆。这些扭曲很难经由成长的经历修正，因为创伤患者通常缺乏能够解决冲突的语言与社交技巧。因而创伤患者发展的情感关系，有着剧烈、不稳定的特性，反复地重演着拯救、不公和背叛的戏码。

几乎不可避免地，创伤患者在任何亲密的关系里都难以妥善保护自己。她渴求关怀和照顾，这种需求使她在建立安全和维持与他人相处的适当界限时，会遭遇极大的困难。她易于贬低自我和理想化所依恋的人，这种倾向会更深一层地模糊她的判断力。她会感情用事以配合他人的意愿，并且惯性地、通常是不自觉地顺服他人，这些习性也使她容易被有力量或有权威的人利用。惯用解离防御的机制，使她很难对危险作出清楚和准确的评估。再者，但愿能再度经历危险的境况并能全身而退的想法，会使她重蹈受虐的覆辙。

由于上述的所有原因，创伤患者在成年生活中极可能面临再度受害的危险。现有的资料完全支持这一论点，至少对女性而言。虽然强暴、性骚扰或被殴的危险性对所有的妇女都很高，但对童年被性虐待的创伤患者而言，这种危险性几乎要加倍。罗素针对童年时曾遭乱伦的妇女的研究显示，其中 2/3 的妇女日后再遭到强暴。因此，长大成人后的儿童受害者，似乎注定要再度体验她的创伤经历，不仅是在记忆里，而且是在真实人生中。一位创伤患者对自己生活中层出不穷的暴行有此感触："这几乎就像是应验自己的预言——在童年时，你开始预期暴力，视暴力与爱为一物。我一共被强暴六次，发生在我离家出走时、搭便车或喝酒时，所有情况加起来让我成为一只待宰的肥羊，真是太惨了。更疯狂的是，起初我想（强暴者）肯定会杀了我，因为如果他们让我活着，如何逃过法律的制裁呢？后来我懂了，他们根本没什么好怕的；他们会没事，因为我根本是'自讨苦吃'。"

重复受害的现象是千真万确的事实，诠释这个现象则需要谨慎以待。长久以来精神病学的观点只反映出粗浅的社会评断：虐待是创伤患者"自找"的后果。早期被虐待的概念和近期精神创伤成瘾的理论，都暗指受害者追求虐待，并从重复的受虐中获取满足感。这种情况却很少是真实的。有些创伤患者记述了在受虐情况下曾得到性兴奋或性乐趣的感受；在这些案例中，早期受虐的场面或可直接地刺激性欲，所以会强迫性地一再重演。即使如此，创伤患者经历中想要的和不想要的层面还是有明显区别的，如同一位创伤患者解释："如果是我付钱找人做的，我喜欢对自己进行人身虐待。这会让我飘飘欲仙。但我要掌控。我有过一段酗酒的时期，当时我会去酒吧，选出一个我能发现的最肮脏、污秽的男人，然后跟他发生性关系。我会侮辱自己。我再也不做那事了。"

更常见的情况是，重复的虐待并非是创伤患者积极追求得来的，而是消极地被视为一种可怕却是命定的后果，且被接受是情感关系中必须付出的代价。许多创伤患者的自我保护机制是如此乏善可陈，他们几乎无法想象自己处于一个有力量或有选择余地的位置。对他们而言，拒绝父母、配偶、恋人或权威人物的情感要求，根本就是匪夷所思。因此，成年创伤患者继续满足那些曾经虐待他们的人之愿望和需要的情况并非不常见，而且创伤患者会继续在没有界限或尺度的情况下容许他们的侵犯。成年创伤患者在施虐者生病时会照料他们，患难时会保卫他们，甚至在极端例外的情况下会继续满足他们的性要求。一位乱伦恶行创伤患者描述她如何持续地照顾施虐者，即使在成年后："我的父亲后来被逮捕了。他强奸他女朋友的女儿，然后她决定起诉他。当她把他赶出去的时候，他无处可去，所以我让他搬来和我一起住。我祈祷他不会进监狱。"

一个惯性的解离应对方式，也会导致创伤患者忽略或淡化平常应该有所警觉的社会性危险暗示。一位创伤患者描述她如何一再地陷于易受伤害的情况下："我真的不知道我是怎么搞的，但我确实知道一些事。我会找到这些年老的、似父亲般的男人，我知道的第一件事……有一次，在我住的廉价旅馆里（只有妓女、酒客和我）我和一个老男人有了牵扯。我会帮他清洗，慢慢地爱上他。然后有一天他躺在床上，他说医生要他别再召妓，问我愿不愿意用手帮他弄出来。我不知道他在说什么，他教我怎么做，我照做了。之后我有负罪感，但过了很久我才感到愤怒。"

童年受虐的创伤患者再度受害或自我伤害的可能性，远远超出他们危害他人的可能性。事实上，创伤患者日后侵犯他人的比例并不高，这点颇令人诧异。或许是由于他们反复灌输自己自我厌恶的想法，创伤患者的侵略性似乎全是以自我为对象。虽然自杀倾向和自残行为，与童年受虐之间显示出强烈的关联性，童年受虐和成人反社会行为之间的关联性却较薄弱。一个超过900名精神病患者的研究显示，虽然自杀与童年受虐的经历有强烈的关联，谋杀却没有。

虽然多数受害者不会成为加害者，但显然仍有少数会如此。精神创伤似乎扩大了世俗对性别的刻板印象：有童年受虐经历的男性较可能将他们的侵略性发泄在别人身上，但有同样经历的女性较易再度受害或伤害自己。一个对200名年轻男性的小区研究显示，曾在童年遭受身体虐待的人，比较愿意承认他们曾威胁要伤害他人，在打架时打人，并曾参与非法活动。有很少数的创伤患者，通常是男性，热衷于扮演加害者的角色，并如同在重演自己的童年经历。这类创伤患者的准确比例未知，但从一个针对被性集团剥削的儿童创伤患者所做的追踪研究中粗略推断，这些儿童中大约有20%会为加害者辩护，将剥削轻描淡写或合理化，并采取反社会的态度。一位童年严重受虐的创伤患者描述他是如何开始对旁人产生攻击性的："大约在我十三四岁的时候，我觉得我受够了，我开始还击，我变得很粗暴。有一次一个女孩挑衅我，我打得她屁滚尿流。我开始随身带枪，这是我被逮捕的原因——携带无照枪支。一旦孩子开始反击，并成为一个少年犯，他就走上一条不归路了。人们应该在孩子毁掉他一生之前，发现他的家庭到底发生了什么事。好好查一查！不要只是把孩子关起来！"

在最极端的案例里，童年受虐的创伤患者会攻击他们自己的孩子，或未能妥善地保护他们。然而，与一般"虐待会世代循环"的观念相反，大多数的创伤患者既不虐待也不会忽略自己的孩子。相反地，他们深恐孩子将面对与自己类似的命运，所以会尽心尽力地防患于未然。为了孩子的利益，多数创伤患者付出关爱和保护的心力，是他们从未给予自己的。精神科医生菲利普·库恩斯（Philip Coons）在针对罹患多重人格障碍之母亲的研究中察觉："我很感动地发现，许多患有多重人格障碍的母亲，以正面、具建设性和关心的态度对待孩子。她们曾经是受虐儿童，因此会竭尽所能保护自己的孩子免于类似的不幸。"

当创伤患者尝试建立成人间的关系时，童年形成的心理防御机制会使他们愈来愈适应不良社会。双重思想和双重自我是儿童在高压操控的家庭氛围下所发展的巧妙适应机制，但在自由、有成人责任的环境中不但无益，反而有害。它们会阻碍形成互动、亲密的关系，或妨碍创伤患者发展一个统合的自我认同。当创伤患者在成人生活中奋斗时，童年留下的包袱却让她觉得愈来愈沉重。通常到 30～40 岁的时候，防御的结构开始崩溃。导火线一般是亲密关系的平衡状态产生变化时，例如婚姻的失败、孩子的诞生、父母的生病或死亡。假象再也无法维持下去，潜在的分裂浮出台面。如果创伤患者崩溃，各种精神异常疾病的症状都可能会出现。创伤患者担心他们会疯狂或必将步入死亡。弗雷泽描述自己长大后面对童年秘密时感受到的恐惧和危机：

> 我真的想打开我父亲床下那个潘多拉的盒子吗？40 年来苦苦地循线解谜后，如果我发现盒中的秘密竟是父亲曾对我性虐待，我作何感想？我真的能够完全看开，不去追究我一生中浪费在掩饰罪行上的精力吗？……
>
> 我相信许多意想不到的死亡，是发生在当完成一生中的某个阶段，然后必须改变身份继续人生旅程时。凤凰为了重生而浴火，再蹒跚前行。在那个转折点上，我几乎和另一个自我同归于尽。

第6章

一个全新的诊断分析

缺乏准确而全面的诊断概念，对治疗会产生严重的不良后果，因为这样常使得患者当下的症状和过往创伤经历间的关联流失。

大多数人对因禁所引起的心理变化缺乏足够的知识或理解，因此一般社会上对于长期精神创伤患者的评价往往也过于严苛。长期受虐者所表现的无助、消极被动、沉迷过去、难缠的抑郁和对躯体化症状的抱怨，以及被压抑的怒火，正在令其最亲近的人感到沮丧。此外，若她曾被迫做出背离人际关系、社群忠诚或道德标准的事，将受到更严厉的谴责。

从未经历过长期恐怖或不了解高压控制手段的旁观者，总以为他们在类似的状况下，会比受害者表现出更大的勇气及抵抗力，因此倾向于从受害者的性格和人品中找寻弱点，借以诠释受害者的行为。因受敌人"洗脑"而屈服的战俘常常被视为卖国贼，顺服于掳人者的人质往往为人所不齿。有时创伤患者会面临比施虐者更严苛的批判。举例来说，众所周知的赫斯特事件中，人质在被迫的情况下所犯的罪行，竟被判处比掳人者更重的刑罚。同样地，那些未能从受虐关系中逃脱的、卖淫的，以及被迫背弃子女的女性，都容易受到严厉的谴责。

这种归咎于受害者的倾向，甚至可能发生在有组织的政治性大屠杀事件中。纳粹大屠杀事件不久后出现冗长的争论，即是犹太人的"消极被动"（passivity）态度，和他们不幸命运之间的"共谋关系"（complicity）。但是历史学家露西·道韦兹（Lucy Dawidowicz）指出，"共谋"和"合作"（cooperation）的说法，只适用于有自由选择的情况下，与在被囚的处境中意义不同。

错误的诊断标签

这种责备受害者的倾向，强烈地影响心理学的探讨方向。它引导研究人员和临床工作者从受害者的人格里挖掘，为犯罪者的罪行寻求一种解释。就人质和战俘的情况而言，许多假设受害者的人格缺陷导致易被洗脑的研究，几乎无法产生一致的结果。而难以回避的结论是，一般心理健全的人的确可能在不人道的对待下屈服。在家庭暴力的情况中，受害者是被收服而不是被俘虏，研究的重心也集中于探讨女人有哪些易于陷入受虐关系的人格特质。同样地，这种易受影响的女性特质也没有一致性地出现。虽然有些受虐妇女在陷入被剥削的关系之前即有严重的精神障碍，因此特别容易受伤害，但多数并没有明显的精神异常迹象。她们与施虐者产生纠葛，大多是在遭遇暂时性的生活危机，或在近期遭逢丧亲之痛，而感到不快乐、疏离或孤独时。一个针对殴妻行为研究的结论是："企图从妇女的某些特质找出导致她们受害的原因是徒劳无功的。人们常常忽略，男人的暴行是男人的行为。果然，较丰硕的成果来自以男性的特质解释他们的行为。但令人惊讶的是，人们仍花费大量心思检验女性的特质以解释男性的行为。"

虽然很明显，正常健康的人可能会陷入长期受虐的处境，但同样明显的是，在他们逃离这种处境以后，就不再正常或健康了。长期受虐会造成严重的心理损伤，然而责备受害者的倾向却阻碍了对创伤后症候群的心理理解和诊断。心理健康专家经常把受害者的被虐遭遇归因于她们原有的潜在精神病理，而不是将精神病理概念化为对被虐遭遇所做的反应。

这类想法中有一个最令人震惊的例子，是 1964 年针对被殴妇女所做的研究，题目为《殴妻者的妻子》(*The Wife-Beater's Wife*)。起初计划探讨殴妻者的研究人员发现，这些男人绝对不会对他们开诚布公。于是将目标转向态度较为合作的被殴妇女，因而发现她们具有了无生气、冷漠呆板、攻击挑衅、优柔寡断和被动消极的特性。研究人员因此认为，婚姻暴力满足了这些妇女的"被虐需求"。既已找出妇女的人格障碍为问题的根源，这些临床工作者便开始"治疗"她们。在一个个案例中，他们设法说服妻子相信暴行是因她的挑衅而起，并教她如何"改善"现况。因此，当她挨打时，不再向她的青少年儿子要求保护；当她的丈夫要求性交时，就算是酒醉或态度粗暴也不再拒绝。最后，她的治疗被认为是成功了。

虽然这种毫不掩饰且公然的性别歧视，今日很少出现在精神医学的文献中，但同样的错误观念（隐含的偏见和蔑视）仍然非常明显。一个沦落到只求活着的人的临床状况，仍常被错认为是受害者潜在特质的写照。由于不了解受害者长时间身处恐怖中造成的人格腐蚀，那些于正常环境下所发展的人格机制的概念，仍被错用在受害者身上。因此，长期精神创伤复杂后遗症的患者，仍常被误诊为人格障碍。他们可能被描述成天生"充满依赖性""被虐狂"或"自我挫败"的人。近期一个针对某所大型城市医院的急诊室作业的研究指出，临床工作者仍惯称被殴妇女为"歇斯底里""女性受虐狂""疑病症患者"或更直截了当地称为"废物"。

20世纪80年代中期，当美国精神医学会的诊断手册在进行修订的时候，这种误诊受害者的倾向成为争论的中心主题。一群男性心理分析家提议，要在手册中增订"被虐狂人格障碍"。这个假设性诊断，适用于任何"纵使有机会改变现况，仍留在被他人剥削、虐待或被利用的关系中"的人。这项提议激怒了一些妇女团体，并因而引发了一场激烈的公开辩论。妇女坚持要公开制定诊断准则的过程——这曾是一小撮男人保有的特权，并且首次参与进了心理学上实存现象的命名的过程中。

我是这个过程的参与者之一。当时令我万分惊讶的是，辩论是如此的毫不理性。妇女代表备妥了仔细论述、旁征博引的论文参与讨论；这些论文主张，先前所提出的诊断概念不但缺乏科学根据、忽视近期受害心理学的进展，而且会被用来污蔑无助的人，进而造成使社会倒退和充斥歧视的重大冲击。而精神

111

医学的男性主流派对此满不在乎地坚持否定。他们坦承对过去十年大量的心理创伤文献一无所知，也不认为有关切的必要。一名美国精神医学会的理事认为，讨论被殴妇女的事根本就"莫名其妙"。另一成员更直截了当："我从未见过受害者。"

最后，由于有组织的妇女团体的抗议，和对此论战的广泛宣传，使得某些妥协方案变得可行。先前提出的病症名称改为"自我挫败性人格障碍"（self-defeating personality disorder）。诊断标准亦随之改变，这种标签因而不能再使用于任何在身体方面、性方面或心理方面受虐的人。最重要的是，这个病症并未列入诊断手册的正文中，而是列在附录里。它先是在手册中被丢到不重要的一角，之后即一路衰微至今。

新概念的需要

被虐人格障碍概念的误用，也许是对患者最污蔑的诊断错误之一，但绝非唯一。一般而言，现有精神医学准则内的诊断类别，完全没有为极端状况创伤患者而拟定的，也根本不适用于他们。创伤患者持续性的焦虑、恐惧及恐慌等症状，并不同于一般焦虑症，他们的身体化症状也不同于一般的心身症。他们的消沉与一般抑郁症也不一样。而且，他们自我认同的破坏和人际关系生活的退化，与一般人格障碍患者亦迥然不同。

缺乏准确而全面性的诊断概念，会对治疗产生严重的不良后果，因为这样常使得患者当下的症状和过往创伤经历间的关联得不到考虑。硬要将患者套入现有的诊断模式里，至多只能得到对问题的部分理解和片段式治疗。最常发生的是，长期创伤者通常在沉默里受苦；即使他们抱怨，人们也根本不了解他们的怨言。他们可能会收集许多药品应对病痛：一帖治头痛、一帖治失眠、另一帖治焦虑、再一帖治抑郁。但这些多数没什么用处，因为创伤的症结点并未处理。当看护者厌烦了这些长期郁郁寡欢又老不见什么改善的患者时，使用充满轻蔑的诊断标签的诱惑遂变得难以抗拒。

即使是现今所使用的"创伤后应激障碍"诊断定义，还是不够准确地符合需要。现有的诊断标准主要来自非重复性创伤事件之创伤患者，它们基于战斗、灾害和强暴的典型模式。对长期、重复性精神创伤的创伤患者而言，他们的症状通常是更加复杂的。长期受虐的创伤患者会发展出独特的性格变化，包括情感关联能力和自我认同的变形。童年受虐的创伤患者也会发展出类似的人际关系和自我认同方面的问题；此外，他们极易受到重复伤害，不管是自我引起的抑或他人施加的。目前对创伤后应激障碍的论述，并未能捕捉到长期重复性精神创伤千变万化的症状显示，亦未能捕捉到发生在被俘时所产生的严重人格变形。

长期重复性精神创伤随后出现的症候群需要一个自己的名称，我提议称它为"复合性创伤后应激障碍"（complex post-traumatic stress disorder）。患者对创伤所产生的反应最好以连续光谱的方式理解，而非当作单一的病症。症状的范围从自己会好转、不需要任一诊断准则的短期压力反应，到典型或单纯的创伤后应激障碍，再到长期重复性创伤的复合性症候群。

虽然复合性创伤症候群（complex traumatic syndrome）系统化地论述过，但许多专家都不约而同提及创伤后症状的光谱概念。科尔布评论创伤后应激障碍的"异质性"（heterogeneity）时说："创伤后应激障碍与精神医学的关系，就如同梅毒与医学的关系一般。长久以来，（这疾病）好像在模拟每一种人格障碍……就是那些经历长期胁迫的人容易产生的严重而固着的人格解体。"其他专家也提醒人们注意长期重复性的精神创伤会引起的人格变化。曾经照顾纳粹大屠杀创伤患者的精神科医生艾曼纽·泰内（Emmanuel Tanay）观察到："精神病理也许掩藏在人格变化中，而只显现于困扰的人际关系里，与对工作、世界、人类和上帝的态度中。"

许多经验丰富的临床工作者表示，除了单纯的创伤后应激障碍以外，确实有必要再发展另一套诊断准则。里德兰在观察纳粹大屠杀创伤患者的症候群时发现："创伤性神经官能症的概念，似乎不足以涵盖临床征候的多样性与严重性。"治疗过东南亚难民的精神科医生也认为，创伤后应激障碍须有一个"延伸的概念"，用以理解严重、长期且大量的精神创伤。有位权威专家建议采用"创伤后性格障碍"（post-traumatic character disorder）的概念。其他专家则提议"复杂性创伤后应激障碍"的概念。

医治童年受虐创伤患者的临床医生也注意到需要有一个延伸的诊断概念。为了区别对精神打击的影响力，特尔称单纯的创伤为"第一型"（Type I），而称长期、重复性的精神创伤为"第二型"（Type II）。她对"第二型"创伤症候群的描述包括否认和麻木无感、自我催眠和解离，以及极端消极和暴怒的交替出现。精神科医生珍·古德温（Jean Goodwin）从观察童年受虐创伤患者中，发明了用首字母拼成"恐惧"（FEARS）代表单纯的创伤后应激障碍，而用"严重恐惧"（BAD FEARS）代表重度的创伤后应激障碍。

由此可见，研究人员经常注意到复合性创伤症候群根本的均一性，并给了它许多不同的名字。现在，是该给这个病症一个正式、公认名称的时候了。目前，根据七个诊断标准（见附表一），复合性创伤后症候群已被正式考虑纳入美国精神医学会诊断手册的第四版中。目前有一些临床试验正在进行，以确定是否能利用这些诊断标准，从长期受创者中可靠地诊断出此症候群来。这个过程牵涉的科学及智力的程度，都远超过前述那些可笑的"被虐狂人格障碍"的辩论。

在复合性创伤症候群的概念得到更广泛的重视后，它又有了几个新的名字。美国精神医学会诊断手册的工作小组，曾选择"未详细说明的极端压力症"（disorder of extreme stress not otherwise specified）的名称。国际疾病分类组织（The International Classification of Disease）正考虑将之命名为"来自惨痛经历的人格变化"（personality change from catastrophic experience）。这些命名也许笨拙且不恰当，但实际上任何命名只要能给予此症候群的认可，皆胜于完全没有命名。

对于那些长时期遭受剥削的人而言，为复合性创伤后应激障碍命名，等于是授予他们应得的一些认可。这是一种尝试，企图寻求一种既忠于心理学家的观察结果，又满足创伤者精神需求的语言。这也是一种尝试，通过向那些比任何研究人员都有更深刻体会的创伤患者学习，以便进一步了解被囚禁的影响。

成为精神科患者的创伤患者

心理卫生的医疗系统内充斥着童年遭受长期、重复性精神创伤的患者，对那些多数童年受虐从未得到精神医学的关注的人来说，就更是如此。这些人必须自求多福才能得以康复。虽然仅仅少数的创伤患者（通常是那些受虐经历最严重的人）最终成为精神病患，但许多、甚或可说是大部分的精神病患是童年受虐的创伤患者，这个资料是毋庸置疑的。在细心的探究下，精神科 50% 的住院病患与 40% 的门诊病患，都报告了生理方面、性方面或两者皆有的受虐经历。一项针对精神科急诊室患者的研究显示，70% 有受虐的经历。由此可见，童年受虐显然是导致一个人在成年后寻求心理治疗的主要因素之一。

当童年受虐的创伤患者成为精神病患时，他们常呈现一系列令人困惑的症状，痛苦烦恼的程度也比一般患者高。最令人印象深刻的研究或许是发现其症状的数量和种类之多，以及它们与患者童年受虐经历的关联性。心理学家杰弗里·布莱尔（Jeffrey Bryer）及其同僚指出，有身体或性受虐经历的妇女，在躯体化（又称身体化）、抑郁、一般焦虑、恐惧焦虑、人际的敏感性、妄想多疑和精神异常（psychoticism，可能是解离性症状）等方面的标准化测量中，分数显著地高出其他患者。心理学家约翰·布洛尔（John Briere）的报告也指出，童年受虐的创伤患者会出现比其他患者更多的失眠、性失调、解离、愤怒、自杀倾向、自残、毒瘾和酒精中毒等症状，而且这些症状的项目几乎不胜枚举。

当童年受虐的创伤患者寻求治疗时，会出现心理学家戴尼斯·格林纳斯（Denise Gelinas）所谓的掩饰的表象（disguised presentation）。他们是由于体现的许多症状或是由于人际关系方面的困扰而前来求助：亲密关系、对他人的需要有过度的反应及重复性受害的问题。然而最常见的情况是，不论患者或治疗师，都未能识别出患者当下呈现的问题与其长期创伤经历之间的联结性是怎样的。

在心理卫生的医疗系统里，童年受虐的创伤患者就像其他的受创者一样，经常被误诊或接受错误的治疗方式。由于所呈症状的数量和复杂性，他们得到的治疗往往是片面而不足的。而且，由于普遍在亲密关系中遭遇困难，他们极易被医护者造成二度创伤。他们甚至会卷入持续性、具有破坏性的互动，在这一过程中，生理或心理卫生的医疗系统会复现虐待家庭的行为。

在复合性创伤后症候群的根本问题识别出来之前，童年受虐的创伤患者经常会被加诸许多不同的诊断。治疗师在判定病情时，很可能会将具有强烈负面含义的诊断给予他们。治疗师经常应用于童年受虐的创伤患者，但尤其令人困扰的三种诊断是：躯体化障碍（somatization disorder）、边缘性人格障碍（borderline personality disorder），以及多重人格障碍（multiple personality disorder）。这三种诊断曾被归入现在已过时的名称"歇斯底里症"里。得到这些诊断的患者（通常是妇女）常会挑起医护者极其强烈的反应。她们的可信度经常受到质疑，她们频频地被指责是装病；她们经常是学术派别激烈争论的中心主题；有时她们更受到医护者毫不掩饰的厌恶。

这三种诊断都有污蔑贬抑的含义。其中最臭名昭著的是边缘性人格障碍的诊断。在心理卫生专业中，此名称的使用通常不比辛辣刻薄的侮辱好多少。如同一位精神科医生直率地表示"在我担任住院医生时，我记得有次问我的指导教授要如何医治边缘性人格障碍的患者；他略带讽刺地回答说：'你将他们转诊给其他的医师。'"精神科医生欧文·亚隆（Irvin Yalom）描述那些人到中年、只顾安逸的精神科医生时，一听到"边缘性"这个名词，就好似"把恐怖刺入心脏"一般。一些临床工作者辩称，"边缘性"这个名词已经变得如此充满偏见，以致它正如之前的名称歇斯底里症一般，必须一并摒弃。

这三个诊断分析有许多共同的特点，它们经常会集中发生或会有部分一致的情况出现。得到这三个诊断中任何一个的患者，常有几个其他的诊断亦适合他们。例如，除却许多的生理症状外，多数躯体化障碍患者—并有重度抑郁症（major depression）、广场恐怖症（agoraphobia）和惊恐发作（panic）。过半的患者也同时得到诸如做作性（histrionic）、反社会（antisocial）或边缘性人格障碍等附加诊断。类似地，边缘性人格障碍的患者也经常饱受重度抑郁症、毒品滥用、广场恐怖症或惊恐发作，以及躯体化障碍之苦。大部分多重人格障碍的患者皆有严重忧郁的经验，多数人并符合边缘性人格障碍的诊断准则。他们通常有无数的心身症状，包括头痛、无缘由的疼痛、肠胃不适、歇斯底里的转化症状。在多重人格障碍的患者的根本问题被识别前，这些病患每人平均得到三种精神科或是神经学的诊断分析。

这三种障碍都与高度的易被催眠或解离有关，但在这方面，多重人格障碍的患者表现的症状可说是自成一格。他们拥有的意识解离的能力令人叹为观止。他们呈现的一些更加怪异的症状，可能会被误认为精神分裂症

（ schizophrenia ）。例如，他们也许有遭受另一重人格操控的"消极地被支配"的经历，或曾在脑海内产生多重人格争吵的幻觉。边缘性人格障碍的患者虽然很少有这种人格解离上的超能力，他们的解离症状也是高度地反常。有关躯体化障碍患者，研究人员也发现他们极易被催眠，并呈现心因性健忘的症状。

在密切的人际关系方面，这三种障碍的患者皆经历典型的困扰。这类困扰在边缘性人格障碍的患者中有最广泛的描述。的确，强烈和不稳定的关系模式，是让治疗师给予这种诊断的主要标准之一。边缘性的病患觉得孤独难忍，但也谨慎地提防他人的接近。他们既怕被抛弃又怕受控制。他们摆荡在紧抓不放与畏缩禁闭两个极端之间，亦飘忽在悲惨地顺从与狂怒地反抗之间。他们极易与被他们理想化的医护者建立"特殊"的关系，人际间基本的界限已受到忽略。作者认为，这种不稳定性是源自童年人格形成期中失败的心理发展。一位权威专家表示，边缘性人格障碍的主要问题在于"未能成功地建立自己对情感对象的稳定性"，也就是说，未能在自己内部产生完整的信任的概念。另一专家表示，这些病患无法将那些提供给自身一种暂时抚慰性的安全感加以内化，因而导致人际关系发展的失败。换句话说，边缘性人格障碍的病患无法在脑中唤出一个与医护者有可靠关系的影像，以致无法得到平静或抚慰。

多重人格障碍的患者也会经历这类猛烈不定的关系模式。因为患者拥有高度功能区域化的特质，这种异常矛盾的关系模式也许由解离的"变换"人格来执行。不但如此，多重人格障碍的患者亦易于发展强烈和高度"特殊"的情感关系，其间充斥着人际界限的侵犯、矛盾冲突和剥削。身体化障碍患者也有在亲密关系方面的困难，包括性关系、婚姻及养育孩子等方面的问题。

自我认同形成机制的失调，也是边缘性及多重人格的特征（这在躯体化障碍患者里还没有系统化地研究过）。自我崩溃而进入解离人格，是多重人格障碍的病患主要的特征。这些分裂的人格通常包括至少一个"可恶的"或"罪恶的"分裂人格，以及一个循规蹈矩、唯命是从或"良好的"分裂人格。边缘性人格障碍的患者缺乏解离的能力以形成分裂的人格，但他们在发展出整合的自我认同上亦遇到类似的困难。他们认同的自我形象被分成极端的好与极端的坏。一个不稳定的自我感是边缘性人格障碍的主要诊断准则之一，而一些理论家认为，自我和他人内在表征的剧烈分割，是此障碍主要的、根

117

本的病理特征。

这三种障碍的共同特征是，病源都始于患者童年精神创伤的经历。此种关联性的证据从明确的到暗示性的都有。严重的童年精神创伤，目前已确认是多重人格障碍的病因。精神科医生法兰克·普特南（Frank Putnam）的一项研究显示，100 位病患中，97 位有严重的童年创伤历史，最常见的是性虐待、体虐，或两者均有。在这些可怕的历史里，极端的性虐待和杀气腾腾的暴力是必然而非例外的现象。几乎过半的病患曾亲眼目睹他们亲密的人横死的场景。

我的研究调查亦显示，大多数（占 81%）边缘性人格障碍的案例中，都有严重的童年创伤经历。虐待通常在幼年就开始，一般是严厉且长期的，虽然严重性很少达到多重人格障碍的患者所描述的极限。虐待愈早开始，严重性愈高，创伤患者就愈可能呈现边缘性人格障碍的症状。许多其他的研究报告，也证实边缘性人格障碍症状和童年精神创伤经历两者之间的关联性。

目前还没有足够的证据，证明躯体化障碍和童年精神创伤之间的关联性。此病症有时亦会称为布理克症候群（Briquet's syndrome），这是因 19 世纪一位法国医生——沙可的前辈——保罗·布理克（Paul Briquet）而得名。对于这些患者的观察，布理克的报告充满了对家庭暴力、童年精神创伤和虐待事例的引用。在一项针对 87 名不足 12 岁儿童的研究中，布理克注意到 1/3 曾遭受"惯性虐待，或曾经常强忍在恐惧里，或曾被父母严苛地操控着"。在另外 10% 的案例中，他将孩子的症状归因于来自父母之外的人所施加的虐待创伤经历。相隔一个世纪之后，身体化失常与童年虐待两者间关联性的研究终于又复兴了。最近一项针对躯体化失常的妇女研究发现，有 44% 的妇女曾在童年被（通常是亲戚）性骚扰。然而，这项研究仅仅集中于早期的性经验；工作人员并未探询患者任何有关体虐，或有关家庭暴力氛围的问题，系统化的调查（针对躯体化失常患者的童年经历的）尚未开始进行。

最容易理解这三种障碍的方法，是将它们视为复合性创伤压力症的变体；它们的确是从患者对创伤环境所作的适应机制衍生出个别的机能特征。复合性创伤后应激障碍里的生理性神经官能症，是躯体化失常患者最突出的症状；意识知觉的变形在多重人格障碍的患者那里最为显著；而自我认同和人际关系的失调在边缘性人格障碍的患者那里最为凸显。复合性创伤症候群的中心概念，既可解释这三种障碍的特殊性，亦可解释它们之间的相互联系性。而且，此理论还将曾被称为歇斯底里症的描述片段重组、归纳，并重新肯定它们在心理创伤历史上所有的共同病源。

有了童年心理创伤史的依据，这三种障碍许多令人困惑的特点于是变得可以理解。更重要的是，创伤患者本身变得可以理解他们自己。当识别出其心理障碍是源自一个受虐的童年环境时，他们不需再将这些障碍归因于自我的一种固有缺陷。因此，他们现在可赋予自己的经历一个更新的意义，并创造一个没有污蔑、全新的自我认同。

了解童年精神创伤在这些严重病症里的效应，等于增进了不同治疗层面的知识。这种理解将成为患者和治疗师建立合作联盟的依据，它将之常态化并认可创伤患者对过往事件的情感反应，也承认这些反应可能是出于患者对目前环境的不适应。此外，若治疗师和患者有共识，了解到创伤患者普遍会经历的人际关系障碍与易再度受创的特质，这将帮助他们在治疗关系中免于不经意地导致悲剧重演。

承认精神创伤的存在，是病患复原过程中的关键；关于这个论点，患者的证词即是最有力的佐证。三位创伤患者在接受长期心理治疗后，终于发现他们心理问题的病根是源于严重的童年受虐经历；但在此之前，他们都经历了无数的错误诊断和失败治疗。而且，每一位都激发我们去解读他们的语言以及辨识那隐藏在层层伪装下的复合性创伤后症候群想法。她们的历程代表了其他患者的经验。

第一位创伤患者芭芭拉显示出躯体化障碍的主要症状。

> 我住在一个医生或药物都帮不上我的人间地狱里……我不能呼吸，当我试图吞咽食物时，我会痉挛，我的心在胸口里敲个不停，我的面孔麻痹，我睡觉时有舞蹈病（St. Vitus Dance）的症状⊖。我有偏头痛，而且右眼上的血管紧绷，以至于我不能闭上那只眼睛。

> （我的治疗师）和我都确定我有解离的症状。虽然它们很似独立的

⊖ 圣徒维特斯是舞蹈家、青年人和狗的守护神。以其命名的舞蹈病，特征是中枢神经系统的急性干扰，而导致面孔和四肢肌肉的不随意运动。——译者注

人格，但我知道它们是我的一部分。当恐怖第一次浮现时，我经历一种心理的死亡。我记得与许多人一起浮在一朵白云上，但他们的面孔模糊不清。然后两只手出现，压在我的胸口上，并且有个声音说："别进那里面去。"

若我在崩溃的当下去求助，我想我大概会被归类为精神障碍。给我的诊断大约会是躁郁症，并带有精神分裂症、惊恐发作和广场恐怖症的特点。当时没人有充足的诊断信息可以识别我有（复合性）创伤后应激障碍。

第二位创伤患者泰妮，被诊断患有边缘性人格障碍。

我知道所谓边缘性与那些诊断玩意儿后情况就好转了。拿到那个诊断分析，准确地印证了家人对待我的方式。从那一刻起，他们对我的所作所为，就不再以事出有因来看待了。所有那些心理治疗的破坏性，正如以前所发生的伤害是一样的。

否定我经历的事实，这是让我最受伤害的。最糟糕的是，我变得无法相信任何人。我知道我的行为很卑劣，但我并没发疯。有些人会这样是因为他们感到绝望。这一路走来，终于遇到一些觉得我还过得去的人，尽管我有严重的问题。好的治疗师是那些能真正确认我经历的人。

第三位创伤患者是荷佩，她呈现多重人格障碍的主要症状。

很久很久以前，有一个可爱的孩子被烙印上妄想型精神分裂症的污名……这标记是如此的沉重。因为我从未增长进步，我总是被强行放入那个框框里……我被不知名的东西包围、覆盖着。那些不敏锐、戴着眼镜的心理医生，哪能在我这既单调乏味又费力的个案工作上训练出一种专业的头脑。不！妄想型精神分裂症的诊断让我现在无法亲切地、若无其事地回去看那认真的实习医生，对他说："你错了。它真的不是妄想型精神分裂症，它只是我终身的哀伤，没什么大不了的。"

不知怎的，那些残忍的话像洒在我的麦片粥上、像渗透到我的衣服里似地无处不在。我感到它们用严厉的眼光看着我，用无形的手压着我。在那些把头撇开的医生眼中，我仿佛可以读出那没说出口的问题；他们小心翼翼、一再重复地将思想的范围缩小和简化，说是为了我的利益着想。年复一年，他们一成不变。那似鬼魅般如影随形的控制，早已成为我的生活方式。对复原的期望渐渐地淡了。情况愈来愈退步。一条潜伏的蛇仿佛始终缠绕在我心头，挥之不去。

最后，因着那虽然还是小小的声音，却愈变愈鲜明的激励，我的梦终于开始解锁。我开始明白一些沉默、从未说出口的话的含义。我看见一副面具，它看起来像我。我脱下它，然后看到一堆乱七八糟、惊慌失措的人蜷缩在一起，试图遮掩那些可怕的秘密……

一个字一个字地，"妄想型精神分裂症"这个名词开始就位，但它们看起来像是那些会伤害孩子、欺瞒、掩盖罪行以及更加恐怖的感觉、想法和行动。

我开始意识到，这标签、诊断，都是人为的，好比绣在普莱恩（Hester Prynne）衣胸上的字母"A"（《红字》的女主角，胸口的A代表通奸（adultery）的意思）……随着时间流逝，其他的名称诸如"受伤的孩子""不体面的人""女人与女人""男人与男人"，继续做着那些丢脸的事……渐渐取代这符号、这标签、这诊断。

我把我那所谓的"妄想型精神分裂症"，和我所有的烦恼忧虑一起打包，让它们滚到费城去。

第二部分

复原的阶段

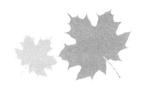

第 7 章

治 疗 关 系

治疗师的责任之一，是须确保其权力的使用仅限于促进患者的复原，并须抗拒所有滥用权柄的诱惑。这个承诺，是任何健全治疗关系中的关键所在。

心理创伤的核心经历是自主权的丧失（disempowerment）和与他人感情联系的中断（disconnection）。因此，治愈伤痛的基础在于重建创伤患者的自主权和创造新联系。复原仅能在患者拥有人际关系的情况下进行，不可能在隔绝中进行。在与他人重建联结的过程中，创伤患者须重塑由创伤经历损坏或扭曲的心理机能，包括基本的信任感、自由意志、主动性、能力、自我认同和亲密感。这些机能原本即是从人际关系中形成，也必须在这样的关系里重建。

首要原则：恢复自主权

复原的首要原则是恢复创伤患者的自主权。在自我重建的过程里，她必须是全权的主导者和裁决者，他人可以提供忠告、支持、协助、关爱和照顾，但不能代替她走向痊愈。许多基于仁慈和善意协助创伤患者的企图之所以会失败，正在于未遵循这个自主权的根本原则。干预创伤患者的自主权不可能促进她康复，即使看起来似乎最能立即让她受益。一位乱伦恶行创伤患者如是说："好的治疗师是那些可以真正确认我的经历，并帮助我控制自己的行为、而不是设法控制我的人。"

传统医疗方式下训练出的医护人员，往往很难掌握并实践这项基本原则。唯有在极为例外的情况下，即当创伤患者完全罔顾照料己身的责任，或是有直接伤害自己或危及他人的危险时，才有迅速干预的必要，不论是否取得创伤患者的同意。即便如此，医护人员也没有单方面行动的必要；在不危及创伤患者安全的情况下，仍应咨询她的意愿并提供给她任何可行的选择。

这项把自主权归还给精神受创者的原则，已受到广泛地接受和认可。卡迪纳定义治疗师的角色为病患的助理，目的是"帮助病患完成他尝试要做的自发性工作"，以及恢复其"更新主控的元素"。一直从事人质研究的塞门兹，描述他治疗的原则为：重建受害者的自主权、减少隔绝、增加受害者的选择，以降低其无助感，和抑制任何试图支配受害者的发展。小区激进分子埃文·史塔克（Evan Stark）和安妮·弗黎克里弗特（Anne Flitcraft）在从事被殴妇女的治疗工作时说，他们的治疗目标是重建自由意志与自主权。他们定义自由意志为"有足够的独立感、灵活性和自属感，能明确地顾及自身利益……和做出有意义的选择"；定义自主权为"由独立的自由意志汇合而成的相互支持"。他们的论点是，被传统医疗或心理卫生诊所视为无助和"退化"的女性患者，当她置身于经历被确认、能力受认可和受鼓励的收容环境时，外表和行动上看起来就像一个"坚强的创伤患者"。

创伤患者和治疗师之间的关系，是许多人际关系中的一种，但绝不是促进复原的唯一关系，甚至并非是最有效的关系。受创者通常不愿意寻求任何形式的帮助，更别提心理治疗。但是许多饱受创伤后应激障碍之苦的人，最终还是须从心理医疗途径寻找帮助。例如，关于越战退伍军人的一项全国研究发现，在从战场回国以后，多数有创伤后症候群症状的越战老兵，至少有一次因为精神健康方面的问题寻求治疗。

患者和治疗师之间的关系在某些层面是很特殊的。首先，它存在的唯一目的是促进患者康复。在推动这个目标的历程中，治疗师成为患者的盟友，将她的知识、医术和经验等所有资源都毫无保留地与患者分享。其次，这个治疗关系很特别，因为患者和治疗师之间有一个关于权力运用的合约。患者是由于需要帮助和照顾才求助于心理治疗，基于此需要，她自愿地进入一个不平等的关系，在其中治疗师有较高的地位和权柄。在童年对父母依赖的感觉不可避免地被唤起了，这些感受被称为移情作用（transference），能更进一步地恶化治疗关系里权力不平衡的状态，并使所有的患者更脆弱、更易遭受剥削和伤害。

治疗师的责任之一是须确保其权力的使用仅限于促进患者的复原，且必须抗拒所有滥用权柄的诱惑。这个承诺是任何健康治疗关系中的关键所在，对专横式和剥削式权力运用的受害患者而言，这个承诺尤其重要。

在投身治疗关系时，治疗师须承诺保持公正和中立的态度，以尊重患者的自由意志。"公正"代表治疗师不得为了满足任何私人目的使用她对患者的权力。"中立"意指治疗师对于患者内在的矛盾冲突，不表达偏袒任何一方的立场，且不支配患者人生中的任何决定。治疗师须克制地推展个人的目标，并应经常提醒自己，患者才是她自己人生的主宰。虽然这是从未被完全实现过的理想，但保持公正和中立的态度，仍是治疗师须努力的目标。

治疗师的医术中立不等于道德中立，与受害者携手合作需要坚定的道德立场。治疗师是要见证一项罪行，所以必须坚定自己与受害者团结的立场。这并不代表一个过分单纯化的概念，即受害者不会犯错；更确切地说，它意味着治疗师要认识到，创伤经历的遭遇在本质上对受害者是极不公平的，所以有必要归还患者些许公道。这个确认会表现在治疗师的行为中、表现在她的言语中，以及最重要的是，在她对患者采取说真话、不躲避和不虚伪的态度的道德承诺中。治疗纳粹大屠杀创伤患者的心理学家耶尔·达涅利（Yael Danieli）指出，即使仅在搜集家族史的例行过程中，都应采取这种道德立场。当创伤患者谈及他们的亲人"死了"的时候，她更正他们应说得更确切些，是"被谋杀了"："从事创伤患者家属医护工作的治疗师和研究人员发现，他们遇到的是被大屠杀剥夺正常世代交替的人。不但如此，大屠杀剥夺了、甚至仍旧在剥夺他们自然、单独死亡的权利……因而剥夺了他们正常的哀悼和伤痛。用'死了'描述创伤患者的亲人、朋友和社群的遭遇，显然是创伤患者的一种防御机制，目的是帮助自己免于面对谋杀这个大屠杀中最关键的事实。"

治疗师的角色是既富智慧又具关联性的，这些特性将促进洞察力和同理心的结合。卡迪纳注意到，就症状的本质和意义而言，"治疗的核心应该是不断地启发患者"。但同时，"医生对待这些患者的态度是类似有保护之心的父母。他必须耐心地帮助病患恢复他对外在世界的了解与掌控。这是不能够以敷衍塞责、随便开个处方的态度来完成的。"心理分析家欧托·康伯格（Otto Kernberg）在治疗边缘性人格障碍的患者时，曾有类似的观察："治疗师的同理心起源于他的情感理解与他对患者所产生的暂时性认同感和关怀，它类似一个婴孩的'好母亲'应有之同理心的元素……然而在治疗师的工作中，一种完全属于理性、颇具认知力和几近苦修的层面，使他们与患者间的关系完全不同于一般的关系。"

治疗同盟的建立不可能一蹴而就，它必须由患者和治疗师苦心孤诣地一同打造。成功的治疗必须仰赖一个良好的合作关系：双方的相处模式应该是劝服而非压服、沟通理念而非强制执行、建立互动关系而非专横控制。对于这些方式的价值和效应，双方应有绝对的信心，双方的行为也都应该遵循这些准则——那些被创伤经历粉碎了的信念。精神创伤损坏了患者加入一个信任关系的能力，对治疗师也会有间接但强烈的影响。因此，患者和治疗师在此工作联盟中，势必会面临一些困难，双方应从一开始就理解并预期到会有这些困难。

创伤性移情作用

在治疗关系中，创伤后症候群的患者会对治疗师发展出典型的移情作用。他们对任何一个权威的情感反应，都被其恐怖的经历扭曲了。因此，不同于一般的治疗经验，创伤移情反应有一种强烈的、非生即死的特质。康伯格表示，这好像是"患者的人生取决于能否有效地掌控治疗师"似的。有关创伤性移情作用的变化，一些最深入的观察出现在边缘性人格障碍典型的病历中，虽然当时创伤的起源还不为人知。在这些病历中，破坏性的力量显然一再地闯入治疗师和患者的关系之间。这个力量过去以为始于患者先天的侵略性，现在则认为可能是来自加害者的暴力。精神科医生艾瑞克·里斯特（Eric Lister）注意到，精神创伤患者的移情作用并非反映出单纯的二人关系，而是三人组合："令人毛骨悚然的是，当患者和治疗师面谈时，好像有第三者在场似地，他是施虐者……他要求保持缄默，但他的命令现已不被奉行。"

创伤性移情作用不仅反映出患者的恐怖经历，并反映出患者的无助经历。精神创伤受害者当时是完全无助的，她无法保护自己，所以呼喊求救，但无人帮她。她感觉完全被摒弃不顾，这个经历的记忆将弥漫在所有往后的人际关系中。患者无助的、被放弃的情感信念愈强，她愈渴望能得到一位全能的救助者。通常她会选择治疗师来扮演这个角色，并对治疗师发展出一种强烈及理想化的期望。患者将治疗师理想化，可使自我产生一种受保护的幻觉，用以对付精神创伤恐怖感觉的再现。在一个成功的个案中，患者和治疗师都意识到，恐怖的根源是来自患者的求救："治疗师说，'对某人有如此强烈的需求，却不能控制他，实在令人害怕。'患者之后转诊于其他医生，但持续这个想法，'可怕的是，你只要用你说的话……或漠不关心，或弃我而去，就能杀了我。'治疗师后来补充说，'我们能明白为什么你需要我是完美无缺的。'"

当治疗师未能符合这些理想化的期望时——当然她不可避免地会失败——病患通常会怒不可遏。由于患者感到她的生活好似取决于救助者，她无法宽容、无法原谅任何人为的错误。越战退伍军人欧布莱恩的个案可以清楚地说明精神受创者对救助者——即使他仅有极小的过失——所产生的无助、绝望的愤怒。欧布莱恩这样描述他在战争受伤后的感受：

> 复仇的渴望一再啃噬着我。晚上有时喝多了，我会想起被炮弹打中后喊叫军医；然后是等待、等待，无穷无尽的等待。我昏了过去，醒来后再呼叫军医，这呼喊似乎令我更痛；我身上散发出可怕的恶臭，汗水和恐惧紧紧包围着我，巴比军医那笨拙的手终于来帮我了。这些细节不断地在我脑海里打转……我想喊叫："你这个笨蛋，我受伤了，我要死了。"但是我能做的，仅是悲鸣和哀号。这些我都记住了；医院和里面的一些护士，我也记住了，我甚至能记住我的愤怒。但我却没感觉了。最后，我只能感到那在我胸口深处的冰冷。第一，那家伙几乎杀了我。第二，这必须有报应。

这个证词不仅透露受害者面对死亡恐怖时，对无助的处境所展现的愤怒，而且显示他愤怒的对象，已从加害者转移至照护人员。他认为几乎害死他的是那个军医，而不是敌人。委屈和羞辱难堪的感觉更加深了他的愤怒，虽然他渴望得到救助者的帮助，却因自己污损的身体状况被看见而感到羞愧。当他在医院疗伤时，心中盘算着复仇大计，目标不是敌人，而是无能的救助者。许多精神受创者对于设法帮助他们的照护人员，都怀有相似的愤怒，并计划着类似的报复幻想。在这些幻想里，他们希望将同样难堪的处境、那种无助和羞辱，都加诸辜负他们、令他们不满的治疗师身上。

的确，精神受创患者有一股强烈的渴望要依靠治疗师的正直和能力，但她却做不到，因为信任的能力被创伤经历损坏了。在其他的治疗关系中，也许从一开始就可假定彼此间存有某种程度的信任；可是这个假设在精神受创患者的治疗关系里并不见得能够成立。患者进入治疗关系后，容易对治疗师产生各式各样的猜忌和怀疑，她常会认为治疗师根本不能或完全不愿帮助她。除非治疗师可以证明他的能力和意愿，否则患者将认定治疗师无法承受其精神创伤的真实面貌。直到他们确信治疗师能够忍受战争故事的细节，退伍军人不会与治疗师形成一个彼此信任的联盟关系。同样地，强暴罪行创伤患者、人质、政治犯、被殴妇女和大屠杀创伤患者，都对治疗师倾听的能力有类似的不信任。一位乱伦恶行创伤患者表示："这些治疗师表现得像是他们能医治所有的疑难杂症，但遇到真正的问题时，他们就退缩了。"

然而，若治疗师没有退缩，患者也同样会怀疑他如此积极的动机。她也许认为治疗师的许多动机和加害者是一样的。她经常怀疑治疗师有剥削或窥私的意图。如果精神创伤不幸再度发生或延长，那么，患者对治疗师的不合情理或有恶意的信念就更坚定了。遭受长期精神创伤而产生复合性创伤后症候群的病患，亦呈现复杂的移情反应。长期与加害者相处彻底改变了患者与人相处的关系模式，以至于她不只恐惧再度受害，也似乎无法保护自己免于受害，甚至很微妙地显得希望受害。统治支配与屈服顺从两股冲撞的力量，会重现于患者所有往后的人际关系里，包括与治疗师的关系。

长期精神创伤患者能精妙地掌握下意识和非语言的人际交流。由于长时间惯于解析其作为俘虏的情感和认知状态，创伤患者亦将此能力带入治疗关系里。康伯格发现，边缘性人格障碍的患者拥有"超自然的"能力，可揣测治疗师的心思并发掘其弱点。泰内指出，纳粹大屠杀创伤患者有"强烈的敏感性和感知能力"，他补充说："治疗师注意力有些微波动，这些病患都能迅速及异常敏感地觉察到。"

患者详查解析治疗师的每句话和每个肢体语言，以保护自己免于遭受预期中的敌对态度。由于不相信治疗师心怀善意，她会顽固地曲解治疗师的动机和反应。治疗师或许最终会使用非传统的方式反应患者的敌对态度；当治疗师不自觉地被引入这种统治支配与屈服顺从的拉扯中时，他也许会因一时疏忽，而重现虐待关系中的一些状况。这类发展模式在边缘性人格障碍患者的治疗中广泛研究过，一度被认为源于患者自我防御方式中的"投射性认同作用"（projective identification）；加害者再次于这种类型的相互作用中扮演影子的角色。当精神创伤的源头显露之后，治疗师会发现，原始的精神创伤与它在治疗关系中的再现之间，有离奇的相似性。普特南如此描述一名多重人格障碍患者的病例："患者在童年时一再地被捆绑，并被迫吮吸父亲的阴茎。在最近的住院治疗期间，她患有严重的厌食，而且有自杀倾向。工作人员设法通过胃管喂食，但她一直抗拒，并拔掉它。结果，他们被迫将她的四肢绑起来。患者被拴在她的床上，有一根管子强插在她的喉咙里；这一切都是以救她的命为名义。直到有人指出这些'治疗性'的干预行动与她早期被虐经历的相似性后，强迫喂食才中止。"

患者与加害者之间关系的重演，在含有性欲的移情作用里最明显；童年长期性受虐的创伤患者常会产生这类移情作用。患者会认为自己在他人心目中的唯一价值，特别是在权威者的眼里，只是作为一个性对象。就这一点，举例来说，在一个被诊断为边缘性人格障碍的乱伦恶行创伤患者病历里，治疗师描述一个冗长但成功的治疗的最后面谈过程如下："她现在终于感觉自己是个成年人了；尽管如此，我没有与她发生任何性关系的事实，或许会让她觉得是因为自己不够性感。在最后的诊疗面谈中，她好奇地想知道，如果她除了口头上谢我之外什么都不做的话，我是否能够知道她有多感激我对她的诊治。走到门口时她意识到，或许光说声谢谢就够了。这是在我们首次诊疗面谈后的第7年。"

有些患者会将与治疗师发生性关系的欲望表现得相当直接，有些甚至会要求将这样的关系作为唯一能令人相信治疗师是真心关怀患者的证明。但即便是这样的患者，亦畏惧在治疗中重演性的关系；这样的再现简直就是证实患者的信念——所有的人际关系都是腐败的。

多重人格障碍的患者展现极端复杂化的创伤性移情作用，这些移情作用也许高度地分裂，每一部分由不同的人格拥有。普特南建议，诊治这些患者的治疗师，须做好妥善的心理准备，应将强烈的敌对和有性欲的移情作用视为惯例。即使是没有这类极端解离能力的患者，移情作用也可能是纷乱和破碎的，且易摇摆不定，这是创伤症候群最显著的特征。因此，对患者和治疗师双方而言，复原关系内的情感转变，势必都是变化莫测、混淆不清的。

创伤性反向移情作用

精神创伤是传染性的。治疗师在为灾难或暴行做见证时，有时情感上会显得无法负荷。她体验到和患者一样、但可能程度稍低的恐怖、愤怒和绝望。这种治疗师对病患的移情现象，就是所谓的"创伤性反向移情作用"（traumatic countertransference），或称为"替代性受创"（vicarious traumatization）。治疗师可能会开始出现创伤后应激障碍的症状。治疗师听了患者的创伤故事，重新勾起自己过往的创伤回忆。她也可能发现，与患者故事相关的影像会闯入自己的幻想或睡梦中。在一个案例里，一位35岁的病患阿瑟，童年被他父亲残暴地虐待过，他的治疗师也开始做和患者一样怪诞的噩梦：

> 阿瑟告诉治疗师，他仍然畏惧父亲，即使父亲已过世10年之久。他觉得父亲能从坟墓内偷窥，并控制他。他相信，唯一能战胜他父亲恶魔般力量的方式，是把他的尸体挖掘出来，然后将一根木桩直直地插入他的心脏。自此之后，治疗师开始有鲜明逼真的梦魇，在其中，阿瑟的父亲以一个被掘出而腐烂尸体的形式出现，并进入她的房间。

因此，从事这类医护工作的治疗师，本身心理健康有被危及的可能性。治疗师不良的反应若无法被理解并抑制，则足以导致与患者治疗联盟的破坏及与专业同侪的冲突。医护精神受创者的治疗师，必须有一个坚强持续的支持系统，足以帮助她应付这些强烈的反应。正如创伤患者无法在孤立的情况下康复，治疗师也无法单独面对精神创伤。

创伤性反向移情作用，包含治疗师对创伤患者和对创伤事件本身所有的情感反应。在医护纳粹大屠杀创伤患者的治疗师当中，达涅利观察到这些情感反应有着几乎客观的均一性。她认为大屠杀本身才是引起这些反应的主要来源，而非治疗师或患者的个人性格。这个解释认可了加害者的阴影，的确存在于患者和治疗师的关系间；并勾勒出反向移情作用——像移情作用一般的来源，并非始于一个简单的二人关系。

除了遭受创伤后应激障碍的替代性症状外，治疗师必须努力对抗，以免自己的人际关系会如患者一般遭到破坏。重复不断地暴露在人类贪婪和残暴的故事下，势必会使治疗师的基本信念面临考验，也加深她个人的脆弱感。一般而言，她可能会变得更害怕、更不信任他人，甚至在亲密关系中亦会如此。她可能会发现，对于他人的动机变得愈益怀疑，对于人类的现况也变得更加悲观。

治疗师亦因同理心而分担了患者无助的经历。这可能造成治疗师低估自己的知识及医术的价值，或忽略患者本身的力量和资源。反向移情作用下产生的无助感会动摇治疗师，甚至让她对心理治疗关系的力量都丧失信心。经验丰富的治疗师在心理受创患者面前，突然感到无能和绝望的情况并非罕见。普特南将老练的治疗师面对多重人格病患时的感受，描述为有强烈的压迫感和"英雄无用武之地"。在治疗遭受极端政治暴力及镇压的创伤患者时，类似的感觉也会出现。艾琳是一位性恐怖事件的受害者，她的案例描述了由于治疗师丧失信心，而导致暂时性治疗僵局：

> 25岁的妇女艾琳在接受心理治疗时，诉说了许多创伤后症候群的症状，包括明显的过度警觉、记忆侵扰和严重的禁闭畏缩。早先很外向的她，现已退出多数的社交活动，自我封闭于家中。一年前的一个约会里，她被强暴未遂；从那以后，加害者不断在夜晚打淫秽、威胁的电话骚扰她。他悄悄地跟踪她，并且在她的房子外监视她，她甚至怀疑她的猫是他杀害的。她曾经求助于警察，但感觉他们很冷漠，因为警察认为"什

么都没发生过"。

对于艾琳的沮丧和绝望，治疗师感同身受；因此，他开始对心理治疗的效果产生怀疑。之后他改变方针，为艾琳提供实用的意见。失望的艾琳拒绝他所有的建议……正如同她不接受所有来自朋友、家庭和警察的忠告。她感到加害者无所不在，不论她做任何事，加害者都会击垮她。心理治疗也无法帮助她；她的症状持续恶化，并且开始提及有自杀的念头。

在回顾这个案例时，治疗师意识到他和艾琳一样，被无助感淹没了。结果他对自己的基本能力——倾听的效用——都失去信心。在下一次面谈，他问艾琳是否曾对任何人叙述她被强暴未遂的始末。艾琳说，没人真正愿意倾听；每个人都要她赶紧振作起来，恢复正常。治疗师表示，他明了艾琳内心的孤单寂寞，并能体谅她对治疗师倾听意愿的怀疑。艾琳听后突然痛哭流涕，她的确认为治疗师不愿倾听她的故事。

在后续的面谈中，随着艾琳倾诉故事，她的症状逐渐消退。她开始采取更积极的行动保护自己，动员朋友和家庭，并找到向警方求助更加迅速有效的方法。虽然她曾与治疗师一起探讨她的新策略，基本上这些策略都是她自己主动规划的。

在治疗关系中，治疗师可能会尝试担任救助者的角色，以防卫自己那难以容忍的无助感。治疗师会扮演患者代言人的角色，而且会愈演愈烈。如此这般，她形同暗示患者是无法独立自主的。愈是接受患者无助的想法，治疗师愈会延续创伤性的移情作用，并剥夺患者的自主权。

许多老练且经验丰富的治疗师，通常会一丝不苟地维持治疗关系的界限，但当处于创伤性移情及反向移情作用的强大压力下时，却发现自己会违反治疗关系的界限，而担任起救助者的角色。治疗师可能会感到有义务扩大在非约定时间的治疗服务，而容许患者在非约定时间紧急联络。她会发现自己在晚上、周末，甚至度假时，都会接到患者的电话。然而这些特殊的措施很少会改善病况；相反地，患者会愈益感到无助、依赖或无能，她的症状通常会日渐恶化。

一旦这种情况发展到极致，为对抗无助感而产生的防御机制，会导致治疗师表现出一种特殊或全能的自大态度。除非治疗师理解并抑制这个倾向，不然，治疗关系极可能遭到破坏。各式各样极端的界限侵犯，大致包括性关系的发生，都经常利用患者有迫切的需要，或治疗师有作为救助者的天赋异禀等理由而加以合理化。在从事纳粹大屠杀创伤患者的研究时，克里斯托发现："治疗师扮演上帝的冲动是如此普遍，亦是如此病态。"心理分析家约翰·莫兹堡格（John Maltsberger）和丹·布依（Dan Buie）都提出类似的警告："三种最常见的自恋陷阱，就是以为可以治愈所有病患、知道所有答案和热爱所有人。因为拥有这三种本领的人古今罕见，除非这种倾向得以被适度地控制……（治疗师）将易于感受到浮士德式的无助和挫折感，并很想借用巫术和破坏性的手段解决他的困境。"

治疗师不但对受害者的无助感同身受，对受害者的愤怒也是。他会经历从一个愤怒的极端飘荡到另一愤怒的极端之体验。这些不同程度的愤怒，包括从激愤地说不出口的怒不可遏，到中度的烦躁挫败，到抽象的义愤。这些愤怒的矛头也许不只是针对加害者，并且是针对没有调解的旁观者、不了解不体谅的同侪，甚至是针对一般的社会大众。基于同理心的认同，治疗师也许会意识到患者愤怒的深不可测，而感到恐惧害怕。再次地，这类反向移情作用如果没有通过彻底解析，可能会引发剥夺患者自主权的行为。在一个极端的情况下，治疗师或许会先发制人地发怒，但在另一极端的情况下，她也许会对发怒的患者太迁就。童年受虐创伤患者凯莉的病例，说明治疗师对患者采取过分安抚的态度所犯之错误：

> 在经历长期暴烈的人际关系和失败的心理治疗之后，40岁的凯莉开始一个新的治疗计划，目标是"将愤怒赶出去"。她说服她的治疗师，唯有无条件地接纳她的愤怒，才能够帮助她产生信赖感。一次又一次的面谈后，治疗师觉得有胁迫感，并感到无法有效对她设限。凯莉指责治疗师不但无法使她产生信赖感，而且既愚蠢又无能。她埋怨治疗师就像她的母亲一样，终其一生懦弱地容忍她父亲的家庭暴力。

另外，治疗师也会对患者深刻的哀痛经历产生认同，觉得好像是自己在哀悼似的。西安格引用"苦难的历程"（via dolorosa，此乃耶稣基督前往殉难地点时所经之各各他山（Golgotha）的路线，意指苦路）形容创伤患者心理治疗的过程。曾帮助纳粹大屠杀创伤患者的治疗师，亦表达了他们"被悲痛吞噬"或"陷入绝望"的感受。除非治疗师有充分的支持协助承受这种哀痛，否则，她将无法实现为患者作见证的承诺，并且会感情用事地从治疗联盟里退却。心理医师理查德·莫里克（Richard Mollica）描述他在中南半岛难民诊所的工作人员，是如何几乎被患者的绝望击垮："在头一年，治疗的首要任务是应付患者的绝望感。我们知道绝望的感觉是极具传染性的。"当工作人员开始意识到他们只是被太多的悲哀故事所淹没时，情况就改善了："随着经验的增加，一种自然的愉悦和感情开始弥漫在我们和患者之间。在见证部分患者的改善，以及工作人员了解到他们的绝望感是受到患者影响以后，悲哀的气氛终于烟消云散了。"

卷入受害者与加害者的冲突里

治疗师所产生的创伤性反向移情作用，并不仅限于对受害者经历的情感认同。在扮演见证人的角色时，治疗师更易被卷入受害者和加害者之间的冲突里。因此她不仅能认同受害者的心情，而且会认同加害者的心态。对治疗师而言，认同受害者的情感也许已是极端痛苦了，要认同加害者的情感，对她来说可能更是恐怖异常，因为这意味着治疗师对自视为一个有爱心之人的严厉挑战。社会工作者海利对作战退伍军人的描述如下："治疗工作的首要任务，是使治疗师能面对自己内心残暴的一面，不仅是对患者的反应，亦是对他本身潜在的劣根性。治疗师必须能够想象，当他自己的身体和精神处于极端压迫下，或在公然许可和鼓励的氛围下，他也极可能做出杀人的行为。"

治疗师对加害者的认同，会以许多不同的方式表达出来。她也许会变得高度怀疑患者的故事，或可能开始淡化或合理化凌虐的事实。治疗师可能会对患者的行为感到反感和憎恶，或当患者的表现未达一些所谓"好"受害者应有表现的理想化标准时，变得极具批判偏见和吹毛求疵。她可能开始鄙视患者的无助，或是对患者想复仇的渴望感到偏执的恐惧。她也许有时对患者有毫不掩饰的憎恨，甚至希望能摆脱患者。最后，治疗师或许会感到窥隐的兴奋和迷感，甚而有性冲动。与性欲有关的反向移情作用是普遍存在的，尤其容易发生在照顾受性侵犯的女性患者的男性治疗师身上。根据克里斯托的观察，与精神创伤患者的相处，迫使治疗师要面对自己的劣根性："我们既然无法达到那些道德标准，就不必如此待人。因此，愤怒、憎恶、轻蔑、哀怜或羞辱，取代了原本治疗师认为对患者最有帮助的友善、慈悲的态度。将愤怒发泄出来的治疗师……其实是显示出自己的内心障碍，有抑郁症、过度放纵或勾引患者的治疗师亦是如此。这些当然是众所皆知的，但当我们在面对遭受巨大创伤的患者时，必须特别警觉地对待这个问题的存在……因为他们的人生经历，会对我们造成无比的冲击与影响。"

最后，治疗师的情感反应，不只包括对受害者和加害者的认同，还包括那些仅限于针对未受伤害的旁观者角色。在这些反应中，最深刻和普遍的是"见证人负罪感"（witness guilt），类似于患者的"创伤患者负罪感"（survivor guilt）。例如，对纳粹大屠杀创伤患者的治疗师而言，负罪感是最普遍的反向移情反应。或许治疗师只是对她没有遭受患者所经历的苦难，而单纯地感到歉疚。因此她可能无法放松自己，去尽情享受生活中基本的舒适和乐趣。另外，她也许会认为自己的行为是不完善或不恰当的，她可能会苛责自己没有充足的治疗热忱，或没有充分地投身于社会，并认为只有毫无保留地奉献才足以弥补她的缺失。

若治疗师的旁观者负罪感没有被适当地理解及控制住，她会冒不顾己身权益的风险。在治疗关系里，她或许会对患者的生活担负起过多的道义责任，因而再度以施恩的态度对待患者，并夺走患者的自主权。同样地，在工作环境里，她亦可能承担过度的责任，以致最终有心力交瘁的危险。

在治疗过程中，治疗师也可能因为再度引起患者经历受创痛苦而感到歉疚。精神科医生尤金·布理士（Eugene Bliss）描述：医治多重人格障碍的患者就像是"不用麻醉剂开刀"一般。结果是，即使当患者准备好要敞开心门，治疗师也可能会避免去探索其精神创伤。

医护复合性创伤后症候群的病患，将可能使治疗师产生更复杂的反向移情作用；尤其是医护童年长期受虐的创伤患者，治疗师最初可能对其受损的关系模式比精神创伤本身更为关注。的确，遥远的童年受虐经历是如今患者困扰的源头，这一事实可能在患者的意识里消失，也非常可能在治疗师的意识里不见了。再度地，在边缘性人格障碍的传统研究文献中，即涵盖了一些对这种复杂反向移情作用最敏锐的分析。

患者的症状，提醒人们注意到有个难以启齿的秘密存在，却也矛盾地让人将注意力从那个秘密移开。开始领悟到可能有创伤历史的存在，通常是来自治疗师的反向移情反应。根据患者的症状，治疗师体验到受虐儿童的内在混乱。患者认知状态的迅速波动，或许会带给治疗师一种不真实的感觉。在医治严重童年受虐创伤患者时，古德温描述了一种"存在的恐慌"（existential panic）的反向移情感觉。对这样的患者进行诊疗时，许多治疗师报告自己出现离奇、奥秘，或异常的影像、做梦或幻想。他们自己可能会经历异乎寻常的解离症状，不仅包括麻木和感知的扭曲，而且包括人格解体（depersonalization）、现实解体（derealization），以及受人操控的经历。有时治疗师甚至会同时与患者一起解离，这种情况发生在翠莎的案例中；离家出走的翠莎当时 16 岁，治疗师怀疑她有尚未被揭露的冗长童年受虐史：

> 在第一次与翠莎的面谈里，治疗师突然有飘出自己体外的感觉。她感到好像是从天花板往下看着自己和翠莎，这是前所未有的感觉。她暗中将指甲戳入自己的掌心，并将脚重重地踏在地板上，为了使自己有"着陆"的感觉。

治疗师也可能对患者的心情，或其关系模式的迅速波动变化十分困惑。心理分析家哈洛德·西尔斯（Harold Searles）注意到，治疗师可能对患者产生奇特和不一致的混合情感反应，且可能被持续性挂虑的感觉弄得精疲力竭。这种挂虑，实际上是反映出受害者对其反复无常、变化莫测的加害者的恐惧状态。在治疗关系中重现当初受害者和加害者间的相处模式，可能会变得极端复杂，有时治疗师最后感觉自己好像变成患者的受害者。治疗师经常抱怨有被患者威胁、操弄、利用或欺骗的感觉。一位治疗师描述他面对患者不断要自杀的威胁时，感觉"像有一把上了膛的枪顶着他的头"。

根据康伯格的研究，治疗师的任务，是在边缘性患者的内在世界"辨认角色"，并利用反向移情作用帮助自己了解患者的经历。在患者的内心世界里，可能会找到一些具代表性的成对角色，包括："爱破坏、捣蛋的婴儿"与"好惩罚、残暴的父母"；"没人要的孩子"与"心不在焉，以自我为中心的父母"；"有缺陷、没用的孩子"与"傲慢轻蔑的父母"；"被虐的受害者"与"残暴的攻击者"；"性侵害的牺牲品"与"强暴者"。尽管康伯格了解这些"角色"是患者痛苦经历下扭曲和幻想出来的产物，但这些角色更有可能正确地反映出受创儿童早期的关系环境。在治疗师急速、引人波动的反向移情作用中，即反映出患者的移情作用；两者皆显示出创伤经历的冲击及影响。

创伤性移情作用和反向移情作用的反应是难以避免的。同样难以避免的是，这些反应将干扰到良好医患关系的发展。为维护双方的安全，某些保护措施是必要的。两个确保安全的最重要守则，其一是列明目标、规则和界限的治疗契约；其二是治疗师的支持系统。

治疗契约

患者和治疗师之间的联盟关系，要经由分工合作来发展。治疗工作是需要付出爱心和合作承诺的艰苦工作。虽然治疗联盟关系含有日常契约与协商的性质，但这并非单纯的商业安排。而且，虽然它引发人类间互相依恋的种种热情，但说到底也不是一般情人或亲子间的关系。这是实存的约定关系，在其中双方承诺投身于创伤复原的工作。

这个承诺以治疗契约的形式呈现，这份契约中的条款都是为了促进工作联盟所需而订的。双方都必须对这个关系负责，某些任务对双方而言是相同的，比如确实遵守面谈的约定时间。某些任务是不同但互补的：治疗师贡献知识和医术，患者则支付诊疗费；治疗师保证守密，患者则须同意尽情自我表露；治疗师承诺要倾听和做见证，患者则须承诺说出真相。治疗师应该明确和详细地对患者解释治疗契约的细节。

从一开始，治疗师就应强调开诚布公、阐明事实的重要性；因为患者内心藏有许多秘密，包括连她自己都不知道的秘密。治疗师应该明确地告知，揭露真相是双方共同努力的目标，刚开始固然很难，但随着诊疗过程的推进，双方会渐渐达到这个目标。患者通常甚为清楚，承诺阐述事实有其根本的重要性。为了促进治疗，一个创伤患者如此劝告治疗师："揭发真相，不要帮我隐藏它。当真相开始显现时，你千万不能松懈。你得像一个好教练一样催促真相跑出来、让它们全跑出来。当然，在适当的时候放松一下是可以的，但让人们了解到它们的潜力何在，绝对是件好事。"

除了开诚布公的基本原则外，强调治疗工作里合作的本质也很重要。心理学家杰西卡·乌尔夫（Jessica Wolfe）与退伍军人的治疗契约是这样制定的："我详细说明我们的伙伴关系，以避免再现患者受创时经历的失控感。我们（治疗师）虽然有一些心理创伤的知识，但其实当事人了解得更多，所以实质上这是一种分享的关系。在给予建议时，我们仅是担任指导者的角色。"基恩对治疗关系的基本原则和目标，用这样的比喻进行了描述："当我凝视患者时，我感觉自己像个教练。因为我打篮球，所以我就这样想，我是个教练，这是一场球赛；我教你如何打这场比赛，并让这场比赛按我所想的方式进行，我们的目标就是赢球。我并不对患者说这些，但这是我真正的感受。"

在进入治疗关系时，患者原本适当的信任能力已严重受损。因为信任在治疗初期并不存在，治疗师和患者都应准备好承担治疗关系中一连串的考验、中断和重建。当患者渐渐投入时，她势必再现被解救的强烈渴望，就如受创当时的感受一样。治疗师也可能有意或无意地希望对患者所遭遇的残酷经历进行补偿。这种不可能的期许会自然地涌现，也必然让人失望。随着失望而来的愤怒挣扎情绪，也许会复制当初被虐的情况，而导致原始伤害的恶化。

避免发生过度和失控的移情及反向移情反应的最佳保障，就是谨遵治疗关系的界限。稳固的界限会制造一个安全的领域，复原的工作在其中得以进行。只要是在清楚、合理和双方都能接受的范围内，治疗师便可同意与患者联系或面谈。治疗关系的界限的存在，是为了双方的利益和安全，且基于治疗师和患者两者合法需要的认同。这些界限包括：对治疗契约需排除其他任何社交关系模式的明确理解；对治疗面谈的频率和时间有清晰的定义；以及一些关于在面谈以外的时间进行紧急联络的明确基本准则。

对治疗关系界限的决定，依据的是这些界限能否授予患者自主权、能否培养一个良好的工作关系，而不是患者是否应该被纵容或受挫。要知道治疗师坚持要有明确的界限，并非为了掌控、限制或剥削患者。相反地，治疗师从一开始就承认自己是个能力有限的、会犯错的人；她需要某些条件来维持这个需要高度情感投入的关系。正如长期为创伤患者工作的治疗师帕特丽夏·齐格勒（Patricia Ziegler）说的："患者必须同意的是，不能把我弄得抓狂。我告诉他们，我也怕被抛弃，因为这是人性。我说我在这个治疗关系里投入很多，我不会抛弃你，所以也不希望你离开我。我告诉他们要尊重我，而不要把我吓得肝胆俱裂。"

尽管治疗师会尽最大努力设立明确的界限，患者还是很可能发现那些模棱两可的不明确地带。通常，治疗师会发现某种程度的弹性是有必要的。双方可接受的界限并非命令缔造的，而是从商议的过程里产生的，并可能随着时间而有若干程度的演变。一名患者如此描述自己对治疗过程的看法："我的精神科医生有他所谓的'规矩'，我将之诠释为'会移动的靶标'。他在我们之间设置的界限似乎很有弹性，而且我经常故意试探它们。有时他为这些界限会有抗争，试图在他所订的规矩与他对我的尊重之间寻求一个平衡。当我看着他挣扎时，我学着如何与自己的界限抗争，不仅是为我与他之间的界限抗争，也是为我和现实世界中每一个人之间的界限而抗争。"

其实，治疗师稍许违反心理治疗中严苛的基本规则，在实务上是很普遍的现象，甚至有时对患者也是有帮助的。列斯特是一名32岁男性，有严重的童年受虐和被忽视的人生经历；当一个象征性的界限被违反时，反而能提高他照顾自己的能力，并深化了治疗关系：

> 列斯特带照相机来治疗，并要求拍摄治疗师。对此，治疗师感到左右为难，虽然她想不出拒绝列斯特的理由，但有一种被人控制和侵犯的荒谬感，好像照相机会"摄走她的灵魂"。最后，她允许列斯特拍照，但他必须同意讨论拍这张照片对他的意义。
>
> 之后几个月的期间，照片成了深入理解移情作用的焦点。列斯特的确希望能够控制和侵犯治疗师，以对抗他内心怕被抛弃的恐惧。有照片在手里，让他可以在没有实际侵犯治疗师的情况下进行幻想。当治疗师不在他身边时，列斯特经常拿照片当两人关系的提示，借此安抚自己的情绪。

在这个病例中，治疗师允许患者拍照的决定，是基于对照片的重要性有同理心的理解，她知道那对患者而言是一个"转移性物品"。对这位成人患者而言，这物品起到的作用就像在幼年时的物品一样，可以用来唤起记忆，加强他们安全的依恋感。监狱里的囚犯经常会利用这样的转移性物品来巩固与他们所爱的人之间的感情联系。而对那些童年时如囚犯般生活的人，成年后要首次建立安定的依恋感时，可能也要诉诸相同的方法。

传统心理治疗要求用言词而非行动表达感觉，因此允许患者拍照表示治疗师已偏离了这个基本原则。但因拍照的意义得到充分的探讨，所以这反而成为治疗中有建设性的贡献，而不是有诱惑性的界限侵犯。对于以下事项，治疗师确有深思熟虑：她自己和患者的幻想，拍照对治疗联盟的冲击性影响，照片在患者复原整体过程中的作用。双方都认为合理和公平的界限，是建立治疗联盟中不可或缺的部分。在协议界限的过程中，稍微偏离传统心理治疗中严格的成规，也许是有效益的，但这种偏离须经过仔细推敲和考虑，并应且充分理解其意义。

由于界限与弹性之间有冲突，治疗师会时不时遇到两难的情况。判断何时该刚、何时该柔，这永远都是一个挑战。不论是新手还是经验丰富的治疗师，都经常会觉得他们在凭借直觉，或是"方向不明但唯有横冲直撞边走边看"的感觉。只要有不确定感时，治疗师就应毫不犹豫地寻求咨询辅导。

治疗师的支持系统

创伤所引起的矛盾冲突，不断挑战治疗师这方情绪的平衡。像患者一样，治疗师亦可能以退缩或冲动侵犯的行为保护自己，以免被极端的情感压倒。最常见的行动有企图拯救或控制患者，以及违反治疗关系的界限。最普遍的禁闭畏缩反应，则包括怀疑或否定患者创伤的真实性、对与创伤有关的物品产生解离或麻木或逃避、职业化地与患者保持距离，或干脆彻底抛弃患者。一定程度的侵犯或麻木大概是难以避免的，治疗师应该预知这类患者有时可能会令自己失去平衡。要知道，她不是不会犯错的，维持健全的保障不在于她的全能，而在于她有信任他人的能力。要完成帮患者复原的任务，治疗师需要一个安全可靠的支持体系。

治疗师理想的支持系统应包括一个安全、有组织的定期讨论会，以便能回顾和检讨其临床工作。这个讨论会可以有指导关系，或是一个同侪支持团体，最好两者皆有。其环境必须能容许表达情绪性反应、提出有关创伤治疗的技术性或学术性研讨。

不幸的是，由于心理卫生专业圈内长期否认这个事实，许多治疗师发现他们必须在没有支持的情况下应对受创患者。治疗师也要努力克服自己否认事实的倾向。当他们在同侪间遭遇相同的否定时，他们常会觉得丢脸并保持沉默，就如受害者的反应一样。如同古德温形容的："我的病患不太相信自己的存在，也有些怀疑我的存在……当我的精神科同僚视我们如同不存在时，情况就更糟了，即使他们表现得很微妙，但也没有公然表示出不敬……如果这是单一事件，我还不会担心我们因此而绝迹；但他们却是以百遍、千遍、万遍的小动作抹杀我们的存在。"

医护创伤患者的治疗师，难免会和同僚起冲突。一些治疗师发现自己被卷入对骂式的学术辩论中，主题有一般性问题，如质疑创伤症候群的确实性；也有个别性问题，如怀疑患者故事的可信度。对受创患者的反向移情反应，经常是分裂和两极化的。举例来说，有的治疗师可能会担任患者的救助者，有的也许会怀疑、批评或惩罚患者。在医院里，"医护人员的分裂"或是对麻烦患者治疗意见上的强烈冲突，已是司空见惯。争执的主题，几乎总与心理创伤的经历有关，同僚间的争吵反映出创伤的矛盾冲突正在不知不觉中重演着。

在这种冲突的威逼或激怒下，许多医治创伤患者的治疗师选择撤离，而不愿被卷入那像是徒劳无功的辩论中。他们的工作开始变得地下化。如他们的患者，他们挣扎于心理学正统与自己的实际经验之间，但他们选择尊重事实而牺牲正统学说。如他们的患者，他们开始有个隐秘的生活。一位治疗师表示："我们相信我们的病患；只是我们不告诉我们的上司。"这些地下化的工作可能是良性的，这在一名30岁的妇女莎玲的案例中得以证明。莎玲有严重的童年受虐及多次被照顾者抛弃的经历：

> 治疗师不在身边的期间，莎玲出现混乱失调的倾向。有一次治疗师度假之前，她要求借用治疗师办公室里作装饰的俄国玩偶。她认为这会

帮助提醒自己，她与治疗师有持续的感情联系。治疗师同意了，但她告诉莎玲："不要告诉任何人我开玩偶处方给你；我会成为别人的笑柄。"

在此案例中，治疗师的治疗技术不太会被指责非难，问题出在她的孤立无援。除非治疗师能找到其他了解和支持她的工作的人，不然她最终将发现自己的世界缩小了，仅剩下她一人孤单地面对患者。治疗师可能渐渐认为，她是唯一能真正明白患者的人；于是她对惯于怀疑的同侪，开始变得傲慢和敌对。当她感到愈来愈孤立和无助的时候，自大的行动或脱逃的诱惑就变得难以抗拒，迟早她定会犯下严重的错误。这点是必须强调的：没有人能单独面对精神伤创。若在专业工作中，当治疗师发现有被隔绝的情况时，应该停止医治受创患者，直到获得一个妥当的支持系统为止。

除了专业的支持，治疗师还必须小心平衡她的工作和私人生活，注意并尊重自己的需要。由于日复一日地面对患者渴求关心的需要，治疗师常有职业性过度投入的危险。一个专业支持系统的作用，不单是关注于治疗工作，而且须提醒治疗师本身实际的极限、确保治疗师会如同照顾他人般地悉心照顾自己。

献身于医治创伤患者工作的治疗师，等于是将自己投入了一个无休无止的内心交战里，所以她必须依靠他人的帮助，并依仗自己最圆熟的应变能力。高尚理想、利他主义和幽默感，是三种能确切帮助治疗师的特质。一名救灾工作者表示："说真的，让我和我的朋友保持神志正常的唯一方式，就是不断地说笑及保持喜乐，愈粗俗的笑话愈有效。"

生活的丰富感是献身治疗工作的无形报酬。医护创伤患者的治疗师报告：他们更能体会生活价值，更热衷于拥抱人生，对他人和自己有更广泛的理解，会去建立新友谊和培养更深刻的亲密关系，以及受到患者每日示范的勇气、决心和希望的激励。尤其是当治疗师因工作的缘故，而与患者有社会性互动时，这种感受更是特别真实。这些治疗师描述，他们的生活中有更高尚目标的体认，并有友爱、情谊的感受，其使他们在面对恐怖时，亦能保持一颗喜乐的心。

经由不断促进自己以及患者的人格整合，治疗师更增进了自己的人格健全。正如基本的信任是最早期生活的发展成就，健全的人格就是成人的发展成就。心理分析家艾瑞克·艾瑞克森（Erik Erikson）借助《韦氏字典》

（*Webster's Dictionary*）内的注解，阐明健全人格与基本信任的关联："信任……在这里被定义为'安心信赖别人的健全的人格'……我猜想，韦氏在下此注解时，头脑里想的是成人的事务而不是婴孩的，是信誉而不是信念。不论如何，这项注解仍然有效。并且，我们似乎可以进一步将成人健全人格与婴儿期信任之联系改写为：如果他们的长辈有足够健全的人格而不畏死亡，那么，孩子们也会以健康而勇敢的态度面对人生。"

　　健全的人格就是力量，能在死亡面前肯定人生的价值，能认清自己生命的有限和人类可悲的局限，能接受这些现实而不绝望。健全的人格亦是一种根基，人际信任最初即建立于此，而那些后来被粉碎的信任感，也可以在此重建。在这一照顾关系中，健全人格与信任的结合，完成了代际循环，并将被创伤所摧毁的人类社群感重建。

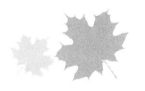

第 8 章

安　全

复原的首要任务是建立创伤患者的安全，这是最优先的任务，在达到合理程度的安全前，任何治疗工作都不应轻易尝试。

复原的过程可分为三个阶段，这三个阶段的首要任务分别如下：第一个阶段是安全的建立；第二个阶段是回顾与哀悼；第三个阶段是重建与正常生活的联系。就像其他的抽象概念，这些复原的阶段只能参考，不可当成不变的真理。它们只是尝试将一个原本极其混乱复杂的过程简化及次序化，但在历来的研究中，这些相同的复原阶段的基本观念不断地浮现：从让内对歇斯底里症的经典研究，到最近对战斗创伤症（combat trauma）、分离性障碍（dissociative disorder）、多重人格障碍等的研究。

并不是每个研究者都将复原过程分为三个阶段，有的分为五个，有的多至八个。不论如何，在这些公式里有个概略的一致性，一个类似的复原进程可以在横跨整个创伤症候群的光谱中被发现（见附表二），但没有任何复原的过程会直接以线性序列遵循这些阶段。因为创伤症候群在本质上是摇摆不定和矛盾对立的，任何要在其上强加如此天真规律的尝试都会落空。实际上，当患者和治疗师认为问题已经解决而它却顽强地再现时，双方都会感到气馁和无奈。一位治疗师如此描述复原阶段的整个进程：应该可以看出逐渐转移的演变，包括从变化莫测的危险到可靠的安全状态、从离解的创伤到勇于面对自己的记忆、从污蔑的隔离到重建与社会的联系。

因为创伤症候群是复合性的异常，所以也需要使用多元化、综合性的治疗方式。由于精神创伤会影响到人类机能的每个层面（从生物层次到社会层次），因此治疗必须是全面的。而且，由于复原的过程是阶段性的，因此治疗必须在各个阶段都恰当。在某个阶段对患者有用的一项疗法，在其他阶段或许对同一名患者只有微不足道的作用，甚至可能有害。此外，只要缺少任何治疗阶段的必要成分，纵使有适时的疗法，处理也可能失败。在复原的各个阶段里，全面性疗法必须涵盖此病症特有的生物、心理和社会要素，绝没有一种"灵丹妙药"可以让创伤症候群药到病除。

给难题命名

创伤症候群若未能被正确的诊断，便无法适当地被医治。治疗师的首要任务是做一个详尽和有资料根据的诊断评估，她必须充分了解创伤症可能出现的许多伪装形式。对于近期遭受急性精神创伤的患者而言，诊断通常是相当直截了当的。在这些情况下，提供明确、详细的创伤后反应信息，对患者及其家人、朋友都是非常珍贵的。如果患者对过度警觉、记忆侵扰和麻木等症状已做好心理准备，当它们真的发生时，她就比较不害怕；如果她和那些最亲近的人，已经对创伤经历后可能面临的关系破裂做好准备，她们将较能容忍并跨过这个障碍。此外，如果患者在适应和应付创伤的策略上获得忠告、在常见的错误上事先得到警告，她感觉到的能力和效力会迅速得到提升。从事针对近期急性创伤患者的医疗工作，为治疗师学习有效的预防知识提供了绝佳机会。

对遭受长期重复创伤的患者而言，诊断的问题就不是那么直接简单了。伪装的表象在复合性创伤后应激障碍中是很常见的。最初患者也许只抱怨生理症状、长期失眠或焦虑、挥之不去的抑郁、麻烦的人际关系。明确的询问是必要的，用来确定患者是否仍生活在某人的暴力阴影下，或在过去的某个时期里曾活在恐惧中。传统上，治疗师都不会问这些问题，其实它们应该是每个诊断评估中必要的例行工作。

　　若患者的长期受虐发生在儿童期，诊断工作将变得更加复杂。患者可能已失去有关创伤经历完整的记忆；即使是仔细直接地询问，她也可能在一开始时否认这些经历。更常见的是，患者至少记得她创伤经历的某些部分，但无法在过去的受虐经历与当下的心理问题之间建立任何联系。在所有的案例中，严重分离性障碍是最难以达到明确诊断的。从患者首次与精神医疗系统接触，到确认多重人格障碍的诊断之间，平均的诊断延误是 6 年。在这一点，治疗关系中的双方可能都有意地避免这个诊断，治疗师是因为无知或否认，患者是因为耻辱或恐惧。虽然有极少数多重人格障碍的患者似乎喜欢并且夸示他们症状中戏剧性的特点，多数人则设法隐瞒他们的症状。甚至在临床医师下了一个可据以推定为多重人格障碍的诊断后，患者拒绝接受诊断的情形也很常见。

　　如果治疗师认为患者有创伤症候群的症状，她应该毫无保留地告诉患者这个信息。知识就是力量，通常，受创者光是知道她真正的病名，压力就减轻了。经由对她的确诊，她开始对病情有了掌控。不再禁锢于无言的创伤中，她发现自己并不孤独，有其他人受同样的苦。她进一步发现自己没有发疯，创伤症候群是人类处于极端情况下的正常反应。并且她终于发现，自己不是命中注定要一生受这种折磨，她可以复原，就像战胜病魔的那些人。

　　在创伤后实时地分享信息的重大意义，可于一个挪威心理学家团队在一次海难后救助的经历中得到验证。在一次近海钻油塔倾覆事件的创伤患者获救后，这个团队马上为他们做简要的辅导，并给予他们一页创伤后应激障碍的病症简报。除列出最常见的症状外，病症简报提供两个实用建议：第一，它建议创伤患者与他人谈论他们的经历，尽管可以想到会有躲起来不想见人的欲望；第二，避免使用酒精控制症状。灾难事件一年后，心理学家为创伤患者作追踪访问，许多人仍然随身携带着获救当天拿到的、如今因一再反复阅读而破烂不堪的病症简报。

　　对长期重复性创伤的创伤患者而言，特别重要的是，确认患者罹患的是复合性创伤后应激障碍，并解释发生在囚禁时的人格变形。单纯的创伤后应激障碍患者害怕他们可能会失去理智，复合性创伤症的患者则经常认为他们早已失去自我。他们到底怎么了的疑问，通常成了无解的困惑，并挑起道德的批判。要建立一个观念架构，在其中显示出患者与其创伤历史之认同与关系的问题，这将为治疗联盟的形成提供一个有用的基础。这个架构不仅认可受虐的伤害本质，并能为患者持续的困扰提供一个合理的解释。

虽然许多患者在获悉他们的痛苦是个已知的病症后，压力得到减轻，但一些患者则始终抗拒创伤后应激障碍的诊断。他们或者认为任何一个精神病学的诊断对自己都是一种侮辱，或是出于自尊心而否认病情。有些人认为，承认心理上受伤害是让加害者取得精神上的胜利，但承认肉体上的伤害却不是；承认有求助的需要，也可能加重创伤患者的挫败感。医护政治难民的两位治疗师英格·艾格（Inger Agger）和索伦·简生（Soren Jensen）描述了K的案例：K是一个酷刑创伤患者，有严重的创伤后症状，但坚持自己没有任何心理问题，"K不了解为什么要他与治疗师谈话。他的问题是生理上的：他失眠的原因是腿和脚在痛。治疗师问他有关他的政治背景，K说他是马克思主义者，他对弗洛伊德略有所闻，但一点都不相信他的理论：与治疗师谈话如何能去除他的疼痛？"

这名患者最后终于同意将他的故事告诉治疗师；但不是为了帮助自己，而是为了推进他的政治进程。虽然在过程中症状大幅减轻，他从未认可他的诊断，亦不肯承认他对心理治疗的需要："K说他想提供他的证词，但想先知道为什么治疗师愿意帮他那么做。治疗师回答说，她认为搜集他在国家监狱里的相关资料，是她工作中重要的一环。她还解释，她的经验显示，被酷刑折磨及做相关噩梦的人，若能将这些事告诉别人，对他们会有极大的帮助。之后，K采取这样的心态：'很好，如果我能利用治疗师达到我的目的，那就无所谓。但这跟心理治疗一点关系都没有。'"

治疗师通常必须协助患者，并将其接受帮助视为一种勇敢的行为。勇于在面对现实后采取行动改变现况，是力量而不是软弱的表现，是主动出击而不是消极被动。采取帮助复原的行动，就是给创伤患者自主权，因为这好似无形中打败了加害者。治疗师需要明确且详细地陈述其观念看法，以防创伤患者因耻辱和挫败的感觉而拒绝接受诊断和治疗。

恢复主导权

精神创伤夺走了受害者的力量和主控的感觉，复原的指导原则在于恢复其力量和主导权。复原的首要任务是建立创伤患者的安全。这是最优先任务，因为若没有充分的安全，其他的治疗工作则无法顺利进行；在达到合理程度的安全前，不应轻易尝试任何治疗工作。对急性创伤患者而言，这个阶段会持续数天到数星期；但对长期受虐的创伤患者而言，可能会维持数月甚至数年。虐待的程度愈严重、持续的时间愈长和开始得愈早，复原工作的第一阶段会愈加错综复杂。

创伤患者会觉得自己的身体不安全，自己的情感和思想均失控，对与其他人的关系也没有安全感。治疗的策略必须在所有层面上注意到患者对安全的顾虑。创伤后应激障碍中的生理性神经性官能症，可以用生理方面的治疗加以缓和，包括通过药物的使用以减轻患者的反应和过度警觉，以及使用行为疗法管理压力，比如从放松技巧到激烈的运动。针对该症的紊乱困惑状态，可以考虑使用认知和行为疗法，包括认识并知道症状的名称、在日志里用图表记录症状和适应机制的反应、明确定义可行的"家庭作业"、发展具体的安全计划。在压力症里受到破坏的依附感，必须使用人际关系的策略，包括在心理治疗中逐渐发展信任关系。最后，针对压力症患者疏远社群的状态，则须通过社群性的治疗加以改善，包括：动员创伤患者原有的支持系统，如家人、恋人和朋友；介绍她去自愿性自助团体；通常，最后的方法就是求助于心理卫生、社会福利和司法等机构。

安全的建立，从专注对身体的掌控开始，再逐渐向外扩展到对环境的掌控。身体完整性的重建应注意下列事项：基本健康的需求；身体机能的调节，如睡眠、饮食和运动；创伤后症状的处理；以及自我挫败行为的控制。重建对环境的掌控时，须注意的事项包括建立安全的生活环境、经济保障、机动性，以及覆盖患者日常生活的全方位自保计划。由于无人可独力建立一个安全的环境，因此发展患者的安全必须仰赖社群的支持。

在单纯的近期创伤案例里，对身体的掌控从医疗创伤患者可能有的身体伤害开始。尊重患者的自由意志从一开始就极重要，即使只是作例行检查和治疗身体伤害。一位急诊室医生描述治疗强暴罪行受害者的要素如下：

> 在诊查性攻击受害者时，最重要的就是不要让受害者感到被二度强暴。医学的一个基本准则是：不伤害患者高于一切。遭受强暴的人，通常会体验到一种强烈的无助和失控感。让我们按照图式来看看，一位医生在受害者遭到性攻击后不久，在患者被动、又不情愿的情况下所做的事：一个陌生人与她有短暂但极亲密的接触并将一根仪器插入她的阴道内。在这个过程里，受害者自己几乎没有任何控制或决定权，这就象征了精神上的二度强暴。

> 因此，诊查时，我会花很长的时间帮受害者做准备工作；每一个步骤我都尽量采取让受害者感到有主控权的方式。我也许说："我们要做这，可是我们怎么做是由你决定。"然后我会提供给受害者很多的数据，虽然我确定受害者对大部分的数据不会在意，但这仍是我表示关心的做法。我尽量设法让受害者积极参与、而不是被动地接受我的诊治。

提供基本医疗照顾之后，对身体的掌控将集中于恢复饮食和睡眠的生理时钟，以及减轻过度警觉和记忆侵扰的症状。如果创伤患者的症状很严重，就该考虑用药物治疗。虽然针对创伤后应激障碍的药物研究仍然不成熟，但数种不同类别的药品已显示足够的疗效而获准临床使用。关于作战退伍军人的研究报告指出，一些抗抑郁剂显示中度的疗效，不仅有减轻抑郁的效果，还能缓和记忆侵扰和过度警觉的症状。此外，较新类型的抗抑郁剂，主要作用为影响大脑的血清素（serotonin）系统，亦显示极可观的疗效。一些临床医师推荐使用中断交感神经系统功能的药品，如心得安（propranolol，用于治疗心律不齐、心绞痛等）；或降低情绪反应的药品，如锂盐，用以减轻兴奋和易怒的症状。但对创伤后应激障碍及许多其他的病症，最常见的处方可能是轻微的镇定剂，如苯二氮卓类药物（benzodiazepenes）。这些药物在创伤事件后使用短期内是颇具疗效的，但有上瘾的风险。

让患者在充分了解的情况下应允用药，这一做法对患者的疗效绝不亚于药物本身。如果患者只是单纯靠用药物抑制症状，等于是再度被夺走自主权。反之，如果药物的提供只是供她自主决定的一个参考，让她有权根据自己的最佳判断使用，就会大幅提升患者对效力和掌控的感知。在这种态度下提供的药疗，还有助于双方合作治疗联盟的形成。

建立安全环境

在掌控了身体后，应将复原焦点转向对环境的掌控。急性精神受创的人需要一个安全的避难所，寻找和巩固这个避难所，就是危机处理的首要任务。在急性精神创伤后的头几天或几星期内，创伤患者会只想要自我隔离于家中，但也可能根本不能回家。如果创伤的加害者是家庭成员，那么家可能是她可选择的处所中最不安全的地方，危机处理人员也许要带受害者到收容所去。一旦受创伤的人找到一个安全的避难所，她便能逐渐打开心门，积极地参与这个世界。她可能需要几个星期的时间，慢慢恢复一些普通的活动，例如开车、购物、探访朋友，或重返工作岗位。每个新环境都必须经过细察，以评估它安全无虞或者潜藏危险。

尝试重建安全感时，创伤患者的人际关系很容易在极端之间摆荡。她或许无时无刻都想有人在身边，或想完全地隔离自己。一般而言，应该鼓励她向他人寻求支持，但必须小心谨慎地确保她选择的人值得信任。家人、恋人和亲密的朋友可能给予大量的支持，但也可能阻碍复原或危及他们自己。在对受创者的初步评量中，应包含对其人生中重要关系的详细审视，以借此评估每个可能的保护资源、情感支持、实质帮助，或是潜在的危险源。

在近期急性创伤的案例中，危机处理的工作通常包括与支持患者的家庭成员进行会谈。至于是否要有这样的会议、邀请谁，以及哪些信息可以公开等问题，最终仍应由创伤患者决定。这种会议的目的很明确：是为了促进创伤患者的复原，而不是为了其款待家人。无论如何，提供些许有关创伤后应激障碍的预防教育，对大家都有益处，这样家庭成员不仅可以更了解如何支持创伤患者，还能学会如何应付他们自己替代性受创的反应。

参与创伤患者安全支持网络的亲友必须做好心理准备，因为有段时间他们自己的生活将被打乱。他们可能会被找去照顾创伤患者基本的日常生活起居，而且可能需要日夜待命。强暴罪行创伤患者南茜依靠她的丈夫史蒂夫，来重建被性攻击摧毁的安全感："自从有一名男子在第蒙的停车场里冲入她的汽车内，然后强暴她之后，六个星期缓缓过去了。虽然这人现在关在监狱里，但每当她闭上眼睛，他的面孔就会浮现脑海，她时时刻刻都心惊胆战。当朋友拥抱或触碰她时，她会因恐惧而退缩。只有少数人知道她的苦难……夜晚是最难捱的，有时她打瞌睡，史蒂夫会把她摇醒，因为她在做噩梦时一次又一次不断地捶打他。她在黑暗中不敢起来上厕所，所以会要求史蒂夫陪她去。他成了她的力量、她的支柱。"

家庭关系里隐晦的紧张状态往往会在这类危机期间清楚地浮现。虽然危机处理必须集中于帮助创伤患者及其家庭应付直接的精神创伤，危机有时却会迫使他们面对原先被否认或受到忽略的家庭问题。丹是一名23岁的同性恋者，一次创伤事件改变了他家庭原先维持的平衡：

丹被一群帮派分子狠狠毒打了一顿，这发生在一个酒吧外面，是一次"打击同性恋"的事件。当他住院疗伤时，他的父母飞来探访他，丹非常害怕他们会发现他从未吐露的秘密。最初他告诉他们，他是在一次抢劫中被打。他的母亲很同情他；他的父亲很愤慨，想去报警。两人不断地问丹有关被袭击的问题，丹觉得自己陷入无助的困境中，他发现愈来愈难维持他编的故事。他的症状恶化了，愈来愈焦躁不安，最后他变得不与医生合作。这时，医生建议他做心理咨询辅导。

做辅导的治疗师了解丹的困境，并探讨了他保密的原因。丹恐惧父亲对同性恋的偏见和他的暴躁脾气，他深信如果他出柜，父亲会断绝父子关系。更加仔细的探讨显示，丹的母亲几乎可确认是知情的，只是心照不宣地接受他是同性恋的事实。无论如何，丹恐惧在与父亲摊牌时，他母亲必将一如以往地顺从丈夫。

治疗师安排了一次母子会谈。在这次会谈中，丹的一些认知得到确认：母亲早已知道他是同性恋，也欣然接受儿子告诉她这个秘密。她知道丹的父亲无法接受这个事实。她也承认，在遇到不愉快的事情时，她惯于对丈夫采用诙谐和安抚的态度，而不是正面交锋。但她告诉丹，如果他认为她会断绝与丹的关系，或他认为会允许她的丈夫如此做，他就严重地低估了她。此外，她认为丹亦低估了他的父亲，他或许存有偏见，但他和殴打丹的歹徒绝非同类。她表示希望这次攻击事件会让他们的家庭更紧密，并且她希望丹在适当的时机能考虑将秘密告诉父亲。这次会谈以后，丹的父母停止询问他被袭击的情况，并专心于帮助他复原的实际问题上。

建立一个安全的环境，不仅需要动员所有关心患者的人，而且需要发展一套未来的保护计划。在精神创伤后，创伤患者必须评估持续威胁的程度，和决定何种必要的防范措施。她也必须决定，她希望对加害者采取什么行动。因为最佳的计划本来很少是显而易见的，所以，对患者及关心她的人而言，在这些事情上做决定是充满压力的。她可能会感到迷惑和矛盾，并发现自己的矛盾心理会反映在朋友、恋人或家人相左的意见里。在这方面，将自主权还给创伤患者的最高原则经常被违反，比如他人会试图支配创伤患者的决定，或在未得到她的同意前采取行动。珍妮特是一名15岁的强暴罪行创伤患者，她的案例说明家庭的反应如何加重创伤的冲击：

珍妮特在一个没有成人监督的派对中被一群人轮奸了，攻击者是她高中的学长。在强暴以后，家人为了是否提出控告而争吵不休。她的父母坚决反对报案，因为他们害怕公开曝光会损坏他们在小区中的身份地位。他们迫使珍妮特忘记这次事件并尽快地"恢复正常"。然而，珍妮特居住在另一个城市已结婚的姐姐，坚持认为这些强暴犯应被"绳之以法"。她邀请珍妮特同住，却要珍妮特先同意提出控告才行。陷入这种冲突之间，珍妮特持续地缩小她的生活圈子。她停止与朋友交往、频频逃学，以及浪费愈来愈多的时间躺在床上抱怨胃痛，晚上她常常跑去和母亲同睡。在她服用过量阿司匹林企图自杀之后，家人终于决定要为珍妮特寻求援助。

治疗师首先会见珍妮特。她确定珍妮特畏惧去学校是因为名誉受损，且必须面对强暴者持续的威胁和嘲笑。她同样渴望看到强暴者得到惩罚，但一想到要面对警察或在法庭上诉说她的经历，就感到极度的恐惧和羞愧。之后，治疗师会见珍妮特的家人，并解释了归还选择权给受害者的重要性。最后，父母允许珍妮特搬去与姐姐同住，姐姐亦同意不再逼迫珍妮特报案。一旦可以撤退到有安全感的环境里，珍妮特的症状就逐渐得到改善。

报案这件事，像所有其他的问题一样，要让创伤患者自己抉择。在理想的情况下，下定决心报案等于是打开通往恢复社会生活的门。然而实际上，这个决定可能让创伤患者卷入一个待她冷漠、甚至敌对的司法体系中。纵使在最好的情况下，创伤患者必须预期，在她自己复原的时间表和司法体系的时间表之间，会有一个明显的差距。她重建安全感的努力，很可能因法律诉讼的介入而中断；正当她的生活趋向稳定时，一个出庭日期的通知很可能就使记忆侵扰的创伤症状重现。因此，是否从司法制度索偿的问题，一定要三思而后行。创伤患者必须在充分了解其利弊的情况下做这个决定，否则只会再度受创。

如果拥有充分的社会支持，单纯急性创伤的创伤患者一般会在几个星期内恢复初步的安全感。此外，患者的症状通常可预期在三个月内趋向稳定。集中于恢复创伤患者自主权的短期治疗可加快症状的减轻。但是，如果创伤患者遇到一个敌对或不安全的环境，建立安全的过程或许会受到阻碍，甚或完全陷入困境。这个过程也许会因创伤患者控制范围外的侵扰而中断，比如法律诉讼。无论如何，第一个复原阶段的治疗任务，可以在危机处理或短期心理治疗的架构内执行，这是很合理的期望。

对作战退伍军人或强暴罪行创伤患者等急性创伤的标准治疗，几乎完全集中于危机处理。短期治疗和迅速回归正常执勤的军事模式，在医疗文献中处处可见。在一个相当典型的军事方案里，计划是让有作战压力反应的士兵72小时内重新执勤。在这些案例中，一旦患者最明显的急性症状消退，他们就被认为完全康复了。然而，危机处理仅仅完成复原过程第一阶段的工作，随后阶段的任务需要更长的时间。虽然创伤患者或许会迅速且戏剧性地回归正常作业，这种症状的稳定，不应该被认为完全的康复，因为创伤的统合尚未完成。

　　至于遭受长期重复性创伤的患者，复原的最初阶段也许很困难并被拖延，因为受创者此时会严重威胁自身的安全。危险的来源包括主动的自我伤害、被动的无法保护自己和病态地倚赖施虐者。为了能负责照顾自己，创伤患者必须刻苦地重建自我意识，这是在囚禁时遭受最严重损坏的机制。她必须重获采取主动性和执行计划的能力，并能行使独立判断力。危机处理或短期疗法很少能充分地建立安全，因此一般而言，时间较长的心理治疗是必需的。

　　对在童年长期受虐的创伤患者而言，建立安全可能是一项极端复杂和费时的任务。自我照顾的能力几乎都严重受损，危害自己的行为亦有许多形式，包括慢性自杀、自残、饮食失调、药物滥用、冲动冒险，以及反复卷入被剥削或危险的情感关系中。许多自我挫败的行为可以理解为象征性的，或是如实重演当初受虐的情形。由于缺乏更有适应性、更能自我安慰的方法，他们只好用自我挫败的行为调节难忍的感情状态。自我照顾和自我安慰的能力，是不可能在受虐的童年环境中形成的，它们必须在往后的生活中被努力建立起来。

　　可能刚开始时就连建立一个确实的自我照顾之目标即会造成患者和治疗师之间的争议。满心幻想被拯救的患者会憎恨这项工作，希望让治疗师执行就好；对自己充满厌恶的患者，会感觉她根本不值得受到医治。在上述两个案例中，治疗师常有的感触是，对于保障患者自身的安全，她好似比患者更加投入。例如，精神科医生约翰·甘德森（John Gunderson）表示，边缘性患者的早期治疗，主要在于"患者的安全课题及谁来负此责任"。可预期地，患者和治疗师会花很长的时间在这些问题上奋斗不休。

照顾自己，掌控身体

　　如同单纯急性创伤的案例，安全的建立开始于对身体的掌控，然后向外发展至自我保护和设立安全环境。即使是身体掌控这看似简易的第一项工作，也可能是复杂的，因为创伤患者在某种程度上视自己的身体是属于别人的。玛莉莲是一名曾受父亲性虐待的 27 岁妇女，在她的案例里，建立安全的首要关注事项，是如何照顾自己的身体：

　　玛莉莲因为严重的慢性背痛，在逼不得已的情况下决定求助心理治疗，她认为她的疼痛或许和压力有关，所以想尝试心理治疗。如果症状没有迅速减轻，她计划做全面的背部手术，虽然这有会永久残疾的极大风险，并且先前动的两次手术并未成功。她的父亲是一位医生，会开止痛药给她，并参与她的医疗计划；她的外科医生也是父亲很亲近的同事。

　　心理治疗的焦点最初集中于帮助玛莉莲建立对身体的支配感，治疗师坚决地建议她，除非充分探索了所有可能的方法，不然不要轻易做背部手术。治疗师也建议玛莉莲每天写日志，记录自己的活动、精神状态和身体的疼痛。情况迅速明朗化，她的背痛与精神状态有紧密的关联。事实上，玛莉莲发现当她感到被忽略或被激怒的时候，她经常会从事一些让背痛更恶化的活动。

　　在六个月的治疗过程中，玛莉莲学会处理疼痛的行为控制技巧，并逐渐在心理治疗疗程中与治疗师形成了信任的关系。一年后，她的生理症状消退了，她不再吃父亲开给她的药，也不再考虑动手术的可能性了。虽然如此，她仍发现，在治疗师度假的期间和在她回家探视她的家人时，背痛会复发。

　　在建立基本安全和自我照顾的过程中，治疗师会要求患者做计划、采取主动、做最明智的判断。这些能力被不断的受虐经历系统化地破坏了；当她重新发挥这些能力时，对自己的能力、自尊和自由的感觉皆得以提升。此外，由于治疗师对确保她的安全所做的付出，她开始发展出对治疗师的信任。

　　如果创伤患者无法有效照顾自己，治疗师常考虑是否要让支持她的家人参与治疗过程。同患者家人、恋人或好友的会谈也许是有帮助的。不过，和所有其他的问题一样，这个问题的决策过程必须由患者主控。如果不谨遵这项原则，创伤患者最后会觉得欠人恩情似的，或感到被轻视与贬低。而且，她会觉得治疗师不是和她，而是和她的家人结盟，因此，她会错认为该对其复原负责的是他们，而不是自己。佛罗伦萨是一名有六个孩子的 48 岁已婚妇女，当她认知到并改变自己让丈夫操控的习惯后，复原就开始有了进展：

佛罗伦萨有 10 年心理治疗的历史，她的诊断分析包括重度抑郁症、惊恐发作和边缘性人格障碍。虽然她严重的童年受虐经历是已知的，但从未在心理治疗中提出过。当佛罗伦萨出现闪回或惊恐发作时，丈夫通常会打电话给她的精神医生，然后医生会建议使用镇静剂。

佛罗伦萨在参加一个乱伦恶行创伤患者的团体聚会时说，丈夫和精神医生是她的"救生索"，如果没有他们她不知该如何是好。她全然接受任何他们照料她的决定，因为她觉得自己"病入膏肓"，以致不能积极参与治疗过程。然而，当她对团体产生安全的依恋感后，她开始对丈夫待她"如同婴孩"的方式表达厌恶。团体成员指出，如果她能照顾六个孩子，她大概比自己想象中要能干得多。一个转折点终于来临，当佛罗伦萨在家中又出现症状发作时，她不准丈夫通知精神医生，她说，她自己能决定何时有必要打电话。

当患者陷在一个她从未走出的受虐关系时，建立安全的工作会特别复杂困难。暴力的可能性一定要顾虑到，即使患者起先坚持她不再害怕。举例而言，在暴力事件发生之后的短期内，被殴妇女和加害者一起求助于夫妇共同治疗是极常见的情形。通常，加害者允诺不再诉诸暴力，并同意寻求辅导以证明他悔改的意愿。被殴妇女满意于这个承诺，并为了挽救双方关系而热切地进入心理治疗。因此，她经常否认或低估随时可能面临的危险。

虽然双方都希望和解，但他们未言明的目标却是尖刻对立的。施虐者通常希望恢复他强制掌控的相处模式，可是受害者却很抗拒。虽然施虐者放弃使用暴力的诺言经常是发自内心的，但并不是没有条件的；换取他不使用暴力的条件是，他的受害者要放弃自由意志。只要施虐者未放弃操控的欲望，暴力的威胁仍然存在。受害者会无法在夫妇面谈时自由倾吐，而且，如果谈论到两人关系里产生冲突的问题，即有引发暴力事件的可能性。因此，除非暴力的倾向彻底消除、支配和高压的惯性彻底改变，否则夫妇共同接受治疗是一大禁忌。

在一个暴力相向的关系中，安全的保证绝不能基于加害者的一句诺言，不论他是多么由衷；相反地，它必须基于受害者自我防御的能力。在受害者完成一个详细和实际的应变计划，并展现她实践的能力之前，她仍有不断受虐的危险。有暴力关系而寻求帮助的夫妇，应该建议他们先分别接受治疗。在任何可能的情况下，加害者应转诊给研究施暴者的专家，以便不仅可处理暴力倾向的问题，并可治疗高压掌控欲的根本问题。

薇拉是一位有三个幼儿的 24 岁单亲母亲，她曾被男友殴打虐待。在一个为期一年的心理治疗中，薇拉渐进地发展出可靠的自我防御机制。安全机制的建立不仅需要薇拉注意自己的防护，并须注意她孩子的照顾。全方位的治疗措施皆被用于她的治疗中，包括生物方面（药物）、认知和行为方面（创伤症候群的教育、写日志和家庭作业等工作）、人际方面（建立一个治疗联盟）、社会方面（家庭的支持和法庭的保护令）：

在男友当着孩子的面殴打她之后，薇拉取得一个法庭禁令禁止男友来到她家。从他离开后，她吃不下、睡不着，而且连白天都很难起床。噩梦和暴力记忆的侵扰，与他们美好时光的温馨回忆，错综复杂地交替着。她常常情不自禁地哭泣，并屡次有自杀的念头。为了"永远摆脱他"，她求助于心理治疗。然而，在详问下，她承认，她无法想象没有他的生活。其实她已开始再见他，她觉得自己像个"嗜爱成瘾"之人。

虽然治疗师私下希望薇拉最好永远离开男友，但她不赞成将此当作一个治疗的目标。她建议薇拉不要制订遥不可及的目标，因为她人生里已有太多失败的经历。她建议薇拉将是否与男友分手的决定往后延，因为她必须先自己坚强，才能做出明智的选择，同时也须集中于增进她的安全感和生活的掌控感。她们双方都同意，在治疗的初期阶段，薇拉可以偶尔见见她的男友，但不能让孩子单独与他在一起。这些都是薇拉觉得自己做得到的承诺。

在遵守面谈的预约时间方面，起初薇拉是很不稳定的，对此治疗师并没有很严厉，却指出，若薇拉能够遵循她自己制订的计划，对自尊心的重建是相当重要的。后来薇拉答应，她只会预约她可以遵守的时间，面谈因此有规律地进行。每一次的面谈，都集中于找出一些正面的、薇拉自己确定能承担的行为，不论是多小的行为。最初她会翻遍皮包找张废纸来记录这个每周指定的"家庭作业"；终于，薇拉有一个重大的转变，她买了一本记事本来记录她的每周作业，并开始用一只红色签字笔删除她已完成的任务。

薇拉最主要的症状之一是抑郁症。她唯一感到心情好的时候是偶尔与男友在一起的浪漫时光。有时，他会给薇拉提供可卡因，这带给她短暂的力量和幸福的感觉；可是药力过后那种"一切回归常态"的感觉会更加重她的抑郁症。治疗师建议薇拉尝试一种抗抑郁及创伤后侵扰性症状的药，但薇拉必须先放弃毒品。薇拉选择吃药，并且能在拒绝男友给她可卡因时感到自豪和自信。她对抗抑郁药的反应非常良好。

在薇拉的症状减轻之后，治疗的焦点则转移到孩子身上。孩子过去是安静而顺服的，自从男友离开后，他们像是脱缰的野马，完全不听指挥。她抱怨他们很黏人、过分地要求，并且蛮横无理。薇拉感到挫败并觉得一个人照顾不过来，她渴望男友能回来"打他们一顿，好叫他们听话"。治疗师听后，提供薇拉一些关于暴力对孩童影响的数据，并鼓励她也带孩子来接受心理治疗，还列出一些帮助照管孩童的实际选择给薇拉。为此，和家人疏远很久的薇拉邀请一位姊妹来家中小住，使情况得到改善。在姊妹的帮助下，她得以在有规律的情况下照管孩子，并能用非暴力的方式训练孩子。

心理治疗的工作继续集中于设定具体的目标，例如，在一个星期的期间内，薇拉答应在孩子睡前讲故事给他们听。这个活动逐渐演变成一个极舒服的习惯，母子双方都很享受，而且她发现自己不再需要花费很大的力气将孩子弄上床。薇拉的另一个转折点是当男友在这个甜蜜的亲子时间来电要求马上见面时，薇拉会拒绝被打扰。她告诉男友，她不想再看他的心情随传随到，以后他要见她时，必须事先预约。在她下次的面谈中，她很惊讶但亦有一些感伤地说，她发现自己已不再那么强烈地需要他；实际上，她是真正感觉到，没有他时她也能活得很好。

还有一些类似的被殴妇女的情况，长期童年受虐的创伤患者，经常在成年后仍陷于与施虐者纠缠不清的关系中。他们或许会因这些关系中持续不断的冲突而求助于心理治疗，并希望在治疗的最初阶段让家人一起参与。但同样地，这些正面遭遇亦应该延后，直到安全的自我防护建立起来。若干程度的高压控制，通常还是存在于加害者和成年创伤患者之间；而且，行虐本身亦会间歇性地再现。治疗师绝不能假设患者安全无虞，而应仔细探索创伤患者目前家庭关系中比较不寻常的地方。之后，患者和治疗师则应该一起勾画出特别需要注意的问题范围。扩大创伤患者自主权的领域和对其家人的设限，是复原最初阶段的当行任务。如此，在往后的阶段里，患者对其家人吐露实情以及与加害者的摊牌，可能会进行得顺利些。

要巩固患者环境的安全，不仅要注意其自我保护的心理能力，还要注意患者社会关系的实际力量。即使可靠的自我照顾机制已建立，她或许仍缺乏可以进入复原的下一阶段治疗的一个充分安全的环境，而这个阶段将涉及对创伤事件深度的探究。卡门是一位21岁的大学生，她的案例说明过早向家庭吐露实情如何危及她的安全：

> 卡门在她的家庭里引起一场轩然大波。她指控父亲（一名富裕的知名商人）对她性虐待。她的父母威胁要让她退学，并将她送入精神病院。起初，她求助心理治疗的目的是证明她没发疯和避免父亲利用精神病院将之监禁起来。院方的评估显示，她有许多复合性创伤后症候群的症状，但她没有强烈的自杀或杀人倾向，也非无法照料自己，所以没有立场留她做非自愿的住院治疗。
>
> 一开始，治疗师即很明确地告诉卡门，他相信她的故事，但也劝告卡门要慎重考虑其处境的现实力量，以避免打一场赢不了的仗。后来卡门妥协了，她撤回指控，并同意接受精神科的门诊治疗，但可自由选择自己想见的治疗师。在卡门撤回控告后，她的父母平静下来，并同意她继续上学，其父还答应支付她的医疗费用。
>
> 在治疗过程中，卡门唤起更多的回忆，也变得更加确定：乱伦事件

确实发生过；但是，由于恐惧父亲会切断治疗或学校的经济来源，她不得不保持缄默。况且，她早已过惯富裕的生活方式，也觉得无法养活自己。因此，她感到自己完全是在靠父亲的慈悲度日。最后，她意识到，这是死路一条：只要父亲控制她的经济，任何治疗都不能让她进步。

因此，在结束大三的课业后，卡门办理休学，找了一份工作，自己搬去公寓住，并根据她的收入与院方协商，降低医疗费用。这样的安排让她终于踏上复原之路。

在这个案例中，建立一个安全的环境需要患者在生活中做出巨大的变动，而这牵涉困难的选择和极大的牺牲。这名患者发现，如同许多其他患者，如果不能掌控生活的物质情况，她不可能康复。没有自由，就没有安全，更没有复原，但自由的代价通常很高。为了获取自由，创伤者或许必须放弃原有的一切：被殴妇女也许会失去她们的家园、朋友和生计；童年受虐的创伤患者也许会失去他们的家庭；政治难民也许会失去他们的家园，甚至是他们的祖国家乡。对于这类牺牲所牵涉的层面，人们仍旧难窥全貌。

完成第一阶段

由于复原第一阶段的任务既艰巨又严苛，患者或治疗师都经常设法避开它们。因此，他们往往轻易地忽视安全的必要性，而草率地进行较后阶段的治疗工作。治疗中最大的通病是逃避与创伤相关的事实，第二大通病则是在尚未充分建立患者的安全和巩固治疗联盟前，就贸然探究创伤的细节。

有时患者会过分投入，而生动逼真、巨细靡遗地描述创伤经历，以为这样简单地倾诉就能解决他们的所有问题。这种想法出于一种迷思，以为猛烈的宣泄式疗法即可一劳永逸地摆脱创伤。患者可能想象一个施虐与受虐的狂欢派对，她尖叫、哭号、呕吐、流血，然后死亡，最后像是创伤完全被洗涤了般重生。治疗师在这种很不舒服的重演中，角色几近加害者，因为她是在以痛制痛。患者对这类迅速神奇疗法的渴求，一方面是受到创伤症候群早期宣泄式疗法的启发，那种疗法现在成为流行文化的一部分，另一方面则是受到早期宗教性驱魔隐喻的影响。凯文是一位长期酒精中毒的 35 岁离婚男子，他的案例阐明了治疗师过早揭露创伤细节的错误：

> 在几乎死于酒精中毒所引起的并发症后，凯文终于戒酒了。他酒醒未醉时，幼年严重受虐的景象在脑海里盘旋，痛苦地折磨他。他求助于心理治疗，希望能将他的问题"追根究底"一番。他认为，创伤记忆是他饮酒的起因，所以倘若他能将这些记忆"完全抹除"，应该不会再沉溺于酒精。他拒绝参与任何正式机构办的戒酒计划，亦不参加匿名戒酒会（Alcoholics Anonymous，AA）。他视这些活动为意志薄弱、依赖成性之人的"拐杖"，他认为自己并不需要这些帮助。

> 治疗师赞成将治疗重心放在凯文的童年历史上。在心理治疗面谈时，凯文令人毛骨悚然地详尽叙述其经历。他的噩梦和闪回且恶化了，他还开始在面谈的时间外，打愈来愈多的紧急电话给治疗师，但是对于预定面谈的时间，他的出席率变得很不规则。在一些通话中，凯文听起来像是喝醉了，但他坚决否认他又开始酗酒。直到有一次凯文带着酒气来面谈时，治疗师才恍然大悟所犯的错误。

在这个案例中，治疗师并不熟悉药物滥用的问题，也未注意到巩固戒酒意志的重要性。她接受患者提出的自己不需要社会性支持的说法，因此忽略了安全里的一个基本要素。她也没有领悟到，深入探索创伤记忆可能会刺激患者，而引发更多创伤后应激障碍之记忆侵扰症状，并因此危害了患者脆弱的戒酒意志。

凯文的案例说明，在双方达成心理治疗焦点的共识前，治疗师必须对患者的当前处境做详尽的评估，包括一项为保障患者安全所需的架构的评量。对于无法妥善自我照顾或自我防御的患者，门诊治疗可能不足，甚至完全不适当。这些患者也许最初需要白天治疗、中途回家，或被转介到戒酒或戒毒的治疗单位。住院治疗也许针对治疗中毒、饮食失调的控制，或是自杀倾向的遏制是必需的。必要的社会性干预可能包括：紧急将受害儿童的情形报告给防护单位、获取民事法庭的保护令，或安置患者到庇护所。

当治疗师无法确定最佳治疗计划时，最好还是采取较安全的疗法计划，如此，她让患者展现自己实际上是可以妥善自我照顾的，而且也能体现治疗师对其疗法的严谨态度。相反地，如果治疗师轻忽危险，患者或许会出于被迫，而使用某种剧烈的方式以展现她所缺乏的安全感。

治疗师可以将复原的过程譬喻为马拉松，以借此抗衡患者对快速宣泄式疗法的过度幻想，而创伤患者可立刻领会这个意象的精髓。他们知道，复原的工作好比跑马拉松，是一种耐力的考验，需要长期的准备和反复的训练。这个马拉松的隐喻准确揭示了以有力的行为对身体产生制约作用，也准确揭示了心理层面的决心和勇气。虽然马拉松的意象缺乏社会层面的寓意，但它展现了创伤患者最初的孤立感，也赋予治疗师训练员和教练的角色。尽管治疗师熟练的专业知识与判断和精神上的支持，对整个治疗过程极其重要，但最终，创伤患者的复原还是取决于其自身的行动。

患者常不清楚如何判断他们是否已准备好进行下个阶段的复原工作。第一阶段的休止符绝不是由任何单一、剧烈的事件所划下，这个转折是循序渐进、一点一滴产生的。受创者会慢慢恢复一些基本的安全感，或至少感到人生并非全然不可测。她会再度发现，她仍能依靠自己和信任他人。虽然她比精神创伤之前更加警惕和多疑，或许仍然会避免亲昵行为，但她不再感觉完全脆弱或被孤立。她对拥有保护自己的能力产生一些自信，她知道如何控制最困扰她的症状，也清楚有谁可以倚靠。长期精神创伤的创伤患者开始相信，她不仅有能力照顾自己，而且她值得自己这么做。在与他人的关系中，她学会如何平衡适度信任和自我保护。在与治疗师的关系里，她建立了一个相当稳固的联盟，在其中感情联系得以形成，她的自由意志亦得以持续。

到这个阶段，特别是在单纯的急性创伤之后，创伤患者希望将自己痛苦的经历暂时抛诸脑后，开始新生活。这样做也许会暂时成功，没有任何硬性规定复原的过程必须遵循一个线性且不间断的模式进行，但怕的是最终创伤事件会复现。在人生的某一节点上，创伤的记忆一定会复返，逼得她不得不正视它的存在。通常，这样的触媒是对创伤的一个重大提示——例如创伤的周年日或某个生活处境的变化，让她回到创伤经历尚未完成统合的工作上。这时她已准备就绪，要踏上复原的第二个阶段了。

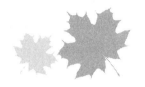

第9章

回顾与哀悼

当患者重组自己的历史，并感受到投入生命的新希望和新精力时，第二阶段的主要工作算是圆满达成了，时间的齿轮亦恢复运行。

在复原的第二个阶段，创伤患者开始诉说她的创伤故事，叙述的方式是完整且详尽的。这份重建工作实际上是一种创伤记忆的转换，使之融入并成为创伤患者生命的一部分。让内将正常记忆描述为"讲故事的行动"。相反地，创伤记忆是沉默和静态的。起初，创伤患者的叙述方式是反复琐碎、陈规老套，且不具情感的。一名研究人员表示，未被转换的创伤记忆可称为"前叙述式"（prenarrative），它不会随着时间的流逝而产生任何变化；同时，它也不会泄露叙述者的情感，或她对创伤事件的认知。另一位治疗师表示，创伤记忆好似一系列寂静的快照，或像一部默片；心理治疗的作用，则在于提供给它音乐和对白。

在复原的第二阶段，治疗师亦须谨守重建患者自主权的基本原则，是否要面对恐怖的过去应完全取决于创伤患者。治疗师应扮演见证人和盟友的角色，让创伤患者可对她倾吐难以启齿的故事。在创伤事件的重建过程中，患者和治疗师的勇气缺一不可，双方且须明了他们的共同目的，并巩固这个联盟。对于心理治疗中患者揭露真相的方法，弗洛伊德提供一个精妙的描述："（患者）必须鼓起勇气，将注意力集中在病症呈现的异常现象上。他不能再以轻蔑的态度看待自己的病症，必须视之为劲敌和自己人格的一部分；它是确切存在的，在患者往后的人生里，许多事物的价值亦会由此衍生。所以路已铺好……为了与被压抑的事物达成和解，患者正在用症状的形式表达出来；同时，一处可稍微容忍病况的角落已觅得。"

在唤起回忆的过程中，创伤患者必须小心维护保障安全和面对过去两者间的平衡。患者和治疗师必须协商，以便能在禁闭畏缩和记忆侵扰的双重危险下，寻找一条通往复原的安全大道。刻意避免创伤记忆，易使复原的工作原地踏步；但过于轻率地接近它，只会导致患者再度体验创伤，不但使复原的工作徒劳无功，甚至造成反效果。至于治疗的进度和时机，则需要患者和治疗师同心协力地仔细注意和频繁检讨。患者和治疗师间可以有不同意见，并应自由地提出来讨论；但在重建工作进行之前，双方须在差异上先取得共识。

在进行揭露创伤记忆的工作时，为确保患者能承受随之而来的痛苦，治疗师应仔细观察，并追踪记录记忆侵扰的症状。若在积极探讨创伤的期间，症状显著恶化，表示治疗的脚步应该放缓，疗法也须检讨修正。同时患者应该明白，此刻她可能无法发挥出自己最大的能力，甚至无法发挥自己一般的能力。重建创伤故事是极费心力的工作，所以患者须降低对生活的要求，并"对病况多一份包容"。揭露创伤记忆的工作，通常可以在患者的生活中和一般的社会范围内进行；但有时，治疗工作必须在一个如医院的医护环境里进行。一旦患者的生活出现危机而分散其注意力，或因生活中出现其他更重要的目标时，就不该进行积极的揭露创伤记忆。

重建创伤故事

重建创伤故事应从创伤事件之前开始，从患者生活的回顾，以及导向事件发生的情境着手。达涅利强调，发掘患者早期历史的重要性，在于对患者的生活"改造其流动进程"，并恢复患者当下与过去的连贯感。治疗师应鼓励患者谈论重要的情感关系、她的理想和梦想，以及在创伤事件发生之前她所有的奋斗和冲突。这类探索有助于了解创伤事件的来龙去脉，进而解析创伤事件的特殊意义。

接下来的步骤，是运用陈述事实的方式重建创伤事件：从冻结的影像碎块和僵化的感官片段里，患者和治疗师要慢慢组成一个统合、详细的口述记录，并须有正确的时间和经历背景。这个叙述不仅应包括事件本身，还应包括创伤患者的反应，以及她生命中重要人物的反应。当对创伤经历的叙述进行到最不堪忍受的阶段时，患者可能会发现自己愈来愈难用言语表述她的经历。有时患者会自然转换方式，改用非语言的方式表达，比如素描或绘画。因为创伤记忆的"图像式"视觉特质，图像记叙也许最能表达这些"难以磨灭的影像"，完整的创伤记叙必须包括一个完整而生动、关于创伤影像的描述。针对作战退伍军人的精神创伤，沃尔夫的方法是："我要他们将创伤巨细靡遗地'放映'出来，就好像他们带着所有的知觉感官，仔细地观看一部电影。我问他们看见什么、听见什么、嗅到什么，并且问他们有什么感觉，以及有什么看法。"另外，基恩强调生理感应对重建完整记忆的重要性："如果你不具体地询问有关嗅觉的改变、心跳的加快、肌肉的紧张和双腿的无力这些问题，他们会避重就轻，因为那些对他们而言太令人厌恶了。"

缺乏创伤影像和生理感应的记叙不但徒劳无功，而且是残缺不全的，治疗的最终目标是要将创伤的故事（包括它的影像）用言语表达出来。患者在一开始尝试叙述时，可能会呈现某种程度的解离现象：或许会在知觉改变的状态中写下她的故事，然后又加以否定；或许会抛弃、掩藏，甚至忘记她写过这个故事；又或者她会将它交给治疗师，请求她在面谈以外的时间阅读。这时，治疗师应该谨慎，以防发展出一种隔离的、"暗道式"的沟通管道；她必须提醒患者，他们的共同目标是将患者的故事带进这个房间来，让它能被讲出来、并能被听见；任何书信应在双方皆在场的情况下，由患者和治疗师一起阅读。

若治疗师只是让患者无动于衷地叙述事实，而不叙述相关的情感反应，是不会有丝毫疗效的。一个世纪前，布洛伊尔和弗洛伊德即注意到，"不带情感的回顾几乎没有任何效果"。因此，在创伤叙述的每个部分，患者不仅须重建事实，而且须重建自身的感受，情感状态的描述亦应像事实的描述般巨细靡遗。当患者探索自己的感觉时，她也许会变得焦躁或退缩，因为她不是单纯地描述从前的感觉，而是在此刻重新体验那些感觉。治疗师必须帮助患者在时光中穿梭，帮助她从安定的现在回到痛苦不堪的过去；如此一来，当再度体验那些强烈的感觉时，她就能抓住在创伤时被破坏的安全联系感。

还原创伤故事的工作，还包括系统化地回顾有关事件的意义——不仅是对患者，也要包括她生命中的重要人物。创伤事件给人的挑战会激发一个普通人成为神学家、哲学家或法学家。有关过去曾坚守但遭创伤破坏的价值观和人生观，创伤患者则必须自我整理，并能明确地表达出来。她会站在罪恶的虚无感前哑口无言，并感到任何已知的方法都无法解释她的遭遇。不同年龄层和不同文化背景的暴行创伤患者，在叙述时会殊途同归，他们困惑多于愤慨，而疑问只会简化为一个：为什么？但这个答案已超出人类的理解能力。

除了这个深奥的问题，创伤患者必须面对另一无解的问题：为什么是我？人的命运如此武断和难以揣测，它公然挑战人类的基本信念——世间有正义、有可预测的秩序。为充分解析其创伤故事，创伤患者必须思考有关负罪感和责任感的道德问题，并重建一个新的信念系统——能够解释为何她遭受不该受的痛苦。最后，创伤患者无法光用思考重建创伤的意义。不义的行为会造成伤害，补救之道在于行动，创伤患者必须决定该如何走她的下一步。

在创伤者尝试解决这些问题时，她常会与生命中的重要人物起冲突，对曾共同拥有的信念系统，她已不再有归属感。因而，她面对一项双重任务：不仅要重建自己已被粉碎的认知——关于世界的意义、次序和正义，而且还必须找到一个相处之道，以面对不再与她拥有共同信念的人。换言之，她不仅要恢复自己的价值观，还必须做好在他人的批评下维持它的准备。

因此，治疗师的道德立场极其重要；仅仅"中立"或"不加评断"的态度是不够的。患者挑战着治疗师，陪她一起与这些浩瀚的哲理问题奋斗。治疗师的作用，不在于提供患者任何现成的答案，这在任何情况下都是不可能的，而在于坚定一个与创伤患者团结的道德立场。

纵观心理创伤故事的探讨过程，治疗师必须协助患者，为她提供认知、情感及道德方面的背景；必须将患者的反应常态化，帮助她诊断出病症的名称和语言的使用，并分担创伤的情感重负；还必须帮助患者重新解读创伤经历，并在其中肯定其尊严和价值。问及创伤患者对治疗师有何建议时，她们最常强调的是治疗师所扮演的"确认性"角色的重要性。一位乱伦恶行创伤患者如此忠告所有的治疗师："你要继续鼓励患者谈话，即使看着他们受苦会让你非常痛苦。你会需要很长的时间去相信这一点——我愈谈论它，愈有信心它真的发生过，而且更能统合它。你坚定的确信是非常重要的——我需要所有的帮助，我不想再感到自己是个恶劣的、被孤立的小女孩。"

倾听时，治疗师必须经常提醒自己，不能做出任何关于创伤事实或创伤对患者之意义的假设。若对患者的故事版本未详加询问，她可能会在故事里添加自己的感觉和解读。治疗师认为无关紧要的小细节，对患者而言或许是创伤故事中最重要的层面；相反地，治疗师认为难以容忍的部分，患者或许觉得无关紧要。澄清这些分歧的看法，有助于双方对创伤故事的理解。史蒂芬妮是一个18岁的大学新生，曾在一次大学男性联谊会所举办的派对中惨遭轮奸，她的案例说明澄清创伤故事中各个细节的重要性：

> 当史蒂芬妮第一次诉说她的故事时，治疗师被那持续两小时、惨无人道的强暴过程吓得毛骨悚然。然而对史蒂芬妮而言，最痛苦不堪的折磨，是发生在性攻击结束之后，当强暴者强迫她说，这是她有过"最棒的"性交时。在麻木和无意识的情况下，她顺服地说了，然而她随后感到极度羞愧，并憎恶自己。
>
> 治疗师称此为精神强暴，她解释了人类对恐怖的麻木反应，并问史蒂芬妮当时是否意识到恐惧的感觉。之后，史蒂芬妮渐渐想起更多的细节：强暴者威胁她，如果她不说她已被"完全地满足了"，他们只好"再给她爽一次"。有了这些新的认知，她开始了解，她的服从其实只是帮助自己逃命的方法，而不是贬低自己的形式。

患者和治疗师都必须容许若干程度的不确定性，即使那是关于事件的根本事实。在重建期间，尤其是在患者有大片空白记忆的情况下，故事本身会因某些失落片段的寻回而有所改变。因而，患者和治疗师双方都要接受他们不能彻底明白事实的真相，学会处理模棱两可的情况，并且应该在患者能够胜任的节奏下进行。

有时，患者为了解除自己怀疑或矛盾的感觉，会过早尝试结束对事件本身的探讨。她也许会在尚未做深入探讨时，就坚持要求治疗师确认一个残缺不全的故事版本；又或许，她会努力探索另外的记忆，而忽略自己必须面对已知事实所造成的情感冲击。23 岁的保罗曾有童年受虐的历史，他的案例描述了一位治疗师对患者过早提出确认要求时所得到的响应：

> 当保罗逐渐透露他曾经参与一个恋童狂性团体的事实后，他突然宣称整个故事都是他凭空捏造的。他威胁立刻放弃治疗，除非治疗师表示她相信保罗一直在说谎。当然，在此以前，他不断要求治疗师相信他所说的全是事实。治疗师承认，这个忽然改变的走向非常困扰她，她说："你童年的时候，我没在你身边，因此我无法假装我确知发生了什么事。但我知道，彻底地了解你的故事，对我们的治疗是很重要的，可是到目前为止，我们还不了解它。所以，我认为我们应该开诚布公，直到我们完全明了为止。"保罗勉强接受了这个提议，在治疗的第二年，真相逐渐显明：他否认前述的行为，是他所做的垂死挣扎——为维护对施虐者的忠诚所做的最后努力。

同样地，追求确定性的渴望，有时会令治疗师更易犯错；开明、探询的态度，很容易被狂热的确信所取代。在过去，这个渴望常使治疗师做出无法完全相信或轻视患者创伤经历的事。虽然这仍是治疗师最常犯的错误，但在心理创伤的研究中，最近出现过相反类型的错误。治疗师会仅根据一段具有暗示性或引发联想的经历，或是根据所谓的"症状剖面图"，斩钉截铁地告诉患者确曾经历创伤。更有甚者，某些治疗师自称是诊疗一些"特殊"创伤事件的专家，比如仪式的虐待。患者提出的任何疑问都被驳回，并被当成是"否认"事实。但在某些案例中，患者只呈现出一些不明确、无特异性的症状，仅在一次辅导后，治疗师就宣告他们是毋庸置疑的撒旦教崇拜受害者。治疗师必须记得，她的目的不是发掘事实的真相，重建创伤故事的工作也不是办案，她的角色应是一个毫无偏见、具有同情心的见证人，而不是一名侦探。

由于事件的真相如此令人难以面对，创伤患者经常在重建故事的过程中踌躇摇摆。否定现实让他们感到抓狂，但毫无保留地接受现实似乎又不是常人所能负荷的。另外，创伤患者在叙述真相时呈现的犹豫心态，亦反映在相互矛盾的治疗方法上。让内在医治歇斯底里症患者时，有时试图让他们忘却创伤记忆，有时甚至利用催眠来修改创伤记忆内容。类似地，对早期作战退伍军人所使用的"发泄式"（abreactive）疗法，基本上是希望完全抹去患者创伤的记忆。这类净化治疗或是驱邪仪式，也是许多受创求诊患者心中幻想的治疗方法。

患者和治疗师都希望在治疗过程中有一个迅速神奇的转化，将创伤的邪恶连根拔除。这种心态是可以理解的，然而，心理治疗并不能将精神创伤连根拔除，详述故事的目的是统合创伤经历，而不是"驱邪"。在重建过程中，创伤故事会自然地发生转化，确实会变得更真实、更完整。心理治疗工作的根本前提，是一种信念：相信言明真相对患者是一种复原的力量。

创伤故事的阐述，将成为创伤经历的证词。艾格和简生在救护政治迫害难民创伤患者时即注意到，证词到最后会普遍成为患者一种痊愈的仪式。证词有私人的层面，属于自白式和精神上的；但它亦有公开的层面，属于政治和司法的。因此，使用"证词"这个名词，无形中连接了这两种层面，赋予患者的个人经历一层更崭新、更广大的意义。莫里克形容，转化后的创伤故事，根本就是"全新"的故事，其中不再有"羞愧和屈辱"，而是有"尊严和美德"，通过他们对创伤故事的陈述，莫里克的难民患者终于"找回了他们失落的世界"。

转化创伤记忆

让创伤故事转化的治疗技术，已在不同类型的受创者中独立发展出一些不同的方法。有两个经过高度演化的技术，一是作战退伍军人治疗中使用的"直接暴露法"（direct exposure）或"满贯技术"（flooding），二是酷刑创伤患者治疗中使用的正式化"证词"（testimony）疗法。

满贯技术是在退伍军人管理局（Veterans Administration，VA）的大力推动下发展而成的，目的是医治创伤后应激障碍。这种行为疗法允许患者适度地再体验创伤经历，以帮助患者克服对创伤事件的恐惧。在泛滥疗法的准备工作中，治疗师教导患者如何放松下来。依凭技术和想象有安慰作用的影像来处理焦虑不安的症状。然后，患者和治疗师会仔细地准备一个"剧本"以表达他们的行动计划，并详细描述创伤事件的细节，这个剧本须包括事件的来龙去脉、事实、情感和意义四个要素。对于有多重创伤经历的患者，每次的事件均应视为单一事件，并准备单独的剧本。剧本完成后，患者可自由选择，从最容易到最困难的顺序进行。在泛滥疗法中，患者可对治疗师用现在进行式大声地朗读剧本；同时，治疗师并鼓励他尽其所能地表达自己的感觉。这种治疗通常是每周一次，平均进行 12 ～ 14 周，多数患者进行的是门诊治疗，但有些患者，由于在治疗期间症状严重，有进行住院治疗的必要。

这种满贯技术与治疗政治迫害创伤患者的证词疗法有许多相似处。证词疗法是两位智利的心理学家发展出来的，为了保护自身的安全，他们的研究报告以假名发表。治疗的主要项目，是帮患者的创伤经历作一份详细、深入的纪录。首先，治疗面谈的过程会被记录下来，也会为患者的叙述做一份逐字逐句的记录。之后，治疗师与患者一起校正这份文件；在修正期间，患者可整理其断简残篇般的回忆，统合成具连贯性的证词。心理学家发现："矛盾的是这篇证词正是施虐者一直想要的口供，但经由证词，口供成了严厉控诉，而不是背叛。"之后，丹麦的艾格和简生进一步改良这项技术；在他们的方法中，最后的书面证词是要朗读出来的。而且，证词疗法的休止符，是由正式的"移交仪式"画下的；在仪式中，患者以原告的身份签署移交文件，治疗师则是以见证人的身份签署。证词疗法的疗程，包括每周一次、平均 12 ～ 20 次的面谈。

与较狭隘的行为泛滥疗法相较，证词疗法涵盖的社会性和政治性成分显得更加明确先进。这毫不令人诧异，因为证词疗法是由民间人权行动的组织发展而成，而泛滥疗法是美国的政府机构开发的。但令人称奇的是两种疗法间的异曲同工之妙：它们都要求患者和治疗师共同努力，详尽地完成一份有关创伤经历的记叙文；它们都以正规和认真的态度看待这篇记叙文；另外，它们都运用记叙文的方式，并在安全的范围内促使患者再度体验强烈的创伤经历。

两种疗法的效果也非常相似。上述的两位智利心理学家在 39 个病例中发现，大多数遭酷刑或曾被模拟处决的创伤患者，在接受证词疗法后，创伤后症状皆获得显著改善。证词疗法对于恐怖事件后遗症的治疗尤见疗效；但对苦难尚未解决的患者，即是非创伤后应激障碍的患者，比如失踪或"消失者"的亲人，证词疗法并不能为患者提供足够的慰藉或疗效。

作战退伍军人的治疗结果显示，泛滥疗法确实极具疗效。刚完成治疗的患者报告，创伤后应激障碍中所呈现的记忆侵扰和过度警觉的症状，都得到明显改善，梦魇和闪回的现象减少了；而且，一些其他的症状，如焦虑不安、抑郁消沉、精神不集中和心身症状等，都有明显的改善。此外，在完成泛滥疗法的六个月之后，患者报告的记忆侵扰和过度警觉的症状有持续性的改善。对于同一患者个别的创伤事件而言，泛滥疗法的疗效是单一、特定的，治疗在减低某一记忆的敏感度时，并不会降低其他记忆的敏感度；个别事件的治疗必须分别进行，而且每一事件均须处理，以求尽力改善患者的症状。

由此可见，患者原先在创伤记忆中所做的不正常加工处理，可经由一个处于安全可靠关系中"讲故事的行动"得到改变。经过这个记忆的转化，许多创伤后应激障碍的主要症状都随之减轻。因恐怖而引发的生理性神经官能症，看来似乎是可以经由话语的运用而得到改善。

然而，这些强烈的治疗技术还是有其限制的，当记忆侵扰和过度警觉的症状呈现好转时，麻木无感和社会性退缩等属于禁闭畏缩的症状，并未随之改善。除此以外，患者婚姻、社会和工作方面的问题，未必都能得到改善。总的来说，重建创伤记忆的动作，并未能处理创伤经历中社会或人际关系层面的问题，所以它是复原过程中必要但不是唯一的步骤。

对患者精神创伤中人际关系层面的问题，亦须处理，否则，即使只想缓和患者侵扰性症状这种有限的目标，恐怕也难达成。一些症状如梦魇和闪回，已在无形中对患者产生重要的意义，所以患者会抗拒，不愿让这些症状流失。它们也许是一种象征性的手段，以显示患者对迷失的信心，也许代替了患者的哀悼，又或许是患者尚未化解的负罪感的一种表达方式。若患者的证词中欠缺社会意义的层面，那么许多受创者的症状会持续下去。战争诗人威尔佛瑞·欧文（Wilfred Owen）如此描述："我坦言自己故意要将战争入梦，我整个晚上自发性地想着有关战争的事。对于战争，我必须完成我该尽的义务。"

对于长期持续受虐的创伤患者而言，因为须将精神创伤故事逐一串联起来，所以这类治疗工作更见复杂。对单纯的创伤事件有效的方法，对长期受虐可能不足有用，尤其是当创伤患者的记忆中充斥着大片空白时。重建完整故事所需的时间，通常远超过单纯创伤事件所需之 12 ～ 20 次治疗面谈。患者会极想尝试各式各样看似有效的治疗方法，包括传统或非传统的，以加快复原的脚步。许多治疗师频频利用不切实际、"闪电式"见效的承诺，比如集合大批患者一起进行的马拉松治疗，或"全套组合"式的住院治疗来吸引创伤患者。这类疗法能迅速地揭露患者的创伤记忆，却没有提供充分统合的方法，不但不负责任，而且非常危险，因为它们并未为患者提供足够的资源以处理被揭露的记忆。

事实上，帮助患者穿越失忆的屏障，以便能重拾记忆的工作，并不是重建创伤事件中的困难部分，许多方法皆见成效。困难的是，在重拾记忆后，如何帮助患者面对这些恐怖，以及如何统合这些经验以完成一篇完整的生活记叙文。这缓慢、艰苦、经常令人沮丧的工作，很类似一个高难度的拼图工作：首先要规划草图大纲，而且每一片新信息，都必须经由许多不同的观点角度审查，以求达到整体感。100 年前弗洛伊德即使用这个组合拼图的影像来实现童年性精神创伤的揭露。当偶然有一个关键性突破时，一些片段突然就位，而组成一块清晰的图案时，这即是对患者最佳的奖励。

帮助患者恢复记忆最简单的方法，是从她已有的记忆里仔细探索。在大部分的案例中，这种简单、平凡的方法就足够了，因为当患者感受到已知事实对她所造成的情感冲击时，那些被忘却的往事会自然地涌现。这种情况发生在一个 32 岁乱伦恶行创伤患者丹妮丝的案例中：

> 丹妮丝因内心的折磨而求助心理治疗，因为她怀疑自己是否曾被父亲虐待。她的"身体内"有一股强烈的"感觉"，她的受虐是真实的，却没有明确的相关记忆，她猜想她必须利用催眠帮助自己恢复记忆。治疗师请丹妮丝描述她与父亲目前的关系状况；事实上，丹妮丝对即将来临的家庭聚会感到畏惧无比，因为她知道父亲会醉酒聒噪、对在场的每个人说些猥亵的评语、抚弄所有的妇女。她感到无处抱怨，因为家人都认为父亲的行为是逗趣而无伤大雅的。

起初，丹妮丝并不重视这个事件，她在寻找更激烈、更能得到家人关注的事件。治疗师问及丹妮丝被父亲公开爱抚的感觉时，丹妮丝描述说，她感到厌恶、羞辱和无助。这使她回想起在治疗一开始时提到的"体内感受"，在探索自己目前的感觉时，她开始唤回许多童年往事的记忆——当她寻求保护以免受父亲侵犯时，她的求援换来的只有嘲笑和轻视。最终，她恢复了有关父亲在夜晚爬到她床上的记忆。

在患者的日常生活中，通常可以寻获许多关于过往解离记忆的线索；节庆假日和特别的时日，常是开启记忆之锁的好时机。除了追踪日常生活的一般线索外，患者也可借观看相片、建立家谱，或参观童年足迹所及的地方来探讨过去。创伤后的症状对通往记忆之路是很宝贵的，比如梦魇和闪回。莎朗描述，那早已遗忘的童年乱伦经历，如何经由一次性交时触发的闪回而显露出来："在我与丈夫做爱时，我仿佛来到一个地方，我觉得好像是我3岁左右。我非常哀伤，他在与我性交；我记得我看着四周，想着'艾米莉（我的治疗师），请将我从这个人的下面救出来。'我知道'这个人'不是我丈夫，但我还未承认那是我'爸爸'。"

在多数的案例中，创伤记叙可在正常的意识状态下完成，而无须将患者导入改变的意识状态里。然而在少数的案例中，即使仔细和努力的探索后，患者的记忆中依然呈现大片空白，在这种情况下，利用较激烈的方法，比如催眠疗法，是明智且妥当的选择。但是，经由催眠解析创伤记忆是需要高度技巧的，每一次的揭露工作，皆须有仔细的事前准备及妥善的事后统合。患者首先要学习使用冥想所引起的出神状态，帮助自己镇定和放松，然后充分地预备、计划和练习，展开揭露记忆的工作。雪莉·摩尔（Shirley Moore）是一位精神科护士，也是一位催眠治疗师，关于如何使用催眠的方法来揭露受创者的记忆，她做了以下描述：

我们可以用一种时光倒流的方法，好似抓着一条丝带或一根绳索般地回到过去。某些创伤患者或许无法使用绳索的譬喻，但有很多广泛使用的技术都可以，只是必须改变使用的语言。有一个对许多人都有效的方法：让他们想象自己在观看随身电视，当我们使用这个方法时，他们会惯性地将电视设定于某个令自己感到"安全"的频道，这也是我们首先要切入的频道。在运转中的频道，就是放映录像带的频道，它在播放一盘创伤经历的录像带，我们可以观看慢动作的画面，可以快进，也可以快退。并且，他们知道如何使用音量控制来调节他们感觉的强弱度。有些人仅喜欢做梦，他们会选择在一个受保护的地方，做关于精神创伤的梦。以上所述，都是催眠术中的投射技巧。

接着，我会提议讨论录像带或做梦的内容到底能告诉我们什么有关精神创伤的事。我会计数，然后他们开始向我报告，我会非常仔细地观察患者所有面部表情和肢体动作的变化。如果记忆会被唤回，这就是它发生的时刻，我们会处理任何呈现出来的事物；有时这是一个很小的儿童被虐的影像，然后我加以核对，以确认治疗可以继续进行。人在出神状态时，可以清楚地知道他们是分裂的：有一个在观察的成年部分和一个在体验的儿童部分。这毫无疑问是很强烈的体验，但最重要的是，要将情况维持在患者可以承受的范围内。

从出神状态回来的人会有许多感动，也会有些许疏离感。很多的感动是悲伤、是惊恐，以及对残酷的震惊。回神后，他们通常会开始为自己建立联系，而且生活中可供联想的事物能帮助他们这么做：他们将只牢记那些自己预备好要记住的事物，他们体会到的思想、影像、感觉和睡梦会渐进地帮助他们了解；另外，他们能够在治疗过程中开始谈论它。当你与这些记忆同处一室时，是多么的不可思议，有时你会疲惫，需要自我确认这是有效果的。人们在重获记忆后，真的会感觉更好一些。

除催眠术之外，还有其他许多的方法可以将患者引入改变的意识状态中，而在其中，解离的创伤记忆是较易获取的。这些方法的范围从社会疗法，比如密集的团体治疗或心理剧（psycho-drama）治疗，到生物疗法，比如利用安米妥钠制剂。只要有熟练的技术，任何一种方法皆能见效；无论使用什么方法，都要遵守同样的基本原则：主控权永远属于患者；而且，面谈的时间、速度和设计都必须经过仔细策划，以便将揭露记忆的技术能成功地整合进整体心理治疗结构中。

这种仔细的组织结构，除了应用于揭露记忆的方法上，甚至须应用在策划面谈的流程上。克隆夫特在治疗多重人格的患者时表示，他的原则是所谓的"1/3 定律"：如果"令人难受"的工作非做不可，它应该在面谈开始的 1/3 时间内完成，否则就该延期；深入的探索应在面谈的第二个 1/3 时间内完成；最后 1/3 的时间，是留给患者作自我调整和自我镇定用的。

在遭受长期重复创伤的患者的治疗工作上，想将每一段记忆做个别处理是不切实际的；因为发生的事件着实太多，而且相似的记忆经常重叠混淆。然而，少数独特或有特殊意义的事件，通常显得较突出。精神创伤记叙故事的重建，常需依靠这些范例事件，因为在遭受长期重复创伤的患者的记忆里，每一个片段皆代表许多章节。

让一次事件作为许多事件的代表，是开创新理解和新意义的有效方法，但是，这对减低患者生理的敏感度却不是非常有效的。虽然类似泛滥疗法的行为疗法，对于缓和单纯事件创伤记忆的强烈反应证实有效果，对长期重复创伤却较没有疗效。这个对比明显地出现在一名患者的案例中：精神科医生亚瑞·沙立夫（Arieh Shalev）报告，一名女性患者在一次车祸后，为单纯创伤后压力症候群所出现的症状而求助心理治疗，并且她在童年时曾有重复受虐的经历。一种标准的行为疗法成功地解决了她与车祸有关的症状，但是对于缓和她童年受虐的感觉，同样的方法几乎没有任何帮助。在这种情况下，长期的心理治疗是必要的。

长期受创者的生理变化范围，通常是很广泛的。童年反复受虐的人，会在许多方面遭遇困难，包括正常睡眠和饮食习惯、内分泌周期失调，同时亦会出现广泛的躯体化症状，和反常的疼痛知觉。因此，一些长期受虐者，很可能在精神创伤记叙性故事的完整重建后，仍饱受生理上的干扰之苦。这些创伤患者也许要将他们的生理症状作分别的处理，有时，系统化的生理重建或长期的药物治疗是必要的。迄今为止，这个领域的治疗几乎全部是试验性的。

哀悼创伤导致的损失

随着精神创伤而来的是必然的损失，纵使有些人可毫发无伤地幸运逃脱，内心还是会失去一种能够与人相依恋的安全感；若身体曾受伤害，还会失去身体的完整感。另外，若失去生命里重要的人，她们在与朋友、家庭或社群的关系中，会面临一种前所未有的虚空。创伤所导致的损失，打断了世代传承的正常规律，并挑战一般社会中亲人丧亡方面的传统习俗。诉说精神创伤故事的行动，不可避免地会将创伤患者推入深刻的哀悼里。由于许多的损失是无形或未被认出的，所以传统的哀悼仪式，根本无法对创伤患者提供足够的抚慰。

进入哀悼，是第二个复原阶段中最必须也是最可怕的工作。患者经常会担心这项任务是难以跨越的，一旦他们允许自己开始追悼，这将是永不止息的。达涅利如此引述一位从纳粹大屠杀中生还的 74 岁寡妇所言："即使我为每一个亲人花一年的时间哀悼，纵然我活到一百零七岁（并哀悼过我所有的家人后），对于那剩余的 600 万人，我该怎么办？"

许多创伤患者会抗拒哀悼，不仅是出于恐惧，而且是出于自尊心。她有意识地拒绝哀伤，好似这样做是不向加害者认输的行为，在这种情况下，将患者的哀悼重新定位为勇敢而不是屈辱的行为是极其重要的。若患者到了根本无法哀悼的地步，她等于是切掉自己的一部分，亦剥夺了自己复原的关键部分。患者必须了解，全面性地恢复所有体会情感的能力，甚至包括感受哀伤的能力，并不是对加害者低头，反而是一种反抗加害者的行为。她必须对所有的失丧——哀悼过后，才能发掘到自己坚不可摧的内在生命。一位童年遭受严重虐待的创伤患者，如此描述她第一次感受哀痛的情形：

在 15 岁的时候，我就知道自己受够了。我是一只冷漠无情、反复无常的小"母狗"，没有任何安慰和关爱，我依然活下来了；我不在乎。没人能使我哭泣！如果我母亲将我赶出去，我会蜷缩起来，睡在走廊的箱子里，即使那女人打我，她也没办法让我哭泣。当我的丈夫打我时，我从未流泪，他把我击倒在地上，我会爬起来再让他打。我没被打死也真是个奇迹。我在心理治疗中哭得比我一生中哭的还多。我从未相信过任何一个人，到愿意让他们看见我哭泣的程度。甚至是你，直到几个月前我才愿意。你看，我都说出来了！这是本年度最重大的声明！

由于哀悼令人如此难以承担，因此在复原的第二个阶段，患者对哀悼的抗拒，大约是最易导致治疗停滞的原因。抗拒哀悼可能以许多伪装的形式出现，通常患者会通过复仇、饶恕或索偿的方式，而幻想一切的哀伤就此烟消云散。

复仇的幻想经常是创伤记忆的翻版，只是加害者和受害者的角色对调罢了，而且，它通常和创伤记忆一样，有着怪诞、冻结和无言的特质。复仇的幻想是帮助患者达到精神宣泄的一种形式，受害者想象自己经由报复加害者的行动，摆脱精神创伤的恐怖、羞辱和痛苦。复仇的渴望，亦是源自受害者当初完全无助的经历，受害者在被欺凌后的愤怒下想象，复仇是唯一让她感到恢复力量的方式；并且她会想象，这是唯一能迫使加害者承认罪行的方式。

虽然受创者认为复仇本身能够帮助她消除痛苦，使她得到解脱，然则反复沉浸于复仇的幻想中，实际上只会增加她的痛苦折磨。残暴且逼真的复仇幻想，正如当初的精神创伤般，将令受创者感到激动、恐惧和被侵犯。它们加剧受害者恐怖的感觉，并贬低她的自我观感，它们让她觉得自己是个禽兽，而且令人高度沮丧，因为复仇永远不可能改变或补偿她受过的伤害。那些真正采取复仇行动的人，比如犯下暴行的作战退伍军人，从未能成功地摆脱创伤后症候群；相反地，他们精神失调的状况似乎是最严厉、最顽强的。

在哀悼的过程中，创伤患者必须大彻大悟，理解报复是不可能帮助自己消除痛苦的。当她在安全的环境里发泄她的愤怒时，她无能为力的愤怒将逐渐转型，而成为一种带着力量、令人满足的形式：正义的愤慨。这种转换允许创伤患者从复仇幻想的监禁中释放出来，在这自设的监禁里她是单独面对加害者的，这种转换也提供她在不犯罪的情况下，可取得的一个恢复力量的方式。放弃复仇的幻想并不意味放弃对正义的追求；正好相反，这象征一个过程的开始，创伤患者与他人联盟一起使加害者对所犯下的罪行负责。

某些创伤患者对复仇的念头感到厌恶，所以试图利用宽恕的幻想超越自己被侵犯后的愤怒。这种幻想的目的与相反的复仇幻想一样，旨在恢复自主权。创伤患者想象，她能通过爱的形式超越自己的愤怒，并抹去精神创伤的冲击。但不论是恨是爱，都无法彻底驱除精神创伤。像复仇一样，宽恕的幻想经常成为创伤患者的酷刑，因为这种理想对多数的普通人而言是遥不可及的。一般人认为宽恕是神圣的行为，然而，在多数的宗教系统内，甚至神也不会无条件地宽恕罪人。直到加害者经由认罪、悔改和复原的方式寻求并赢得其宽恕前，创伤患者不应轻易地给予真正的宽恕。

要加害者痛改前非，绝对是罕见的奇迹，幸好创伤患者并不需要等候；她的康复所须仰赖的，是在生活中发掘使自己复原的爱，而且这爱并不需要延伸至加害者。一旦创伤患者走过创伤事件的哀悼，蓦然回首，她会惊觉加害者不再与她相干，她亦不再在乎加害者的命运如何；甚至为他感到哀伤和同情，但这种被释放的感觉是不同于宽恕的。

索偿的幻想和复仇与宽恕的幻想一样，对创伤患者所应进行的哀悼，造成一股强大的阻力。问题一部分是出自创伤患者在受害后渴望得到弥补，这是很合理的。由于创伤患者遭受不公平的待遇，她自然感到有权要求某种形式的补偿，追求公正的补偿对创伤患者的复原是很重要的。然而，它也可能是一个无形的陷阱，长期无意义地从加害者或从其他人处争取补偿的奋斗，或许代表了创伤患者不愿面对残酷现实的自卫机制。对丧亲的事实进行哀悼，是唯一能帮助创伤患者走出失丧的方法；没有任何的补偿可以做到。

许多创伤患者都有打败加害者并抹去创伤屈辱的渴望，这对于索偿的幻想更是火上加油。解析索偿的幻想之后，人们会发现，它通常对创伤患者心理层面的意义远超过实质层面的意义。对创伤患者而言，索偿或许代表加害者的认罪和道歉，甚至意味着当众羞辱加害者。虽然幻想的目的是恢复自主权，但实际上，索偿的奋斗将使创伤患者和加害者纠缠不清，好似加害者仍然紧紧抓住患者，让她不得康复。一个相当矛盾的现象是，当患者放弃从加害者处索偿时，她就得到释放。在追悼的进行中，患者可以勾画一个更社会性、更笼统和更抽象的恢复过程，这个过程允许她在不退让任何力量给加害者的情况下争取应得的公义。琳恩是一个 28 岁的乱伦恶行创伤患者，她的案例说明补偿的幻想如何阻碍了复原的进展：

> 琳恩在未接受心理治疗前，有多次因自杀未遂、不断自残及厌食症而住院治疗的经历。在发现其自我挫败行为和童年受虐经历间的关联后，她的症状逐渐稳定下来。然而，经过两年稳定的进步后，她忽然"一蹶不振"，开始称病不工作、取消治疗面谈的预约、逃避朋友、终日赖床不起。

对这个僵局的探索显露，琳恩根本上是为了反抗父亲而进行全面"罢工"。即使不再为乱伦的事件自责，她仍深深痛恨父亲未负起应担的责任。她认为继续让心理失调，是唯一能让父亲为其罪行付出代价的手段。她表示，如果她的心理障碍严重到影响工作时，父亲势必要照顾她，久而久之，他终会为他的所作所为感到懊悔的。

治疗师问琳恩打算花多少时间等待这个梦想实现。此刻，琳恩突然痛哭流涕，她为自己浪费的时光流泪，为这些因等待和期望父亲认罪所流逝的青春哀叹。在追悼的同时，她决定不再将宝贵的光阴浪费在无解的缠斗上，并更积极地参与自己的心理治疗、工作和社交生活。

索偿幻想的另一种形式，不是针对加害者，而是向真正的或是象征性的旁观者争取补偿。创伤患者索偿的对象，可能是整个社会，也许是个人；索偿的要求也许看似纯属金钱方面，比如为伤残索赔，但它不可避免地亦涵盖许多重要的心理因素。

在心理治疗过程中，治疗师将成为患者索偿的重要对象。她会采取许多不同的形式：或许是憎恨治疗契约里所设定的界限和任务，然后要求某种特殊形式的豁免权。这些要求的隐含意义，是患者相信唯有当治疗师或某个神奇人物给予她无尽的爱时，才能化解她的精神创伤。奥莉维亚是一位童年严重受虐的36岁创伤患者，她的案例显示索偿的幻想如何转型为对于身体接触的索求：

在奥莉维亚进行心理治疗期间，可怕的记忆一点一滴地揭露。她坚称无法容忍这样的感受，除非治疗师允许她坐在其大腿上，并像拥抱孩子似的搂着她。因为这样的接触会混淆工作关系的界限，治疗师一口拒绝了。奥莉维亚感到愤愤不平，她指责治疗师保留了唯一能让她康复的动作。双方僵持不下，治疗师建议奥莉维亚另请高明。

治疗师肯定奥莉维亚渴求被拥抱的欲望，却提出质疑：为何她选择的是治疗师，而不是恋人或朋友。奥莉维亚开始哭泣，她恐惧她是如此的脆弱，以致再也无法拥有任何正常、互动的人际关系。她感觉自己像个"无底洞"般索求无度，害怕自己迟早会让所有人精疲力竭。她不敢在同辈关系中冒亲密接触的风险，因为她坚信自己失去爱与被爱的能力，所以唯有像治疗师般的"再造父母"，可以帮助她痊愈。

治疗师建议，心理治疗的焦点，应放在患者被破坏的爱的能力上，并进行哀悼。当奥莉维亚完成这个追悼过程后，她惊喜地发现，她终究不是一个"无底洞"。奥莉维亚领悟到自己仍保有许多与生俱来的社交本能，并开始期盼在生活中有亲密关系的出现。奥莉维亚发现她可以拥抱朋友和接受朋友的拥抱，不再向她的治疗师索求任何的拥抱接触。

不幸地，治疗师有时会与患者一起自欺欺人，产生不切实际的复原幻想。被冠以拥有伟大的治愈力量，是一种迷人的恭维，将手放在患者的身上她便得医治，也是一种巨大的诱惑。然而，一旦跨越这个界限，治疗师将无法维护公正的立场和态度；如果认为自己能做到，更是有勇无谋。界限的侵犯，最终将导致患者的被剥削，即使最初的目的是使患者受益。

治疗师对患者尽责的最佳方式，即是忠实地为她的故事作见证，不贬低、亦不给予任何特殊待遇。虽然创伤患者不须对她的伤害负责，但仍须对她的复原负责，表面看来这似乎不公平，但矛盾的是，一旦创伤患者接受这不公，就是开始恢复自主权的时候。唯一能使创伤患者完全主宰复原的方式，是让她自己承担复原的责任。唯一能发掘她究竟还有多少力量未被破坏的方法，则是让她竭尽所能地发挥自己所有的力量。

对于曾伤害他人的创伤患者而言，不论是在绝望的片刻或是因囚禁而被逼的情况下，承担复原的责任尚有另一层意义。曾犯下暴行的作战退伍军人，感到他们不再属于文明社会。被迫做出背叛行为的政治犯，或是未能保护子女的被殴妇女，都感到她们犯了比加害者还严重的罪。虽然创伤患者渐渐了解，这些人际关系的侵犯是发生在迫不得已的非常情况下，这个领悟本身，并不能充分化解创伤患者深刻的内疚和羞辱感。对于失去的道德正义，创伤患者必须进行哀悼，并寻求一种能够弥补这覆水难收的伤害的方法。这种补偿绝不代表加害者的罪行被赦免，更恰当地说，它重申创伤患者现今对其道德标准的坚持。黎妮的事例说明了一个创伤患者如何弥补她所造成的伤害：

黎妮是一名离婚的 40 岁妇女，在 20 年的婚姻当中，她的丈夫不断在孩子面前殴打她。在逃脱这种受虐关系后，她旋即求助心理治疗，疗程中她能追悼自己的婚姻失败；但当她领悟到这多年来的暴力行为，对青年期的儿子们所造成的不良影响时，她变得消沉抑郁。孩子们均具高度侵略性，并公然违抗她，黎妮无法限制他们，因为她觉得自己对不起他们，所以他们轻视她是应该的。她认为自己没有扮好为人母的角色，现在想弥补伤害也太迟了。

治疗师承认，黎妮感到内疚和羞愧或许是合理的，然而允许儿子行为不端，只会加深伤害。如果黎妮真正想补偿儿子，就没有权利放弃自己或他们，她必须学会如何赢得他们的尊敬，及如何用非暴力的方式教育儿子。黎妮同意去上一门"如何培育孩子"的课程，作为补偿儿子的方式。

在黎妮的案例里，仅仅对患者指出她自己是受害者、强调她的丈夫要对殴打行为全权负责是不够的。如果只将自己视为受害者，她对自己的处境会感到无能为力，亦无法担起应负的责任。承认自己对孩子应负的责任，为她开辟通往力量和掌控的道路；补偿的行动，容许黎妮再度肯定自己为人母的尊严。

长期遭受童年精神创伤的患者所须面对的，不仅是为自己的损失而哀悼，而且是为自己从未拥有的而哀悼。他们失落的童年，是任何事物皆无法取代的，他们必须为基本信任能力的失落哀悼，也须为"天下无不好的父母"信念的失落哀悼。当理解到无须对自己的命运负责时，他们面临的则是存在主义式的绝望，这是他们童年时所无法面对的。关于这段哀悼时期，西安格提出一个中心问题："一个人若在内心中缺乏父母关怀的影像，那她将如何生存下去？……每个灵魂被谋杀的受害者，均被这个问题困扰：'无父无母，何来生命？'"

创伤患者在深陷绝望时，会加重——起码短暂的——自杀的倾向。与复原的第一阶段中那种冲动的自我挫败不同，患者在第二阶段的自杀倾向，会从平静、沉闷、看似合理的决定，演变为舍弃这个竟然容许如此恐怖发生之世界的行为。患者或许会参与一些无伤大雅的哲学研讨，议论关于他们选择自杀的权利；此时，极为重要的是超越这种思维的防御机制，并与导致患者绝望的感觉和幻想交战。通常患者会幻想她死了，因为她爱的能力早已损坏，因此，当患者陷入绝望的困境时，使她不至于一蹶不振的力量正是那一点小小的凭据：患者仍有产生爱的联系能力。

患者尚未摧毁的爱的能力究竟何在，可从其心底安慰性的影像着手搜寻，并发掘线索。几乎每一个患者于创伤事件后，都在心中保留某些可以依恋的影像。他们会记得一个曾给予自己关怀、安慰的人，而这种正面的回忆，在患者陷入哀悼期间时，是类似"救生索"般的唯一依靠。当患者开始对动物或孩子，即使是在远处，感觉怜悯和同情时，这意味着她开始对自己产生一丝怜悯、些许同情。哀悼的过程是辛苦难熬的，它的成果在于创伤患者开始蜕变，摆脱自己罪恶、轻蔑的自我观感，并勇于憧憬新的人际关系的产生，在其中她可光明磊落，不再需要掩藏或躲避。

K 夫人是纳粹大屠杀的创伤患者，她的治疗明白地显示了哀悼所产生的复原力量，以及人类在最深刻的损失后，所产生的非凡的再生能力：

> K 夫人心理治疗的转折点，发生于她"坦白"自己结过婚，并在犹太居民区生过一个小孩的事实，她表示，自己后来将这个孩子"给了"纳粹。当那些"善意"的人在战后不断警告她，如果将这些事告诉未婚夫，他绝不会娶她时，内疚、羞辱和"肮脏"的感觉就愈来愈缠绕着她。她曾在恶劣至极的环境下，让那个婴孩苟延残喘地活到两岁半，但当这孩子的抽泣声让纳粹军官察觉到他正藏在她的外套下时，军官一把抢去，然后冷血地杀了他……
>
> K 夫人的家人开始沟通并分享彼此的经历，在大约 6 个月的时间里，家人不断耐心地请求她重复上述事件的经过……直到有一天，她终于在叙述悲惨故事时，能以"他们从我怀里夺走我的孩子"作结尾。她冰冷的心开始融化，渐渐找回失去的自我，然后开始体验那失落的……痛苦和悲哀的情感……

　　K夫人在复原过程中，运用她战前与战时的美德和勇气等无形资源，比如她在童年时就具有的过人胆识，在集中营几乎要放弃时，她让自己想象祖父安慰她而得以活下来的毅力，她的热情、智慧、绝妙的幽默感和再觉醒时的欢欣感……现在她不再需要正式的心理治疗，K夫人表示："我找回了自我，并重新拥有自我……我从未以自己为荣，但现在我感到自豪；虽然有我不满意的地方，但我仍然充满希望。"

　　复原的第二阶段，有一种令人害怕的永无止境的特质。精神创伤后的重建，要求患者沉浸在过去那好似早已冻结僵化的时间里；陷入哀悼的感觉，则像是有永远流不尽的泪水。患者经常质问这个痛苦的过程究竟会持续多久，但这是一个没有标准答案的问题，只能向患者担保，这个过程是绝对必要的，既不能绕道而行，亦无法一蹴而就。这个过程几乎肯定比患者期望的久，但它有尽头，不会永远持续下去的。

　　在不断地反复叙述后，当患者诉说创伤故事不再有当初那种强烈的感觉时，这就是一个重要的突破。这些故事已经成为创伤患者的阅历，不过也仅是阅历中的一部分，它们会保留在记忆里，但就像任何记忆中的人和事物，它们开始褪色、渐渐淡去。同样地，她的悲伤会开始失去原先的鲜活生动，创伤患者会蓦然发现，或许精神创伤并不是她生命中最重要的，甚至不是最精彩的部分。

　　一开始这些想法对创伤患者而言，荒谬得好似异端邪说般，创伤患者会感到疑惑，若不再致力于回顾和哀悼，如何对她曾忍受的磨难给予应有的重视。然而，她终究会发现，她的注意力已飘回日常平凡的生活中。她不需要担心，她永远不会遗忘，只要活着，她每天都会想到自己的创伤，每天都将追悼。精神创伤不再被当作她生活重心的时刻终究会来临。强暴恶行创伤患者苏哈菈记得她在一次关于"提高强暴警觉性"的演讲中，回忆起的一个惊人片段："有人问我，什么是被强暴最糟糕的部分，我突然看着他们全体说，我最痛恨的是，它是如此之'乏味'。他们看来都很震惊，然后我说，不要会错意，强暴本身是一件可怕的事！我不是指它的发生，我是指这么多年都过去了，我已经不关心它了。当我头50次，甚至头500次——当我对它仍有莫名的恐惧和害怕时——诉说的时候，我对它是感兴趣的。现在我已经兴奋不起来了。"

　　精神创伤后的重建工作，绝不可能 100% 地完成；在生命的各个阶段里，新的冲突和挑战，势必将唤起创伤患者创伤的回忆，并发掘出创伤经历中的新层面，使她用新的角度审视自己的创伤经历。然而，当患者重组自己的历史，并感受到投入生命的新希望和新精力时，第二阶段的主要工作算是圆满完成了，时间的齿轮亦恢复运行。当"讲故事的行动"结束时，创伤经历真正属于过去式了，这时，创伤患者要面对的工作，是重建现在的生活和追求未来的抱负。

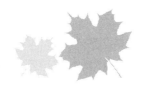

第 10 章
重建联系感

到复原的第三阶段，创伤患者恢复了些许信任的能力，可以再次对值得的人付出她的信任，她学会对不值得的人保留，也更能明确地区分两者。

处理了创伤的过去后，创伤患者现在面对的任务是开创未来：她哀悼过被创伤毁坏的旧我，现在必须重建一个全新的自我；她的人际关系受到创伤的考验后，永远地改变了，现在必须发展新的人际关系；从前，给予生命意义的持久信念受到创伤的挑战，她必须寻找新信念。此乃复原第三阶段的任务，完成这些工作，即是创伤患者重生的时刻。

人格受到创伤经历改变的创伤患者，在这段复原时期的感受是，自己好似一个逃入新国度的难民。对于政治流放者，这种比喻或许很贴切，但对于其他人，比如被殴妇女或童年受虐的创伤患者，他们的心路历程只能与移民而非难民作比较，她们远离原本的环境，必须在一个全然不同的文化中建立新生活。从完全受操控的环境走入自由，她们一方面感到不可思议，一方面又觉得捉摸不定；她们会探讨失去世界和重获世界。

精神科医生麦可·史东（Michael Stone）以医护乱伦恶行创伤患者的工作经验，描述这项适应性任务的艰巨："所有的乱伦恶行受害者都被灌输这样的观念：强者可以为所欲为、蔑视成规……患者往往必须进行'再教育'，教导她们有关普通人的亲密生活中，何为典型、一般、健全和'正常'的观念。乱伦的受害者——由于他们早期扭曲和隐晦的生长环境——对这些事往往无知到可悲的地步。受害者虽然居住在原来的家庭里，反而像是身在国外的陌生人，而一旦离开家，他们就'安全'了。"

复原第一阶段的问题经常在第三阶段又出现，再次地，创伤患者将致力于照顾自我、周遭环境、物质需要和人际关系。不同的是，第一阶段的目标很单纯，仅止于建立和巩固基本安全的防护环境，到第三阶段，创伤患者准备好要更积极地参与这个世界了。从新建的安全基地，她可大胆地迈向未来，她有能力制定自己的目标计划，并能恢复一些创伤之前的展望抱负，甚或第一次发现自己的雄心壮志。

无助感和孤立感是精神创伤的核心经历，重获自主权和再建联系感则是复原的核心经历。在复原的第三阶段中，受创者了解自己曾是受害者的事实，并明白受害对自己的影响。现在她准备就绪，要将创伤经历彻底融入生活中，并采取具体的行动，以增进力量和控制感、保护自己免于未来可能发生的危险，并加强与那些她试着信任之人的联盟。一位童年性受虐创伤患者，如此描述她在这个复原阶段的情况："我决定了：'好，我受够了晃来晃去，好像我想残酷地对待那些看我不顺眼的人。我不必再有那种感觉。'然后，我想：'我喜欢怎样的感觉？'我要活在一个有安全感的世界里，我要感到坚强有力，所以我专注在人生中那些成功的事情上，就像在真实人生的情境中要获得力量时所采取的方式一样。"

学习战斗

在真实人生的情境中获取力量，表示创伤患者须有意识地选择面对危险。到这个复原阶段，创伤患者已理解他们创伤后的症状，代表自己面对危险时一种病态夸大的正常反应。他们经常敏锐地意识到，自己对于创伤的威胁和提示仍旧很脆弱，而与其被动地接受这些再体验的经历，创伤患者宁可选择积极地与恐惧交战。从某个层面来说，这个选择使自己暴露于危险中，应可诠释为另类的创伤经历重现。这个选择是企图征服创伤经历的尝试；然而不同于一般的创伤经历重现，这是以一种有计划和有条不紊的方式在有意识下进行的，因此更可能成功。

对那些从未学过基本身体自我防卫的人，这个指导可能成为兼具掌握心理状况和调节生理状态的方法。对女性而言，这也是对社会要求女性应扮演唯命是从、讨男性欢心的传统角色的一种抗拒。梅莉萨·沙尔特（Melissa Soalt）是一位妇女自卫的治疗师和辅导员，她的训练计划包含渐进式的锻炼，在其中辅导员模拟愈来愈猛烈的攻击，而学生学习如何防御反击。她的训练成功地重塑了学生面对威胁的反应，以下是她的描述：

> 我们的目标是让她们经历恐惧，但知道自己——无论用哪一种方法——有能力还击。在第一堂课结束前，拥有力量的感觉渐渐战胜恐惧，至少已与恐惧不分上下。她们开始发展对肾上腺素的耐受性，她们习惯了心脏怦怦敲击的感觉，我们教她们如何呼吸以及如何在压力下安定情绪……
>
> 第四堂课通常是最激烈的……它包括一次长时间的真正战斗，其中模拟的抢劫犯持续不断地攻击她们。遇袭时她们会到达一个饱和点，觉得自己再也无法支撑得住，但又必须坚持下去。于是，她们意识到自己的潜能比之前想象的还大，即使在战斗结束时，不论是精疲力竭或是战栗哭泣，她们依然坚忍不拔。这是非常重要的突破！

自愿在这些自卫课程中"品尝恐惧"，创伤患者自锻炼中重建对危险的正常生理反应，重造那被精神创伤粉碎和分裂的"行动系统"。因此，她们将更有自信地面对世界："她们抬头挺胸、呼吸自如、大方地与人目光交会，也更脚踏实地……人们会说当她们走在街上时，她们更敢看着街上行人，而不会目光朝地或畏畏缩缩。"

在这个复原阶段中，许多其他有纪律、在控管下向恐惧挑战的方式，对创伤患者可能同样重要。例如，有些治疗计划或自助组织提供创伤患者一些训练的机会，以改善对社会的适应不良，以及调整生理和心理方面对恐惧的不当反应。古德温以治疗师的身份，参加一次与童年受虐创伤患者同行的荒野旅行后表示："创伤患者发现，在这个情境下要确保安全、神奇或神经质的方法都无效。那些做'可爱'状、'不做要求'、'消失'、做过分和自恋的要求，或是等待救兵的方法，统统无济于事。相反地，受害者若勇敢以对，实际应付难题，她们会很惊喜地发现这样做的效果。其实，她们有能力学会运用绳索下峭壁；她们的成年人技能……远胜过她们的恐惧，并超越了对自己的过低评价，所以最初她们以为是不可能的任务，现在却做得游刃有余。"

在荒野中，创伤患者如同上述的自卫训练，让自己体验面对危险时"战或逃"的反射动作，却清楚地知道自己将选择战斗。同时，她对于自己生理和情感的反应，均建立了一定程度的控制，并有重获力量的感觉。她知道：不是所有的危险都令人难以承受，不是所有的恐惧都令人心惊胆战。通过自愿的直接身临其境，创伤患者重新学习恐惧的不同层次，目标不是消除恐惧，而是学习如何处理恐惧的情绪，甚至学习如何将之转换为动力和启发的来源。

除了面对身体的危险，创伤患者经常要重新评估她们处理社交情境的独特方式；这些社交情境或许并无明显的威胁，但仍带着敌意或微妙的强制性。她们开始质疑，为什么该勉强自己接受社会中默许的暴力和剥削？女性对她们在传统上接纳的附属角色表示高度的怀疑，男性则质疑他们在传统统治阶层中的共犯角色。这类关于社会优劣势的假设和行为，通常是如此根深蒂固，以致运作时几乎无人觉察。

霍洛维茨的研究显示，强暴的创伤患者在心理治疗的第三阶段中，逐渐意识到自己刻板模式般的女性态度和行为，如何将自己置身于危险而不自知："因为觉得自己是如此的不值得受人重视，创伤患者面临压迫事件时，有一个不自觉的心态，认为唯有涉及情色的方法，方能使她引起注意……在解析强暴对她的意义时，她察觉到自己这个错误的观念，以及相关的救援幻想，她改正自己的态度，包括惯性和不切实际的期望——认为优势者会因她的被剥削而感到内疚，然后因为内疚而关怀、爱护她。"

这是一个值得强调的重点：彻底了解加害者是唯一需要对创伤事件负责的人之后，创伤患者才能自由地探索自己，才能发现有哪些层面的个性或行为，导致她特别脆弱、易遭剥削。彻底探索创伤患者的弱点和错误，只能在充分受到保护的环境中进行，使她免受不堪的耻辱和苛刻的评断，否则这种方式又将沦为光是责备受害者的工具。治疗越战退伍军人时，里夫顿很明确地表示：军人最初的自我责备是具破坏性的，但随后在与有共同经历的"交谈团体"中延伸出来的正面自我反省，却是具建设性的：

> 军人注重责任感和意志力的程度令我瞠目结舌。虽然他们会自由地评论其军事和政治领袖和批判促进军国主义和战争的机构，但终究会回到原来的自我审判——他们是在自由意识下选择投入战场的……他们强调，他们如此做……是为了那最愚不可及的原因。但言外之意是他们选择军事和战争，而不是军事和战争选择了他们。然而，这种自我审判亦不可完全归因于军人残余的负罪感，反之，这是他们奋斗的一部分：逼出自己的潜能，向自由意志的极限挑战。

明白了是由于过去的社会性假设才使自己易遭剥削的同时，创伤患者亦清楚，是持续性的社会压力使他们迄今为止仍然困于继续扮演受害者角色的框框内。正如必须克服自己的恐惧和内在冲突，他们同样必须克服这些外在的社会压力，否则，创伤事件会以象征形式在日常生活中不断重演。在复原的第一阶段，创伤患者处理社会敌意的方式，主要是撤退到一个被保护的环境中；到第三阶段，创伤患者则希望积极主动地面对社会。此刻，创伤患者已准备就绪，要透露他们的秘密、质询旁观者的冷漠或责难，并指控曾虐待他们的加害者。

在受虐家庭中生长的创伤患者，通常会遵循保持沉默的家庭规则，而为了保持家庭秘密不外泄，他们背负了太多不属于他们的重担。到这个复原阶段，创伤患者可以选择对家庭宣称，他们不再保持缄默，并永不再依循这个无理的规则。这样的动作，即代表他们卸下羞辱、内疚和责任的重担，并将这个责任还给罪有应得的加害者。

若有完善的计划并在恰当的时机下，创伤患者面对家人并透露创伤经历，可能对她自主权的恢复有莫大的帮助。但在这些工作进行前，创伤患者必须作好准备，可在无须被认出和无不良后果的情况下，叙述她所认知的真相。创伤患者透露经历所产生的力量，在于公开真相，而家庭的反应并非重点。当然，如果家人给予正面的反应，将会是很开心的事，但即使家人表示否定或愤怒，透露经历的治疗面谈亦可能成功，因为在这种情况下，创伤患者有机会观察家人的行为，并更能理解自己童年遭受的压力。

在实务上，面对家人及透露经历的任务，需要非常完整、细心的准备工作。由于许多家庭的互动是出于惯性，并被视为理所当然，高压和顺服式的相处模式即使在平凡的日常接触中亦表露无遗。治疗师应鼓励患者主动出击，负责面谈计划并制定明确的游戏规则。对某些创伤患者来说，这是一个前所未有的经历，她是制定规则、而不是自动顺服的人。

创伤患者应该明确揭露的策略，预先计划她愿意透露的信息和愿意透露的家人。虽然有些创伤患者希望直接面对加害者，更多人却只愿意对无侵犯意图的家人透露秘密；治疗师应鼓励创伤患者优先考虑面对较具同情心的家人，再面对那些毫不宽容、充满敌意的家人。就像上述的自卫训练一样，与家人正面交锋，需要一系列渐进式的锻炼，在其中，创伤患者要能掌控某种程度的恐惧，才能进一步将自己暴露于更高等级的恐惧中。

最后，创伤患者应该对揭露可能导致的后果，做好完善的计划和心理准备。虽然很清楚自己渴求的结果，但她必须准备就绪，以接受任何可能的结果。一次成功的揭露后，几乎总有随之而来的轻松感和失望感，而这两种情绪的起伏交织是不可避免的。一方面，创伤患者对自己表现的勇气和胆识感到惊喜，她不再任由家人施压威逼，或感觉被迫参与具破坏性的家庭关系；她的内心不再被秘密捆绑，她无须隐藏任何事物。另一方面，她更清楚地认识到家人的局限，例如一位乱伦恶行创伤患者在对她的家庭透露秘密以后，如此描述自己的感受：

> 一开始我感觉圆满成功和不可思议的轻松！然后，我开始感觉非常哀伤，有着深深的悲情，这让我痛苦万分，没有任何言语能形容我的感受之万一。我发现我不断哭泣，可是我不知道为什么，这几乎从不曾发生在我身上过。我通常能找到一些言词来描述我的感觉，这是很原始的感觉：损失、悲哀、哀悼，好像他们都死了。我感到绝望，对他们再也没有任何期望……我知道我没有任何保留，什么都说了。我没有感觉

到"噢，但愿我说了这个或提到那个"，该说的我全都说了，说的方式也是我筹划的，对此我感到非常满意，也很感谢那完善的设计、排练、策划……

从那以后，我觉得自由、释然……我觉得有希望！我觉得我有未来！我有踏实感，再也没有疯狂或恍惚的感觉。当我哀伤时，我是哀伤的；当我愤怒时，我是愤怒的。对于未来我清楚地知道即将面对的困难和不好过的日子，但我也知道已寻回自我，不再迷失。这是非常不同的，这是我以往想象不到的，完全想象不到的。我一直追求这种自由，我也一直努力奋斗，现在已经没有战争了，没有人跟我打仗了，这就是我的了。

与自己和解

这个简单的声明——"我知道我拥有自我"，可以说是第三个也是最后复原阶段的标志。创伤患者不再觉得受到过去创伤的牵制；她拥有自我，是自己的主人。她稍微了解自己过去是个什么样的人，也明白创伤事件是如何影响她。她现在的任务是致力于成为她想要成为的人，在这个过程中，她会利用各方面吸取的宝贵经验——从精神创伤之前，从精神创伤本身，以及从复原的期间——来帮助她完成这项任务。集合这些重要的元素，她可在理想和现实里创造一个新的自我。

创伤患者须积极地训练想象力和幻想力，才能重塑一个理想的自我，而这些都是创伤患者已被释放的能力。在早期的复原阶段中，创伤患者的幻想充斥着精神创伤的片段，她的想象力受到无助和无用感的局限；但现在，她有能力发掘那看似失落的希望和梦想。创伤患者也许最初会抗拒，害怕面对失望的痛苦。摆脱受害者禁闭畏缩的姿态是需要勇气的，但正如创伤患者必须勇于面对她的恐惧，她同样必须敢于定义她的愿望。一本有关被殴妇女面对人生重建的指南，如此教导她们如何恢复失去的抱负：

现在，该是超越每天的千篇一律、冒险探索和测试能力的时候了；

那膨胀的感觉是来自……成长。或许以前有人教你，虽然那是大家都想要的，但你若真想得到它，就是青涩无知的幻想。或许你相信成熟的人会安于枯燥的现状，什么都凑合着过日子。的确，或许想寻求和实现你少女时代的梦想真是非常不切实际。这或许不是时候，有或没有孩子，跑到好莱坞当明星。但不要再算计或干吗了，直到你找到一些真正原因……如果你想真正"有所作为"，不要等到进了棺材再懊恼。出去参加一个小小的剧团吧！

在这个阶段，心理治疗的工作经常集中于欲望和主动性的发展。治疗的环境将提供一个保护的空间，允许患者天马行空、自由幻想，而且，这是一个将幻想变为具体行动的试验场。早期复原阶段学习的自我训练，现在可与创伤患者的想象力和游戏能力联结。这是一个尝试的阶段，创伤患者可学会容忍差错，并享受意想不到的成功。

重获自我经常要求患者否定自己曾被精神创伤影响的一些层面，因为创伤患者蜕去受害者的身份时，她可能也选择了放弃某些几乎是根深蒂固的部分。再次地，这个过程挑战了创伤患者幻想和自控的相对能力，一位乱伦恶行创伤患者经过一项意志锻炼后，这样描述她如何改变自己对性虐待情节的固有反应："现在我终于真正了解，那些并不是我的幻想，它们是在虐待期间强加给我的。渐渐地，我开始不必幻想性虐待，不再幻想父亲对我做那件事，也能达到性高潮。一旦我将幻想从感觉中分离，我有意识地故意用一些有力的影像加强那个感觉，比如我会想象自己看见一道瀑布；如果他们能把性虐待的影像放进去，我一定可把它改成瀑布的影像。我重新设定了自己。"

当创伤患者更敢于在这个世界冒险时，她的人生在这个阶段反而变得更平凡；当她与自我再联结时，她感到更镇定、更有把握来沉着地面对她的人生。有时，创伤患者对这种平和的日子会感到不习惯，尤其是生长在创伤环境里，第一次体验正常生活的创伤患者。创伤患者过去想象普通的生活时，认为那是很无趣的，但现在他们对受害者的生活感到厌倦了，并开始对普通生活充满兴趣。一位童年遭遇性虐待的创伤患者为这种变化作见证："我是个毒瘾很深的人，我爱极了吸毒时那种刺激的感觉。每次当药效快过的时候，我就开始沮丧，不知道该怎么办，难道要我痛哭流涕？还是大吵大闹吗？……我想这与对化学药品上瘾没什么两样，因为我迷恋那强烈的刺激感，而戒毒的过程就是要慢慢地戒除我对刺激感的渴求。几番挣扎，我终于对平凡的生活产生些许的满足感。"

一旦创伤患者意识到并"放弃"那些在创伤环境中养成的习性，他们就变得能较易原谅自己；一旦不再觉得创伤造成的破坏是永久性的，他们就较勇于承认创伤的确损及其性格。愈是积极参与自己人生重建的创伤患者，愈是愿意接受他们受创自我的记忆，例如，拉芙蕾丝曾被迫拍摄色情电影，对这种种苦难她有如此的省思："这些日子以来，我对自己不再苛求，或许是因为我忙于照顾一个三岁的儿子、我的丈夫、房子和两只猫。回首看过去的那个琳达·拉芙蕾丝，我了解她，我知道她为什么做那样的事。那是因为她感到好死不如赖活。"

到这个阶段，创伤患者有时能认同创伤经历所导致的某些正面影响，虽然他们也了解，这些收获是他们付出过高代价得来的。由于创伤患者现在力量倍增，他们更能深刻体会当初在创伤环境中的无力感，也更了解其适应性资源的重要性，例如，曾利用解离作用应付恐怖和无助的创伤患者，开始对人脑这非凡的能力感到惊奇。虽然这项能力是她在监禁时开发的，她亦可能被它捆绑；一旦自由了，她可以学会如何使用她的出神能力来丰富生命，而不是逃避生命。

对受创的自我展现同情和尊敬之后，患者开始庆祝幸存的自我。到达这个复原阶段时，创伤患者感觉拥有更新的自尊，这种健康的自我赞赏不同于有些受害者过度的自我膨胀。这种自我特殊感补偿了受害者自我憎恶和无价值的感觉：总是很脆弱，无法容忍不完美，而且受害者的自我膨胀会导致自己与众不同和隔离孤立的感觉。相反地，创伤患者充分明了她的平凡、她的弱点、她的局限和她对旁人的联系与亏欠。这种醒觉让创伤患者能维持平衡感，即使当她为自己重获力量而庆幸时。一位有童年受虐和成年被殴经历的妇女，对妇女收容所的职员这样表达她的感激："我现在能感谢自己。你能带牛到河边，可是若牛不低头，你也不能逼它喝水；我当时真的渴得要命，你带我去水边，给我从内到外的生命活水，让我取之不尽、用之不竭。姊妹们，我喝了又喝，而且我还没喝够。我感到很幸运，我得到这么多的爱和医治，我现在学习如何将它们传扬出去……嘿！瞧瞧！我现在了不起吧！"

重新与人建立心理联系

到复原的第三阶段，创伤患者恢复了些许信任的能力，可以再次对值得的人付出她的信任，她学会对不值得的人保留，她更能明确地区分两者。另外，在保持与他人的联系时，她仍保有自由意志，而且能维护自己并尊重他人的观点和界限。她开始积极拥抱人生，并努力创造全新的自我认同。在人际关系方面，她愿意尝试与人发展更深的情谊；与同辈的人，她现在要追求的是与表现、形象或假象皆无关的互动友谊；与恋人和家庭，她现在要发展的是更亲密的关系。

治疗师和患者间的联系亦更深刻。治疗联盟的感觉较不激烈，却更轻松更巩固，两人的相处有更多的自在和幽默。危机和中断已很少见，每次的面谈间有更强烈的连贯感。患者能更敏锐地作自我观察，并更包容自己的内在冲突。在改变对自我的观感后，患者也将改变对治疗师的观感。患者更少地去理想化治疗师，但会更喜爱她；她更能原谅治疗师和自己的局限。两人的相处愈来愈像一般的心理治疗模式。

由于创伤患者此刻专注于发展自我认同和亲密关系，这个阶段让她感觉好似二度青春期。事实上，生长在受虐环境里的创伤患者，从未走过正常的青春期，原本在这个时期应发展的社会技巧都十分欠缺。青春期因青涩尴尬而引起的激情和痛苦，这个阶段的成年创伤患者的感受更是有过之而无不及；面对其他人"运用自如"、自己却"迟钝落伍"的技巧感到羞愧不已。他们在这个阶段也会显著地利用青春期适应环境的方式，正如青少年会咯咯笑以遮掩他们的窘态，成年创伤患者会发现开怀大笑最能减轻他们的羞愧感；正如青少年会发展亲密的友谊，联合起来以便彼此壮胆去探索一个更宽广的世界，成年创伤患者在此重建人生的时刻，更会发展强烈、忠贞的情谊，例如一位两个孩子的母亲在逃离殴打她的丈夫后，与一个老友重建如此深刻的情感联系："我的女朋友从犹他州搬来这里，我好开心呀！……有时我们像是两个少女，有人说我们蹦蹦跳跳活像是两只屁股着了火的猩猩；他说得对，我们还真是！我们对彼此的付出与关怀，'两肋插刀'都还不足以形容我们的情感。她是我唯一不能失去的朋友。"

当精神创伤渐渐褪色时，它就不再是建立亲密关系的绊脚石了，此时创伤患者准备就绪，要专心经营他们的情感关系。如果未曾有过任何亲密关系，她会开始考虑这个可能性，但不会恐惧不安或感到异常渴望；如果复原的过程中有伴侣相随，她能更深刻地体会到，在她全神贯注于对付精神创伤时了解伴侣所经历的痛苦。这时她能更直接地表达谢意，并做必要的修正。

对于性侵害的创伤患者，性关系代表一个特殊的障碍。兴奋和性高潮的生理过程都会因创伤记忆的侵扰而大受影响；精神创伤的提示也会侵袭性爱方面的感觉和幻想。找回享受鱼水之欢的能力已是一件很复杂的工作，与伴侣一同面对这个问题更是复杂。创伤后性机能失调的治疗方法，全是基于强化创伤患者对性生活各方面的掌控力。在一开始没有伴侣的性行为时，这是可行的方法，一旦有了性伴侣，双方必须高度配合、专注和自律。一本为童年性侵害创伤患者制定的自助手册如此建议："性亲热时须遵循'性交安全准则'：性伴侣应为自己和对方，定义自己预期是否会勾起创伤记忆的活动；从事性行为时，渐进式地扩大探索范围，慢慢进入他们认为'安全'的领域。"

最后，创伤患者亲密关系的深化过程也包括发展与下一代的联系。关心下一代势必与预防有关，而创伤患者最大的恐惧是创伤事件的再现，她会不计一切代价地防止悲剧的发生。"永远不要再让悲剧重演！"是创伤患者最普遍的吁求。在早期的复原工程中，创伤患者为了逃避创伤重演这种不堪忍受的想法，而拒绝与孩童亲近。如果创伤患者是为人父母者，她对孩子会在退缩禁闭和过分保护之间摆荡，正如她在其他的人际关系里会在亲密和冷漠的极端之间游走。在复原的第三阶段，当创伤患者终于了解精神创伤在其生命中的意义时，她会重新采取自由开明的形式与孩童相处。为人父母的创伤患者开始体会到，精神创伤经历虽不是直接，却也间接地影响了她的孩子，并且会采取行动改善这个情况。没有孩子的创伤患者也开始对孩童产生全新和更宽广的兴趣，甚至在人生中，第一次想拥有自己的孩子。

另外，创伤患者会首度考虑用何种最好的方式——不避讳隐藏亦不高压强势——来对孩子叙述其创伤经历；她也会思考该如何从此事件吸取教训，才更能妥善地保护孩子，免于未来的危险。创伤故事是创伤患者可以流传于世的一部分，只有经过完全整合后，创伤患者才能将它传扬出来；在这种情况下，创伤患者才有信心知道它不但不会使下一代笼上一层阴影，反而会为他们带来一种力量。诺曼在为他的新生儿举行洗礼时，邀请越战作战伙伴克雷格担任孩子的教父，而诺曼对典礼的描述，充分地显示出创伤患者"薪火相传"的精髓："站在一间拥挤的屋子里观看克雷格拥着婴孩在他的怀里摇晃，我突然意识到，此情此景超出了我期望的意义，因为正在进行的……已超越任何神圣或私人的献礼。在仪式中，我整个人笼罩在……'胜利'的感觉里！……终于在这儿，我获得了这种有意义的胜利——当我儿子依偎在我战友的怀抱里时。"

追寻创伤患者的使命

创伤患者大多是在个人的生活领域内来寻求从创伤解脱的方法，但也有许多人在历经创伤的刺激后受到感召，进而投身到一个更宽广的世界里。这些创伤患者体会到在自己的不幸中，有着政治性或宗教性的层面，并发现通过使个人悲剧的意义成为社会性行动的基石，更能因此改变悲剧的意义。虽然没有任何形式可以弥补暴行造成的伤害，却有方法可以超越：将之变成一个礼物呈献给他人。唯有让创伤成为创伤患者使命的来源，才能将他们自己从创伤中拯救出来。

社会性行动提供给创伤患者一个途径，不单使她得以运用其主动性、精力和机智来吸取力量，也帮助她将这些特性发挥得淋漓尽致，超出她的所求所想。以共同努力和相互合作为目的，社会性行动提供一个与人联盟的机会，而参与组织、牺牲奉献的社会性行动，创伤患者势必要发挥最圆熟、最具适应性的特质，包括耐心、准备就绪、无私和幽默，这些都在帮助她发掘自己优秀的层面。不但如此，创伤患者有幸与他人美好的情操产生联系，在这种互惠的联系中，创伤患者能超越时空的限制。有时，创伤患者甚而感到她加入了创造的行列，超越了一般的现实。政治犯夏兰斯基，这样描述创伤患者使命中所涵括的这个精神层面：

关在列夫托沃（监狱）时，苏格拉底和堂吉诃德、尤利西斯和卡冈都亚、伊底帕斯和哈姆雷特都给了我很大的启示和帮助。我与这些人在精神上产生强烈的联结感；他们的奋斗反映了我的挣扎，我与他们同笑、与他们同悲。他们陪伴我度过从监狱到劳改营、从一个牢房转移至另一个牢房的痛苦岁月。不知从何时起，我感觉到一种奇异的反向联系开始成形：这些人物在不同情况下的表现对我非常重要；不仅如此，现在我开始感觉我的行为对他们这些许多世纪前被创造的人物也很重要。并且，正如他们的作为在后世和在许多国家皆影响深远；我与我的决定和选择，同样有力量启发过往、现在和未来的人，并使他们醒悟，不再沉迷。这种古今交错的灵魂间所产生的相互联系的神秘感，是从阴沉的监狱劳改营中领悟出来的；那时，犯人间的团结是我们可以对抗这个罪恶世界的仅有武器。

创伤患者可以采取的社会性行动有许多形式，从具体地参与某些特殊团体，到抽象的脑力工作。创伤患者可专心帮助其他有类似遭遇的人，或专注于教育、法律、政治方面的工作，以防范未来侵害的发生；又或者他们可致力于将加害者绳之以法的奋斗。这些努力的共通性，在于提高民众的警觉。创伤患者充分了解，人类对于可怕事件的自然反应是将之摒除于意识之外；他们自己从前或许也是如此。创伤患者也了解，历史必会重演，那些忘记过去的人注定会重复创伤。因此，对公众坦白真相，是所有社会性行动的共同点。

创伤患者公开诉说其"难以启齿"的经历的意愿，是出于可以造福他人的信念，这样做的同时，他们感到一股超越自我的力量。一位完成团体治疗的乱伦恶行创伤患者，在团体成员为儿童防护工作者提出有关性侵害的一个教育计划后，如此描述自己的感受："我们能走到这一步，甚至做这件事，简直就是个奇迹。我们全体感觉到，当40个人受到感动，每个受感动的人又将影响40个孩子的人生时，这种力量真叫人兴奋莫名。它几乎克服了恐惧！"莎拉·布尔（Sarah Buel）曾是被殴妇女，现在是一名地方检察官，专门负责家庭暴力诉讼；她表示叙述自己故事的重要性，在于将它当作给他人的献礼："我要妇女们有一线希望的感觉，因为我仍然牢牢记得，失去希望是多么恐怖的事——在那些我以为永远无法走出生路的日子里。我觉得这好似我使命的一部分，是上帝为什么没有允许我死在那段婚姻里的原因之一；这样，我才能开诚布公、昭告天下，我浪费了多少岁月才做到公开被殴打的事实。"

付出和奉献是创伤患者使命的精髓所在，但只有真正实践的人才会了解，如此做其实是为了帮助自己愈合创伤。在照顾其他人的时候，创伤患者感受到自己被认可、被爱和被关心。史密斯是一位越战退伍军人，现在管理着一个为无家可归的老兵所设立的模范收容所，并为他们做复健计划；他描述那维系和启发他工作的"灵魂间相互联结的感觉"：

> 有时我完全不知道我在这里做什么，因为我横看竖看都不是个领导人才。当责任加重时，我会向弟兄们求援；无论手边有什么重大的问题，某种解决方法总是会奇迹般地出现，通常都不是我想出来的。如果你跟随线索，会发现解决问题的通常是某个受越南战争经历影响的人。我现在很确定，我几乎全靠它了。这是一种经验的共通性，那数以千计、万计，甚至上百万的人都受它影响，无论你是越战老兵或是反战主义者都无所谓。这与身为一个美国人有关，与你在小学四年级的公民课所学的东西有关，与照顾我们自己人有关，与我的弟兄们有关，这与我有关！那种疏离感已随风飘逝。我与它的联系是如此紧密，它可以帮助我疗伤。

创伤患者使命也可能采取追求正义的形式出现。在复原的第三阶段，创伤患者终于明了的原则问题是：她必须超越个人对加害者的愤愤不平。她意识到精神创伤不可能烟消云散，索偿或复仇的希望不可能真正实现。然而她也意识到，使加害者对他的罪行负起应负的责任，不仅是为了她个人小我的福利，而且是为了整个社会的健康着想。她重新发现有关社会性正义的一项抽象原则：她与其他人的命运是息息相关的。当有人犯罪时，艾伦特表示："作恶者必须被绳之以法，因为他的行动不但扰乱甚至严重地危及整体社群……政治本体必须修缮，脱轨的公共秩序亦须还原……换言之，必须得胜的是律法，而仅非原告。"

一旦明了律法是属于公众而非个人的，创伤患者在某种程度上便卸下个人的重担，因为是律法，而不是她，必须战胜。创伤患者通过公开申诉或指控的管道，使加害者要她沉默和隔绝的企图落空；同时她开辟了找到新盟友的机会，当人们为罪行作见证时，他们将分担恢复正义的责任。此外，创伤患者逐渐领悟，她个人采取的法律行动，乃是向更深广的奋斗做出奉献，在其中她的行动不但利己，也能利人。莎朗西蒙娜与她的三个姊妹，对性侵过她们的父亲提出乱伦罪的诉讼，在此她描述了与另一童年受害者所产生的联系感是如何激励她采取对抗自己父亲的法律行动的：

> 我在报纸上获悉这个案件：一个人承认两度强暴过一个小女孩，而孩子被带到法庭上聆听宣判，因为治疗师认为目睹加害者被定罪带走对她是有益的，如此她可亲自目睹罪行得到应有的惩罚。可是，法官反而允许一批好似示威游行的人上庭为加害者的品德信誉作证，他说在这个法庭上，其实有两个受害者。我想我会被这不公义的行为弄得抓狂……这是一个转折点！我很愤怒，感觉有人该为此负责。我看出这是一件势在必行的事。我不需要认罪忏悔，我需要一些实质的行动让人负责，我要打破否认和虚伪！所以我说，我决意参与，要提出诉讼。这是为那个小女孩做的，也是为我的兄弟姊妹做的。而且我仿佛听见一个小小的声音说："你应该为你自己做。"

加入意义深远的社会性行动所产生的参与感会带给创伤患者力量，促使他采取对抗加害者的法律行动。和前述私下与家庭面质的情况一样，创伤患者可从公开站起来并无惧后果地阐述真相中获取力量。她知道，加害者最恐惧的是真相的公布。而且，从为自己和他人服务的公开行为中，创伤患者可以获得一种满足感。布尔描述在为被殴妇女伸张正义时的成就感："我爱法庭！法庭有一些能使我兴奋的事物。拥有足够的法律知识和对这名妇女付出足够的关心，使我能全盘掌握案件的实情，这感觉很美妙。走上法庭，法官必须听我说话的感觉真令我感到不可思议，这是我 14 年来梦寐以求的事——说服司法系统恭敬地对待妇女。让这个曾使许多妇女受苦的系统为我们工作；不卑不亢地、不谴责它卑劣或腐败，而是遵循他们的游戏规则使之为我们工作，这就是有力量的感觉！"

采取公开行动的创伤患者必须明了，并非每一场仗都会得胜。她个人的战争，只是一种更广大、持续性奋斗中的一小部分，以迫使强势的专制暴政向法律低头。有时参与感是唯一能使她努力不懈的动力，与支持她和相信她的人所产生的联盟感是她的安慰，即使在失败的时刻。一位强暴恶行创伤患者对勇敢走上法庭的效果作了如下的描述："一个邻居以帮助我为借口，进入我的房子强暴我。我去报警，而后决定提出诉讼，并两度上过法庭。我接受强暴危机处理顾问的辅导，地方检察官是个好人，有能力又乐于助人，而且他们全都相信我的故事。第一次陪审团未能做出裁决，第二次他竟然被判无罪。我对这个判决由衷感到失望，但决定权并不在我，我的人生也没有因此而遭到破坏。经历这个法律过程，本身就是一种精神宣泄，我已尽力而为，做了一切能保护自己和为自己出头的事。它没有击垮我，我不会为此痛苦怨恨。"

决定公开向加害者宣战的创伤患者绝对不能自欺欺人，以为胜利非她莫属。她必须明白，出于自愿地挑战加害者的行动，这代表着她战胜了精神创伤中最可怕的后果之一，她让加害者知道他无法再利用恐惧来宰制，并且她已将他的罪行公之于世。她的复原并非基于战胜罪恶的幻觉，而是基于罪恶未能全然得胜的领悟，以及医治的爱仍存于世的希望。

创伤的解脱

从精神创伤中解脱是一个没有终点的任务，复原的工作也是永无止境的。创伤事件的冲击不断地回荡在创伤患者人生的运转中，复原的某个阶段中已充分解决的问题，也许在创伤患者到达新的人生里程碑时会再度出现。结婚或离婚、家庭中的诞生或死亡、生病或退休，都是经常勾起创伤回忆的事件。例如，当第二次世界大战的军人和难民面临年老失丧的问题时，他们常会再现创伤后症状。童年受虐创伤患者在精神创伤消散到可以正常工作、去爱与被爱的程度时，当她结婚、当她有第一个孩子时，或当孩子成长到她当初被虐的年龄时，症状亦可能复发。一位童年严重受虐的创伤患者曾完成一次成功的心理治疗，数年后因症状复发而重返治疗，她描述这些症状在小儿子开始违抗她时再现："一切都是如此美好，直到婴孩到达'可怖的两岁'时。一直以来他都很好照顾，可是他突然变得让我难以应付。他发脾气时，我无法妥善地处理，我好想打他打到他闭嘴为止。我的脑海里常浮现一个清晰的画面——我用枕头压得他透不过气来，直到他窒息不动。现在我终于知道我母亲对我做了些什么事，我也知道如果不求助的话，我会对我的孩子做出什么事来。"

这名患者对必须返回心理治疗感到羞愧，她担心症状复发意味着较早期的治疗是个失败，而且证明她"无可救药"。为了避免这种无谓的失望和羞辱感的产生，在患者完成一个疗程时，治疗师应解释在压力的情况下创伤后症状复发的可能性。在治疗接近尾声时，若治疗师与患者能一起回顾自主权的基本原则和促进复原的相关资料，这将对患者有很大的帮助。这些原则可以运用于复发的防范上，亦能在症状复发时帮助患者妥善地应对。患者不应受到误导，期望任何一种治疗是绝对或具结束性的。当一个疗程自然地结束时，患者须允许自己将来复返的可能性。

虽然不可能获得完全的解脱，但当创伤患者将注意力从复原工作转移到日常生活时，就算是得到相当程度的解脱了。解脱的最佳指标是创伤患者恢复能力，可以享受生活的乐趣，以及彻底投入人际关系的建立中。她对现在和未来比对过去更感兴趣，更易用赞赏和敬畏、而不是恐惧的态度面对世界。童年严重受虐的创伤患者罗德斯如此描述数十年后终于获得解脱的感觉："终于是写这本书的时候了，如同所有孤儿般，我要陈述我的孤雏故事，并介绍我的孩子给你。有个孩子出现了，在那些岁月里，他一直隐藏在地下室内。战争已结束，我的孩子从地下室出来，在阳光下眨眼睛，在外面玩耍。我很惊奇并很感恩，他竟未遗忘如何玩耍。"

心理学家玛丽·哈维（Mary Harvey）为精神创伤的解脱定义了七个标准。第一，创伤后症候群的生理症状被控制在可处理的范围内。第二，患者可以负荷与创伤记忆相关的感觉。第三，患者可以操控自己的记忆——她能选择性地记住精神创伤或将之抛诸脑后。第四，关于创伤事件的记忆是一篇有条有理、有感觉的记叙文。第五，患者重拾被摧毁的自尊。第六，患者重建重要的人际关系。第七项亦是最后一项，患者重建了一个可包括创伤故事之意义和信念的统合系统。实际上，这七个标准是互相关联的，而且在复原的各个阶段中都有处理。复原之路并非沿直线前进，而是经常改道甚至突然迂回，反思一再处理的问题，便能对创伤患者经历的意义做更深广的整合。

完成复原工作的创伤患者在面对人生时，会带着少许的幻想和大量的感恩。她的人生观或许是悲观的，但正是因此她学会珍惜欢笑。她很清楚，对自己而言什么重要、什么不重要。曾经的罪恶，她学会紧依良善；曾经因死亡而恐惧，她如今拥抱生命。西尔维娅·弗雷泽经过多年的努力发掘童年遭乱伦的记忆后，终得康复，她获得的启示是：

> 回首前尘，我对人生的感觉好似有些人对战争的感觉一样。如果你幸免存活，这自然成为一场好的战争。危险使你机灵、让你警觉、迫使你体验并因而学习。我现在知道自己生命的价值和已支付的代价。触摸我内在的痛苦，使我对大部分的小伤小痛免疫。我仍有丰足的希望，但只有少量的需要。我对才智的自豪感已遭粉碎；如果我对人生的了解还不及一半，又有什么知识值得我信任呢？即便如此，我还是看见恩赐，因为在我那有限的、重因果和讲实际的世界里……我闯入一个无限的、充满惊奇的世界中。

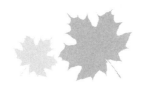

第 11 章

共 通 性

创伤患者在与人产生共通性后，方可休息。她的复原现已完成，如今要面对的，只是她自己的人生。

创伤事件毁坏了个人和群体之间的联系：创伤患者领会到，其自我感、价值观和人性，都取决于与他人所产生的联系感。群体的团结是对抗恐怖和绝望最有力的防御机制，也最能减轻创伤经历所造成的伤害。创伤使人产生疏离感，群体则使人重获归属感；创伤为人带来羞辱和诬蔑，群体则能作见证和给予肯定；创伤贬低受害者，群体则提升她；创伤摧毁受害者的人性，群体则可以恢复她的人性。

借助他人找回自己

在创伤患者的证词里，有个一再出现的重要时刻：当她的联系感因他人无私宽厚的行为而恢复时。受害者自认为早已永远失落的一些德行，如信心、正直和勇气，在经历无私的利他行为后觉醒。创伤患者以他人的行动为典范，开始理解并寻回一部分自我，从那一刻起，创伤患者开始与人类的共通性再度产生联结。普里莫·李维描述了从纳粹集中营释放后，对此关键时刻的体认：

> 当残破的窗户修理完毕，当炉台上燃烧的火开始传出热度时，每个人似乎都松了一口气。（一个囚犯）当下提议要所有囚犯从他们的食物中分一片面包给我们这三个工作者，大家都同意了。在一天前这类事件简直不可思议，因为（集中营的）法则是："吃你自己的面包，如果有办法，把邻座的面包也吃掉。"而且绝不感激言谢。这件事意味着（集中营）已死。那是在我们之中发生的第一个有人性的行为。我相信，那个时刻是一个改变的开端，从此，还未死透的我们渐渐（由囚犯）变回人类。

社会联系的恢复是从发现自己并不孤独时开始；除了在群体里，没有别处可以体验到比这个更直接、更有力或更具说服力的经历。团体精神疗法的权威亚隆称之为"普遍性"的经验。普遍性对心理治疗的影响，在因有羞耻的过去而被隔绝的患者当中显得特别深刻。由于受创者因为自己的经历而感到疏离，因此，在复原过程中，创伤患者团体有着一个特殊的地位。这类团体提供若干程度的支持和了解，而这些在一般的社会环境中根本不存在。遇见与自己有类似遭遇的人，足以淡化并消散创伤患者疏离、羞愧和耻辱的感觉。

对曾遭遇极端迫害（包括战争、强暴、政治迫害、殴打和童年受虐）的创伤患者而言，团体的帮助证明是无价的。参与者一再描述，仅仅是和其他历经相似苦难的人在一起，他们便立得安慰。在参与一个专属越战退伍军人的团体后，史密斯如此描述他的第一个反应："从越南战争归来后，我再也没有朋友。我认识很多人，也结交很多异性，但从未拥有真正的朋友；那种朋友是我可以在凌晨四点打电话告诉他，由于在春禄发生的那件事，我好想饮弹自尽，或是今天是什么周年纪念之类的……越战老兵被人误解，只有其他的越战老兵才能了解。当我开始谈论某些事情的时候，这些人完全明了，这给我巨大的解脱感，好像我从未告诉任何人的这个深刻又黑暗的秘密终得宣泄。"

一位乱伦恶行幸存者用几乎同样的言语描述她如何经由团体的参与重拾人际的联系感："我终于冲破那层纠缠了我一辈子的樊篱，跨越那道使我孤寂的鸿沟。我参加一个由 6 名妇女组成的团体，在她们之间，我没有任何的秘密。

我第一次在人生中真正享有归属感，我感到她们接纳的是真实的我，而不是戴了假面具的我。"

当团体产生凝聚力和亲密感时，彼此间一个复杂的相互反映过程也揭开序幕。当每个成员付出的时候，她学着更多地去接受他人的给予；她给予旁人的宽容、怜悯和爱心有了回响，进而反映到自身。虽然这类彼此互动、相互提升的作用可以发生在任何关系中，但在团体的形式里更能发挥得淋漓尽致。亚隆称这个作用为"适应性螺旋"（adaptive spiral），在此过程中，团体的接纳提升了各成员的自尊，所以，各成员变得更能接纳他人。乱伦恶行创伤患者团体中有三个人如此描述这个适应性螺旋的过程：

> 我将视这团体经历为人生的一个转折点，并永远记住那种震撼——当我意识到，那在其他走过……受侵害的妇女内，多么一目了然的力量，竟然也在我里面时。
>
> 我变得更能保护自己，我似乎更"温柔"，并允许自己快乐（有时候）。这些都是我看见自己在那所谓"团体"的镜子里的反射所造成的结果。
>
> 我更能接受别人的爱，这是一种良性循环，我因此更能爱自己，然后爱别人。

一位作战退伍军人在老兵团体中体验到类似的互动："这是互惠的，因为我有付出，也有收获。这感觉真好。曾几何时我第一次感到，哇！我开始对自己感觉很好。"

团体不仅提供互惠的人际关系，还提供共同的自主权。成员彼此之间的关系是平等的，虽然每个人都遭遇过苦难并需要帮助，每个人也都对团体有过某些贡献。团体征用每个成员的力量，然后以之反馈他们，结果是，团体比个别成员更有力量担负和整合创伤经历，各位成员可利用团体的共享资源来促进个人经历的整合。

在不同背景的创伤患者团体中，都可以察觉其治疗潜力。一份小区调查显示，逃离被殴关系的妇女，将妇女团体评价为最有效的协助来源。精神科医生约翰·沃克（John Walker）和詹姆斯·纳什（James Nash）在作战退伍军人的心理治疗中发现，许多个人治疗效果不彰的患者，在团体治疗后却有极佳的成果，老兵心中强烈的不信任和疏离感，被团体的"友爱"和"团队精神"化解了。达涅利在医护纳粹浩劫创伤患者时报告，当治疗的主要形式是团体而不是个人时，患者复原的可能性明显地增高。同样地，莫里克在医护东南亚难民时报告，当他的治疗计划中增加一个创伤患者团体后，复原的希望即从悲观转向乐观。

当然，原则上为创伤患者设立团体是个极佳的提议，但人们很快会发现，组织一个成功的团体并非易事。一开始充满期待和希望的团体，可能在尖刻敌对的情况下解散，为所有参与者带来痛苦和失望。团体破坏和医治的潜力是不相上下的，领导者的角色也有滥用职权的可能。成员间爆发的冲突很容易重现创伤事件，只是在此担任加害者、共犯、旁观者、受害者和救助者角色的都是成员，而这种冲突不但会伤害每个参与者，还可能导致团体的解散。一个成功的团体，必须明了并专注于它的治疗任务，有完善的结构以保护所有成员，并避免创伤事件重现。虽然团体的组成和结构大有不同，但这些基本条件在团体中必须一起实现，不能有例外。

尝试组织团体的人很快便发现，没有所谓人人适用的"一般性"团体。每个团体都与众不同，没有任何一个团体可以完全照顾到每个成员的不同需要，而不同复原阶段的患者也需要不同类型的团体。对于个人和团体而言，治疗的主要任务必须一致，在复原的某个阶段中很合适某个患者的团体，在另一个阶段或许无效，甚至有害。

一些团体里原本令人困惑的不同点，在与复原过程中三大阶段的治疗任务对照（见表三）后，开始明朗化。第一阶段团体的主要任务在于安全的建立，它们专注于基本的自我照顾，目标是过一天算一天。第二阶段的团体，主要关心的是创伤事件本身，集中于处理创伤的过去。第三阶段团体的主要目的，是将创伤患者重新融入一般的社群，专注在目前的人际关系上。不同类型的团体有其特定的结构，用以配合不同的治疗任务。

为安全而组建的团体

在创伤事件后的初期，团体很少被优先考虑。近期遭遇急性精神创伤的患者，通常处于极度的恐惧中，并有潮涌般记忆侵扰的症状，比如梦魇和闪回。危机处理将集中于如何动员创伤患者周遭可以支持的人，因为此刻她宁愿选择与熟悉的人而不是陌生人相处，所以这不是参加团体的时候。虽然，理论上创伤患者或许会从团体中发现自己在创伤经历中并不孤单而稍感安慰，实际上，团体却可能令她感到无所适从、甚至不知所措。别人经历的细节，会触发她记忆侵扰的症状，甚至严重到导致她无法带着同理心倾听，也无法接受他人的情感支持。因此，一般对于急性精神创伤患者的建议是，在创伤事件数星期或数月的时间之后，才可参加团体。例如，在波士顿地区强暴危机中心（Boston Area Rape Crisis Center），危机处理的措施包括个人和家庭的辅导，但不会包括团体的参与；在考虑参加任何团体前，危机中心建议创伤患者等候六个月到一年。

若创伤患者遭遇的创伤事件是同一种，比如大规模事故、自然灾害或犯罪行为，采取团体式的危机处理，有时可以帮助成员提早恢复。在这些情况下，成员的共同经历会是复原的重要资源，一个大型的团体会议，可以提供预防创伤后果的教育机会，并能帮助小区调配资源。由于人们意识到大规模创伤事件的经常性，以"重大事件汇报"（critical incident debriefings）或"创伤压力汇报"（traumatic stress debriefings）为名的团体会议，已愈见普遍；甚而在一些高风险的行业里，这类团体会议已成日常安排。

无论如何，汇报式团体会议也必须遵循维护安全的基本规则。认为受创者的家庭必会支持她，是一种非常危险的认知；认为当一群遭遇同样可怕事件的人聚集在一起，即能从此重新振作并团结一致，也是相当危险的想法。事实上，成员间台面下的利益冲突，可能会因为事件的发生而扩大，而不是受到忽略。例如，在职场事故后，管理阶层和劳工阶层对事件可能会出现两极化的看法，而且，如果事件是源于人为疏忽或蓄意的犯罪行为，汇报式会议或许会污染或混淆、甚至抵触司法工作。因此，办理大型团体会议的人员，愈来愈强调为这类汇报设限的必要。警察心理学家克丽丝汀·邓宁（Christine Dunning）建议，汇报式会议须恪守"教育性"的形式：在大型公开会议上，应避免事件细节的阐述以及强烈情绪的发泄，但允许成员有个人随后汇报的选择权。

对处于复原第一阶段中的长期遭受重复性精神创伤的患者而言，团体是给予认可和支持强而有力的来源。然而，团体的首要任务是安全的建立；失去这个焦点，成员易因曾有的恐怖经历和现实生活中的危险性，而导致彼此惊吓。一位乱伦恶行创伤患者描述，其他成员的故事如何令她更加难受："我原先寄望，参与团体可让我认识一些有类似经历的妇女，这样会使我放松些。然而，我在团体中最深刻的悲哀是领悟到我不但没有放松，还倍增恐惧。"

因此，第一阶段的团体工作应该是具高度认知性和教育性，而不是探索性的。团体应该提供成员公开讨论的机会，在其中他们可以交换创伤症候群的信息，辨认症状的共同模式，并分享自我照顾和自我保护的策略。团体的建构，应是基于帮助创伤患者发展力量和适应能力，并提供成员适当的保护，以避免她们被强烈的回忆和感觉所淹没。

根据匿名戒酒会的模式，许多不同的自助团体都有这种防护结构。这些团体并未将焦点放在精神创伤的探索上；相反地，它们提供一个认知的架构，以帮助理解创伤的继发性并发症的症状，比如滥用毒品、饮食失调和其他自我挫败性行为。它们还提供一套教学，指导创伤患者如何重获自主权和恢复与他人的联系，这套教学一般被称为"十二步骤课程"。

这些自助团体的结构，反映出一个"教诲式"的目的。虽然为了他们自己的利益，成员或许在会议期间体验到强烈的情感，团体并不鼓励感觉的宣泄和琐碎的叙述。团体的重心应是经由个人证词阐明一般性原则，并且鼓励成员从共同的教导中学习。成员间强烈的凝聚力并非创造安全环境的必要条件，而是靠匿名和保密的规则以及团体的教育方式。成员间不会正面冲突，亦不提供高度私人的或单独的支持。创伤患者在这类团体中分享日常经验，有助于减低羞辱和疏离感、解决实务的问题，并逐渐建立新希望。

这些自助团体建立一组"十二传统"（twelve traditions）的规则，目的是保障成员的安全，以防剥削性领导行为的发生。团体的主权属于团体传统的共同体，而不是领导者，领导工作则由同侪志愿者轮流担任。此类团体的会员资格是同构型的，意即参与者有相同的难题。然而，多数的团体并没有对会员资格或会议出席率设限；团体限制具弹性，并具公开性，不会指定参与者必须定期出席或出声谈话，这种弹性的安排允许成员自我调控对团体参与的密切度。仅想看看其他有类似经历的人，可以自由地只来一次，默默观察，然后随意离开。

十二传统结构中所设立的对成员的保护，迄今一直维持得很好，并被广泛地复制。然而，某些自助团体仍然易于出现剥削性领导者，或易于发展压迫、特异的团体议程，这类倾向在新近设立的团体中尤其明显，它们缺乏丰富的实际经验，也没有成熟的十二步骤课程所提供的多样化选择。参与团体的创伤患者要切记，必须有选择性地采纳对自己有益的指导。

"短期压力管理"团体（short-term stress-management group）是复原第一阶段中另一种形式的团体，在复原初期对遭受过长期精神创伤的患者有极大的帮助。再次地，团体的重心在于建立目前安全的任务上。团体的结构是教诲式的，重点是消除症状、解决问题，并且学习日常生活中的自我照顾。成员的选择是具包容性的，任何人都可以参加；在以数次会议为一周期的团体会议结束之后，新的成员可以自由加入，或者新的团体可以另行成立。这类团体对于成员必须投入的程度要求并不高，成员间强烈的凝聚亦不会出现。积极、教诲式的领导模式以及对当下任务的具体定向，为成员提供适当的保护；成员不会表露过多的自我，也不会针锋相对、正面冲突。

类似的心理教育团体，可能适用于各式各样的社会情况。它们适用于任何的环境背景，其主要任务是基本安全的建立，例如精神病院的住院服务、药瘾或酗酒解毒的课程，或被殴妇女的收容所。

回顾与哀悼的团体

虽然对复原第一阶段的创伤患者而言，在团体中探索创伤是极紊乱的经验，但到第二阶段，这却是极具效益的。组织完善的团体可以在创伤患者记忆重建时，提供强力的激发效果，并可在哀悼期间提供情感的支持。当创伤患者在团体中分享她独特的故事时，每个故事融会成一种共通的深刻经历。团体为创伤患者的证词作见证，给予它社会和个人层面双重的意义。当创伤患者只对一个人陈述故事时，证词中自白、私人的成分很大；将同样的故事告诉一个团体，代表将证词转化为对司法和大众的层面。团体帮个别创伤患者扩展了她的故事，将她从与加害者独处的隔离中释放出来，重返充实的辽阔世界。

一个以精神创伤为主题的团体，应该具有高度的结构，重心明确摆在揭露创伤经历的工作上。这种团体需要活跃积极的领导、准备充分和高度投入的成员，而且对任务有清楚的概念。心理学家欧文·帕森（Erwin Parson）在担任作战退伍军人团体的领导者时，援引军队中排的隐喻表达团体组织的紧密度："领导者必须能建立有意义的结构，设立团体的目标（使命），并确定要横跨的特殊领域（情感）。"这个比喻对有共同军事经历的成员确是恰到好处。对其他类型的创伤患者，则须用另外的语言和比喻引起共鸣；无论如何，以创伤为中心的团体，即使是由不同族群的创伤患者所组成，基本结构是一样的。

我和艾米丽·莎曹（Emily Schatzow）为乱伦恶行创伤患者设立的一个团体，可作为这类以精神创伤为主题的团体之范例。这个团体的内在逻辑和一贯性使其他团体争相效仿。它的结构有两个重要特质：设时限，并专注于个人目标。时限有许多用途：它帮一个详细定义、规划的工作订定界限；它鼓励强烈情感的抒发，但确保参加者不会长久地持续这种激情；它促进创伤患者与其他成员迅速产生联系感，但防止创伤患者发展狭隘、排他性的自我认同。确切的时限并不重要，重要的是真正地设有时限。多数的乱伦恶行创伤患者持续了 12 周，有些甚至持续四、六或九个月。虽然在较长的时限下，团体进度以较从容的步调发展，但还是遵循同样可预测的顺序，朝向个人自主性和分享心得的目标。之后，无论会议时限的长短，多数参加者都会抱怨所设的时限；但多数亦表示，他们不见得愿意参与或容忍一个不设时限的团体会议。

将焦点放在个人目标上，为揭露工作提供一种统合及授权的背景。参加者要设定具体的目标，明确地定义他们在团体的时限内希望完成与创伤相关的工作；在设定有意义的目标和采取何种必要的行动上，他们应受到鼓励并从团体中寻求帮助。他们设定的目标，通常不外乎恢复记忆，或将故事的某一段告诉其他人，因此，除了单纯的抒发或宣泄，它是一个达到积极掌控的方法。团体的支持，使个人愿意在情感上冒险，去探索那原本以为在能力极限之外的境界。尽管整个团体依然沉浸在恐怖和哀情中，个人勇敢和成功的范例仍可启发团体，带来乐观和希望。

团体工作的重心应放在过去精神创伤的共有经验，而不是目前人际关系的困难上。在团体中，成员间的冲突和差异并非重点；实际上，它们反而会分散注意力、影响整个团体，因此，领导者必须积极干预，并促进分享和降低冲突。例如，在一个以精神创伤为主题的团体里，领导者要确保每位成员都有发言的机会，而不是让成员自己争取。

以创伤为主题的团体，需要积极和热心的人物担任领导者。领导者必须负责定义团体的任务，制造安全的氛围，并保证成员受到妥善的保护。领导者的角色必须在情绪上有极高的容忍度，因为她必须树立为创伤故事作见证的榜样。她必须展现出能够倾听他们的故事，而不会在情绪上无法负荷。多数领导者发现，在这个任务上，他们和任何人一样无法独力胜任，因此领导者的职务最好采取分工合作的形式。

合作的好处可从领导者的角色延伸至整个团体，因为合作式的领导模式可树立一种典范：提供成员如何互补的相处模式；领导者处理那些势必会出现的分歧的能力，反过来则提升了成员对冲突和差异的容忍度。然而，若是控制和对立式的发展模式取代了同侪合作的相处方式，安全的氛围便无法在团体中经营出来。例如，传统式配对——高等身份的男性和低等身份的女性——的共同领导，在精神创伤患者的团体内是绝不恰当的，但不幸地，这样的做法却仍很普遍。

不同于第一阶段中具有弹性和公开性的团体，以精神创伤为主题的团体，有固定的团体限制。成员迅速地相互依附，并依赖彼此的存在，一位成员的离开，甚至只是短暂的缺席，对团体都有高度的破坏性。在有时限的团体中，成员应该计划出席每次的会议，而且一旦团体成型后，就不应允许新成员加入。

在以精神创伤为主题的团体中，由于任务牵涉强烈的情感，成员特性和背景必须仔细过滤、筛选。由于这些团体要求成员准备就绪并具高度的积极性，因此允许尚未预备就绪的成员加入并参与密集的创伤揭露工作，不但会拉低全体的士气，还可能伤害那名成员。因此，在对成员未经过滤、不加保护的团体（比如，大规模"马拉松"式的团体）中进行创伤揭露的工作是极不妥当的。

如果一个创伤患者符合下列情况，表示她准备就绪，应可加入一个精神创伤的团体：安全和自我照顾能力已获确立，症状已在合理的控制范围内，已拥有可靠的社会支持，以及生活的境况允许她参与这种高要求的活动。除此之外，她必须承诺全程参与团体所有的活动，而且必须很确定想与他人产生联系、互持互助，这种愿望必须超越她对团体的忌惮和恐惧。

成员的收获和团体的要求是成正比的。通常成员间会迅速产生一股强大的凝聚力，虽然很多参与者在团体开始的时候出现症状恶化，但同时，一种幸福感也会因寻获彼此油然而生。他们在创伤事件发生后，第一次出现一种被肯定和被了解的感觉。短期同构型的团体有一个特性：成员间势必发展出一种直接而强烈的紧密关系。

产生于创伤团体的凝聚力能给予参加者力量去进行回顾和哀悼的任务。团体可以有效地刺激创伤记忆的重建，因为在团体中，当成员使用叙述的方式重建经历时，故事的细节势必唤起听众的某段记忆。在乱伦恶行创伤患者的团体里，几乎每位立志重建记忆的成员都做到了。团体会鼓励因丧失记忆而陷入困境的妇女尽量叙述记得的片段，并帮助她们从全新的情感角度探索自己的经历，也因而提供通往记忆的桥梁。其实，唤起的记忆经常来得太快，有时在记忆重建的过程中，成员还需放缓步伐，以免超出个人和团体所能容忍的极限。

团体帮助成员，成员启发团体

在莎曹和我所带领的乱伦恶行创伤患者团体会议中，有一次可以拿来说明团体如何帮助一名成员唤起并整合她的记忆，而后这名成员的进展又如何启发其他的成员。接近这次会议的尾声时，一名32岁的妇女罗萍，希望能用几分钟谈论她的"小小"问题：

> 罗萍：我这个星期蛮难过的。我不知道其他人是否有这种经历，有许多影像出现在我的脑海里，非常恐怖。它们不像回忆，却更像是："噢！天哪！那真是一幅可怕的影像。"然后我好像将它推开，说："没有，这不可能发生过。"但我很想告诉大家这些影像，因为我真是被吓坏了。

213

我提过我父亲是个酒鬼，他喝醉的时候很暴力。过去母亲常留下我姊妹和我与他独处，我那时大约是 10 岁，我清楚地记得我们的房子，但忽略掉的是，在那儿有一个房间，那是我不想知道太多的地方。在我的脑海里，有一个我父亲在这个房间内追逐我的影像，我设法躲藏在床下，但还是被他捉到。我没有任何被强暴的记忆，只记得他说过一些可怕、猥亵的脏话，例如"我要的只是一块小肉 ×"，诸如此类说个不停。

然后，第二天晚上我做了一个可怕的噩梦，我的父亲在与我性交，那让我极端痛苦。在梦中我设法呼唤母亲，我扯着喉咙拼命叫，可是她听不见，我叫得还是不够大声。所以在梦里我决定将身体和思想分开。那真的很诡异。当我醒来时，我全身战栗不止。

我把这件事带来这里的原因是：那些影像真的很恐怖，但同时我不确定到底发生了什么事。我希望有人能告诉我，这些影像会不会好转——嗯，不是好转，它们是否会变得更清楚，还是怎么着？

当罗萍叙述完毕，全场先是鸦雀无声，然后成员们和两位领导者做出响应。首先，作为成员之一的林赛建议大家给予罗萍肯定和支持；然后，一位领导者问了罗萍一些问题，以决定她需要补充的意见，其他的听众亦加入，并提出他们的问题和看法。然后，罗萍自告奋勇地描述更详细的记忆，同时也表示她对自己故事的可信度感到困惑和怀疑：

林赛：影像应该会变得更清楚，因为你似乎一开始有——我不知道——在房间里奔跑的影像，却没有真正感觉到什么。但另一方面，在梦中你感到痛苦，而且你在呼救。我本身的问题是——我有一种感觉，可是我无法辨认它，也不知道它来自何处，所以我猜你的情况已强过我的，因为你知道你的感觉是什么，也知道它来自何方。另外，当你的身体和思想分开时，那真的很可怕。我也有过那种感觉，当时我感到很奇怪："这是谁的身体？"但我会告诉自己，这是暂时性的，是我可以处理的，它不会永远持续的，它只是你必须经历的一个过程。

莎曹：你的问题是——在记忆重建的过程中，人们是否是以影像开始的？

罗萍：正是。

莱拉：我很确定我有，我会有一些小片段、一个梦，然后一种感觉。

罗萍：呀，我懂了，我有一个故事，这像是那故事所欠缺的片段。我和我的姊妹被送去一个寄养家庭，可是我从不知道那是如何发生的。我当时以为是我父亲无法继续照顾我们，因此他虽然不愿意，还是得将我们送走。但现在我寻回了更多的影像，我不知道它们是什么……

林赛：事件。

赫尔曼：经历。

罗萍：谢谢，现在看来，我们是从他身边被带走的。在我脑海里有一个从家里跑出来，走到街上，然后就到寄养家庭的影像。我有所有的片段，甚至跑掉的部分，但仍然没有关于那个房间的片段。这些都是这个星期发生的，我仍旧很难相信这事曾发生在一个小女孩的身上，我当时大约只有 10 岁。

莱拉：我也是那个年纪。

贝儿：天哪！

罗萍：但我可以相信它吗？

林赛：呀，你现在相信它吗？

罗萍：我仍然难以置信这真的发生在我的身上。我希望我能说我信，而且是毋庸置疑地相信，但我办不到。

柯琳：你知道有那些影像就足够了。我的意思是，你不必太执着，无须在一堆《圣经》引用上发誓。

此时，罗萍开始笑。当对话继续时，其他人也笑了。

罗萍：啊呀，我多高兴你说这事儿！

柯琳：这一直在你脑海里，你知道，现在你一定要对付它。

罗萍：别告诉我这个！

柯琳：好啦，我们全体都在做。

现在是结束会议的时刻，领导者之一给予罗萍下述的意见作为总结：

赫尔曼：你在团体里的反应和许多人一样，我认为你已建立足够的安全，允许自己回去体验到底发生过什么事，这是你以前做不到的，因为那太可怕了。而且，我认为你非常勇敢，能面对你的经历，而且你在团体里表达的方式也很好，你没有伤害自己，更没有伤害别人。你只有在会议结束前要求几分钟，而且说道："噢，对了，我想起我的一个恐怖经历。"但我们要你知道，我们了解你经历了什么。你也有资格花更多时间在团体里分享它，我们可以倾听，你不需要保护我们。

罗萍：哎呀！那太棒了。

在会议就要结束之前，保持沉默的一名成员开口，说出她的总结：

贝儿：刚才当你提到有关保护我们的时候，我坐在这里想，我们表现得很坚强，因为在经历这种遭遇后，我们竟然没有被击垮，而且苟延残喘至今。但是，在我们周遭的人好像都很脆弱，我们还必须保护他们。为什么是这样，为什么不是反过来要他们保护我们？

这次面谈捕捉到当时创伤记忆从离解影像到情感叙述的转换精髓。成员对罗萍的响应确认了她的经历，更鼓励她注意自己的感觉，并承诺他们有足够的能力分担和帮助她承受其感觉。

在第二次的会议中罗萍表示，她现已恢复所有的记忆，并将故事与感受告诉她的恋人，而且不再受疑惑的折磨。之后，成员们开始思索有关重获记忆在整体复原过程内所扮演的角色：

柯琳：我能认同你的崩溃和哭泣，因为两三个月前时，我自己也是如此。当性侵记忆第一次出现的时候，我度过两天不断说"我好害怕，我好害怕"的日子。回到自己的恐惧中，真的是件很可怕的事！

罗萍：真的。如果不是这个团体，我不认为我能做到，我绝不可能单独办到的。

莱拉：我有一个关于唤回记忆的问题——其他女士有没有感到已完成回顾，然后有大功告成的感觉？

林赛：我认为你必须不断地回顾。

柯琳：可是，那效力是会流失的。当你第一次想起记忆，第一次在脑海里号啕尖叫的时候，你真的是很震惊，你所有的感官都在运作。但一次又一次，当你做够了的时候，会有"是，那是发生过的事"和"那个该死的坏蛋"的感觉，这就是现在的情况。你知道，你可以一阵子不理会它，或一直离不开它，但你一定可以走出哀情和愤怒的。

赫尔曼：我的经历告诉我，你永远摆脱不了它，但不知怎的，你渐渐不再受它捆绑，你不再因它的破坏而感觉人生全然瓦解，它会失去它的力量的。

莱拉：你觉得它在你身上的力量消除了吗？

罗萍：并没有消除很多！但的确是有的，稍微有一点，因为一旦了解发生了什么事，我就觉得自己多了一些掌控感。因为真正让我害怕的是那不可思议的恐惧和未知，了解过去并不是一件容易的事，但知道至少是比较好的，因为现在我能与别人一起分担，而且我能说："嘿！它没有击垮我，也没有把我弄得太糟。"

杰西卡：听见你能走过那些痛苦，真的带给我很多希望。

这段对话说明成员如何通过互助来担负随创伤记忆的唤起而来的恐怖和混乱。同样地，成员可以通过互助来忍受哀悼的痛苦；有其他成员在场为创伤经历作见证，每位成员才得以尽情表达他们的悲伤，这是一种无法单独承担的哀痛。当成员分担彼此的哀悼时，他们对人际关系也产生新希望。对于个人哀情，团体等于是提供一种面对它的正式和庄严的仪式；它们实时帮助创伤患者向从前的哀衷致意，并帮她重新部署现在的人生。团体的创造力经常在人们在一起建立哀悼的纪念仪式时显现，例如，一位成员在团体中叙述，她在透露乱伦的秘密以后，即被庞大及显赫的家族排斥并驱逐。之后，团体支持这个创伤患者不撤回前言的决心，但也明白她与家人分裂是何等痛苦的事。最后，在团体的支持下，她能够追悼家庭中她最珍惜的事物：归属感、骄傲和忠诚。结束哀悼后她决定更名改姓，成员以欢迎她加入创伤患者"新家庭"的仪式，庆贺她完成合法文件的签署。

虽然成员一同分担的是追悼的工作，却并非一定要以沉重、严肃的态度面对。实际上，团体提供许多轻松、释放的片刻，成员亦可激发出彼此的潜力，包括幽默感。最痛苦的感觉有时会因共同的笑声而淡化，例如，当人们领悟复仇的幻想是多么愚蠢时，它就不再恐怖。另一位乱伦恶行创伤患者团体中的一个片段，说明了复仇幻想在转换成团体的娱乐之后，如何变得易于处理。这段对话发生在团体会议的末期，此时强烈的信任感已经建立，尽管如此，一名24岁的妇女美莉莎，在提出有关复仇的题目时，还是本着迟疑和小心的态度：

美莉莎：我在想那个强暴我的男孩——我很愤怒，他竟然逃脱了，他那洋洋得意的面孔深深印在我的脑海里，我想抓伤他的脸，留下一道大大的伤痕。我希望你们给我一些意见，人们会因为我如此狂暴而觉得我可怕吗？

团体同声回答："不会！"其他成员也提出他们的复仇幻想，鼓励美莉莎继续说下去：

玛歌：光是抓脸似乎太便宜他了。

美莉莎：嗯，我有更多的想法，其实……我想用球棒打烂他的膝盖。

罗拉：这是他罪有应得，我也有过那种幻想。

玛歌：继续，现在不要停止！

美莉莎：我想慢条斯理地从一个膝盖开始，然后再对付另一个。我选择这么做是因为这会使他感到真正地无助，这样他才会明白我的感觉。你们认为我很可怕吗？

再次地，大家异口同声地回答："不会！"一些成员已经开始咯咯笑。当复仇的幻想变得愈来愈粗暴、残忍的时候，整个团体溶在一片爆笑声中：

罗拉：你确定你只想毁了他的膝盖吗？

玛歌：是呀，我朋友的公猫让他很头痛，他们说修理它一顿后就没那么麻烦了。

美莉莎：下次如果有人敢在街上找我麻烦的话，他最好小心一点，我会打得他满地找牙！

玛歌：这时最好来辆公交车！

美莉莎：我不会想做太恶心的事，例如把他的眼睛挖出来，因为我要他看着他的膝盖受苦！

这最后一句掀起哄堂大笑，一会儿笑声渐渐消退，几名妇女擦拭泪水后，团体再次严肃起来：

美莉莎：我希望让强暴我的那个男孩看看，他也许侵犯了我的身体，但他没有毁灭我的灵魂。他不可能粉碎那个！

一位加入笑声但尚未讲话的女士，在此刻回应：

凯拉：你听起来很坚强，真好。说实在的，不论他对你做了什么，他都无法靠近你的灵魂。

妇女在这个团体里，可以自由地沉浸在幻想中，她们明白即使最沉默和最受压抑的成员都不害怕，而且能够加入大家的欢笑声中。当幻想公开后，它们失去原有的震撼感，妇女也领悟到，她们复仇的渴求其实并不如想象中强烈。

临别的仪式

由于以精神创伤为主题的团体设有时限，大多数的整合工作是在团体即将解散时完成的。乱伦恶行创伤患者的团体结尾是高度形式化的，而且所有成员对告别仪式均付出许多心血和努力。团体要求成员对自己在团体的成绩书写一份评估报告，并对未来的复原工作准备一份预估报告。此外，团体要求每人针对其他的每位成员准备类似的评估报告，并且对团体领导的表现提出意见。最后，团体要求每人准备一份想象的礼物，赠给其他的成员。在对其他人的响应当中，成员充分显示他们的同理心、想象力和活泼顽皮的一面。成员的收获不仅是达成目标的个人经历，还有对团体的明确记忆。想象的礼物经常反映出成员希望将自己与人分享的部分，例如在一个告别仪式中，一名大胆、坦率的成员送给另一名较缄默的成员乔海娜以下的临别赠言："乔海娜，我要祝福你许多事情。我希望你把握住那个坚强的乔海娜，永不再放弃自己。我祝福你有力量为你在这地球上的生存而奋斗。我还祝福你有决心为你的信念作战：你的独立、自由、健康的婚姻、教育、事业和性高潮——大大的性高潮！还有，我祝福你长更多的肉在你的骨头上和永远没有火柴可以点燃你的香烟！但最重要的，乔海娜，我希望你了解自己的价值，珍视你是怎样的人，尊重你自己是谁。"

许多其他以精神创伤为主题的团体，也运用高度结构化、正式和仪式化的镜像作业。心理学家耶尔·菲什曼（Yael Fischman）和贾米·罗斯（Jaime Ross）描述，一个为流亡酷刑创伤患者所设立的团体，将书面"证词"的方法编入团体的程序中，并要求成员互相叙述彼此的经历："从倾听他人陈述私人的感觉中，参与者获得新的观点，这让他们稍能控制自己的情感。从倾听一系列这样的描述中，他们获得一种共通性的经验。"类似地，达涅利在对纳粹大屠杀创伤患者的团体工作中，指派每个家庭重建一本完整的家谱，列举每位家人是生还或已遭杀害，然后与更大的团体分享这本家谱。在此案例里，任务中高度结构化的特性，同样地为成员提供妥善的防护，即使在他们沉浸于令人不堪回首的记忆中时。分享的仪式提供一种有形的提示，提醒自己与现今的联结，甚至当创伤患者忆及自己最孤独的片刻时。

成员彼此间"珍视你是谁，是怎样的人"的临别祝福，是在她们完成创伤团体的过程后发生的。乱伦恶行创伤患者团体的参与者在团体治疗结束六个月后，应邀填写一份追踪问卷调查。这些妇女一致地报告，她们感到较有自信，大多数人（超过80%）指出，羞愧、疏离和耻辱的感觉减少了，并感到更能自我保护。然而，这些妇女的生活并未得到全面改善。还原的自我感并不见得会改善她的人际关系；的确，许多创伤患者报告，她们的家庭关系和性生活其实变得更糟，甚或更易与人发生冲突，因为她们不再惯性地忽视自己的愿望和需要。一位创伤患者如此定义这个改变："在这种情况下，我认为'变坏'反而是一件'好事'。我设法保持距离，以策安全！我比较愿意打开心门谈论我的感受和需要。我发现,现在自己比较不愿意忍受被人利用或虐待。"

一项针对参战退伍军人(患有创伤后应激障碍并完成一个有时限、密集的住院团体治疗计划)所做的追踪研究报告,亦显示类似的结果。老兵最常描述的是他们感到自尊心的提升和孤立感的减低。在团体中受到保护的情况下面对他们的历史后,老兵精神麻木的症状也消退了;当他们摆脱羞愧感并走出麻木的畏缩禁闭后,人际关系也普遍得到改善。这些作战退伍军人在治疗后所提出的报告,几乎和乱伦恶行创伤患者团体的证词相同;老兵一再援引,团体最重要的作用是帮助他们重获信任、关心和自我接纳的能力。一位退伍军人如是说:"最重要的,是我在那里获得了归属感,我是一个优良团体中的一分子。"

但是,退伍军人的追踪研究,亦显示团体治疗对创伤患者的一些局限。虽然老兵一般感到较有自信,人际的联系感也有提升,可是记忆侵扰的症状几乎没有任何改善,许多仍然抱怨闪回、睡眠干扰和做噩梦的现象。同样地,在完成对乱伦恶行创伤患者的团体治疗后,许多成员抱怨仍被闪回的症状困扰着,尤其是在性关系期间。由此可见,团体治疗可补充密集、个人的创伤经历探索,但不一定能取代它。创伤症候群中社会和人际关系方面的症状,在团体的模式里能处理得更好;然而,创伤后的生理性神经官能症,需要一种高度具体并专注于个人的治疗方式,用以减低患者对创伤记忆的敏感度。这两种治疗方法可相辅相成,从而造就完全的复原。

团体治疗的模式在有时间限制、目标导向式的情况下,显然是可以广泛应用的,只要稍有变化,即可用来帮助许多遭受不同精神创伤的患者。反之,团体治疗的模式在无固定时限、结构宽松的情况下,似乎不太适用于创伤患者揭露创伤经历的任务上。一般而言,这类模式既无安全的保障亦缺乏明确的主题,而这些都是治疗过程中的必要元素。只有在少数创伤患者的事例中,这种模式显示出具体的成效,例如一个多重人格障碍的妇女团体,在历经超过两年的聚会后,逐渐演化而完成复原的三个阶段:第一年期间,她们慢慢建立信任感,并专注于症状管理;在第二年初期,她们开始精神创伤的讨论;到第二年中期,她们才开始解决成员间的冲突。无论如何,这些令人印象深刻的结果是否可以广泛地应用,尚有待观察。

再创联系的团体

一旦创伤患者进步到复原的第三阶段，她的选择就更广泛了。根据她对优先次序的定义，即有不同类型的团体适合她。如果她希望应付的是具体的、与精神创伤相关、并造成目前人际关系发展障碍的问题，那么，以精神创伤为主题的团体也许仍是最适当的选择。例如，童年受虐的创伤患者，或许最希望解决的是秘密的残余部分，因为这会阻扰她与家人发展出更真诚的关系。创伤患者对家人透露经历的准备工作，则最适合在一个有时间限制、以精神创伤为主题的团体中进行。成员对彼此家庭里的相处模式，其理解力令人啧啧称奇；虽然对自己的亲人会感到难有行动和无助，对其他家庭他们完全没有这类阻碍。对想尝试改善刻板家庭关系的创伤患者而言，其他成员的机智、想象力和幽默感所提供的帮助真是无价之宝。

同样地，创伤后性机能异常方面的问题，显然适合由有主题、有时限的团体疗法处理。在这个领域内少数受管控的研究中，有一个是由心理学家茱蒂丝·贝克（Judith Becker）与其同僚主导，其研究主题是关于与精神创伤有关的性问题，内容是针对十次个人辅导面谈与十次团体会议治疗后的结果，进行比较。两种治疗均偏重行为疗法，并有确定的技术和目标，目的是帮助每位参与者"利用渐进式地暴露于导致性恐惧的情形、行为和互动中，从而获取对性欲的掌控。"对于精神创伤相关症状的控制，如强暴的闪回，个人或团体的疗法都展现高度的成效。然而三个月后，团体治疗明显地在各方面呈现较佳的疗效；参加团体的妇女报告，她们的治疗效果不但更广泛，而且更持久。

同样地，尚未解决的残余问题，比如过度警觉和恐惧的症状，可以利用参与团体的方法加以改善，比如参加一堂自卫课。再次地，尽管这不是团体疗法，仍是一个有主题、有时限的团体经验。资深的自卫辅导员了解，他们的工作性质带有强烈的情感色彩，并明白他们有提供心理安全环境的责任，即使他们并未宣称这类团体经历与心理治疗有关。团体的支持，鼓励创伤患者克服恐惧，去尝试、学习新的事物，他人勇敢的事例，也能提供给创伤患者希望和启发。沙尔特在指导妇女自卫时强调，团体的重要性在于它能成为力量的源泉："光是那种有 15 个人在这里支持你、为你的成功喝彩的感觉……在西方文化里，对女人而言这是很不寻常的经历。这种联系感帮助她们减低恐惧或木然的反应。之后，某些处于险境而必须应用其所习之自卫训练的人告诉我们，当时她们真的听见一个声音：团体欢呼鼓励她们的声音。"

虽然以精神创伤为主题的团体，在处理复原第三阶段中一些残余的、具体的问题时甚见效果，但是，创伤患者在人际关系中更广泛的难题，最好是在偏重人际关系的心理治疗团体中处理。许多创伤患者，特别是那些忍受长期重复精神创伤的人，认为创伤限制并扭曲了他们与他人建立和维护联系的能力。例如，弗雷泽在经历乱伦以后，对她在建立终身互动关系的困难方面，有几许感触："我最大的遗憾是过度活在自我的世界里。我经常梦游般走进别人的生活中；当我洗涤沾染鲜血的双手时，我视若无睹。我最困难的功课即是学习放弃唯我独尊，让那个公主随着那满心负罪感的孩子死在壁橱里，并看到我周围的特殊性由他物所取代。"

觉察本身并不足以改善创伤患者在人际关系中长期固定的相处模式。反复的演练是必需的。一个无时限、以人际关系为主题的团体，可让创伤患者在受保护的情况下练习。团体提供给创伤患者基于同理心的理解和直接的挑战，团体的支持使每位参与者能在不过分羞愧的情绪下，承认自己适应不良的行为，并冒着情感的风险，进而尝试用新的方式与他人产生联系。

在结构上，以人际关系为主题的团体，与以精神创伤为主题的团体是完全不同的。它们在结构上的差异，反映出治疗任务上的区别。人际关系团体的时间焦点是现在而不是过去，它们并鼓励成员关切当下的相互作用。人际关系团体的目标是争取异质型而不是同构型的会员，它们没有理由将会员特性限定于有某些共同创伤经历的人，因为团体的目的是扩大每个成员当下对人类共通性的归属感。

以精神创伤为主题的团体通常是有时限的；以人际关系为主的团体通常却没有，出席的成员稳定、流动性低。以精神创伤为主的团体有高度的结构，领导者活跃积极；相形之下，以人际关系为主的团体较无特定结构，领导风格更宽容。一些团体的问题，例如时间分配，在精神创伤团体中是由领导者根据团体的构造决定的；但是在人际关系的团体内，这类问题是经由成员协商解决的。最后，精神创伤的团体会劝阻成员间发生的冲突；人际关系的团体，如果是在安全范围内，非但允许，甚而鼓励这样的冲突出现。事实上，这种冲突对治疗的任务是不可或缺的，因为唯有通过对冲突的了解和解决，才能产生领悟和变化。不论是支持或是批评的回馈，每个成员从他人那里得到的都是有力的治疗原动力。

对于那些感到完全被排除在紧密人群社会外的创伤患者，以及那些为了让其他的创伤患者能够理解而努力奋斗的人而言，参与人际关系的团体，对她而言无疑是一个巨大的挑战。现在她须面对的，是可能再度参与这个辽阔的世界，以及与不同类型的人产生联系。这很明显是复原最后阶段的任务，创伤患者必须作好放弃她"特殊"的自我认同的准备。到了此刻她才能深思，将她的遭遇当作许多经历中的一个；并能将她个人的悲剧，视为人类各种戏码中的一出。严重童年受虐创伤患者罗德斯为这个转变发言："我明了，这世界充斥着可怕的痛苦，跟这些比起来，我童年的小小烦扰只像是落在汪洋中的一颗雨滴。"

创伤患者进入人际关系的治疗团体时，对创伤在自己日常的人际关系中阴魂不散，往往感到不胜负荷。当她离开团体的时候，她了解自己可以运用主动进入人际关系的方式战胜创伤；她可全然投进一种互动关系里。虽然仍要承担过往经历造成的无法磨灭的影响，她更加了解，她的局限只是所有人类情况中的一种。她清楚，在某种程度上，每一个人都是过去的囚犯。在更加理解所有人际关系的困难后，她也会更珍惜得来不易的亲密片刻。

与他人的共通性，一言以蔽之，就是普通（common）的意思。它意味着，这个人是属于社会的，担任着一个公共的角色，是宇宙中的一部分。它意味着，这个人有一种熟悉、为人所知，有思想交流的感觉。它意味着，这个人参与在惯性、普通、平凡和日常的运转当中。它并具有一种渺小、无关紧要的感觉，好似自己的苦恼只是"海水里的一颗雨滴"。创伤患者在与人产生共通性后，方可休息。她的复原现已完成，如今要面对的，只是她自己的人生。

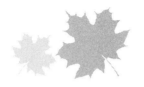

创伤的矛盾冲突仍未休

在撰写本书时，我的雄心是，集成诸多为暴行造成的心理影响作见证的临床工作者、研究人员和政治活动家的工作，统合他们累积的智慧，然后用一篇全面性的专题论文，将之融汇成统合的知识——这是在19世纪周期性地被遗忘、再被发掘的知识。当时我表明，心理创伤的研究原本就是属于政治领域的，因为它引起人们去关注被压迫者的经历。我预测，无论经历的基础多么稳固，我们的学术领域将不断地被争议包围，因为那同样的、在过去曾使重大发现被世人遗忘的历史力量，现在继续在这个世界上运作。我表明，最终，唯有与全球政治性的人权运动保持联系，才能持续我们的能力，去谈论那些"难以启齿"的事件。

在本书出版的五年后，暴行的受害者增加到上百万。大规模发生在欧洲、亚洲和非洲战争时期的集体暴行，将国际焦点拉到暴行所引起的巨大冲击上，增进了群众对心理创伤的认识，并肯定这是全球性现象的事实。同时，当人们普遍不再惯性地认定平民和参战军人间的刻板差异时，对妇女和儿童施暴的政治本质则变得更加明显。在世界的许多地区里，明目张胆、一贯地利用强暴当作战争工具的行径，为良知的醒觉创造了一个恐怖的时机。因此，强暴在国际被确认为侵犯人权的行为；对妇女和儿童所犯下的罪行，其严重性（至少在理论上）现也和其他战争罪行相等。

一些美国境内大规模的小区研究显示，即使在和平时期，暴力事件的发生比任何人预期得更普遍、更具杀伤力。我们现在才开始认识，我们固有的社会暴力所造成的永久性后果。例如，一个研究小组进行一项规模庞大的长期研究，追踪一群有性受虐经历的女孩在步入青年和成年期后的命运。这项研究目前进行到第10年，已展现出童年创伤对发育过程所引发的巨大冲击，这项研究的精密度及广泛性在以前是不可能达成的。而且，这些研究加强了原先庞大证据的可信度，进一步地引证暴力所造成的伤害。

不出所料，心理创伤的研究依然是高度具争议性的，许多为受创者服务的临床工作者、研究人员和政治活跃分子都遭受过猛烈的攻击。然而，在这种猛击下，这个领域屹立至今，不愿销声匿迹，而且在过去的五年间，创伤压力症的研究在科学领域方面得到扩展，并日趋成熟。诚然，创伤后应激障碍的存在问题不再是争论的议题，在这个领域的基本架构被定义后，一个先驱开拓的时代亦随之结束。研究工作在技术上更为纯熟，在某些层面也可说变得更加稀松平常。新一代的研究扩大了探讨的范围，并开始对创伤事件的冲击增加理解的精确度。

近来在这个领域里一些最令人振奋的进展，来自创伤后应激障碍生物方面高度技术实验的研究成果。现在人们愈来愈清楚，创伤的遭遇可能对创伤患者的内分泌、交感神经系统和中枢神经系统造成永久的改变。新的研究成果显示，压力荷尔蒙（stress hormone）的管理、大脑中某些特殊地带的作用甚至结构，皆会产生复杂的变化，尤其是在杏仁核（amygdala）和海马回（hippocampus），也就是是链接恐惧和记忆的大脑结构，都有发现反常症状。

在意识解离这个引人入胜的现象上，生物、临床和社会方面的研究持续地统合。如同让内一百年前的发现，人们现在搞明白了，解离是创伤压力症的核心症状。自然灾害、恐怖分子袭击和战争的创伤患者等多方研究报告显示，在创伤事件发生时进入解离状态的人是最可能引发持久性创伤后应激障碍的族群。许多临床工作者，包括我本人，之前认为可将思想从身体分离出来的能力等于是一种不幸中之大幸的保护机制，甚至是面对巨大恐怖时的一种具有创造性和适应力的心理防御。然而，现在看来，人们必须反思这个对解离症状相当正面的看法。虽然在无法逃脱的刹那，解离的确提供一种精神逃脱的方法，但暂时停止恐怖的代价或许太高了。

来自一项由美国精神医学会主导、针对受创者的大规模临床和小区研究，进一步证实了解离的致病性。这项研究显示，报告有解离症状的人也相当可能出现找不出生理起因的身体化症状，而且频频做出自我挫败性攻击的行为。这些研究的结果确认了一个世纪前的洞见：受创者在身体内重新体验到那种难以启齿的恐怖经历。看来意识解离是一种分裂的机制，它将强烈的知觉和情感经历与社会领域中的语言和记忆分离；这是一种内在的、使遭遇恐怖的人保持沉默的机制。

现在，实验研究结果开始解析解离现象的神经生物机制，例如，一个典型的实验显示，药物可以导致正常人产生类似的精神状态。这个实验是让受试者服用K他命（ketamine），这种药物的作用是减弱中枢神经系统内的神经传导物质（neurotransmitter）麸胺酸盐（glutamate）的活动。与受创者不同的是，服用K他命的受试者并没有报告任何恐惧的臆想经历，但是，他们仍体验到解离状态下典型的注意力、知觉和记忆方面的改变，包括对痛苦的感觉迟钝、对时间的反应迟钝、自我感与现实感的丧失和健忘等现象。一般认为K他命的作用乃是抑制大神经元在大脑皮质（cerebral cortex）的活动。这些神经元组成一个复杂的网络系统，这是由产生联想的途径所合成的，作用是连接大脑内有关记忆、语言、抽象思想和社会性沟通的区域。在实验中，暂时钝化这些途径可以复制出一个意识解离的状态。

由此可见，虽然意识解离原本是引申自临床观察的描述性名词，或许确是适用于形容一种神经生物学现象的精准名词。未来的研究须确定恐怖的运作是否也经由一个类似的机制，使大脑皮质内产生联想的途径失去活性。利用正子断层扫描（positron emission tomography）这项纯熟技术对创伤后应激障碍患者进行的初步的脑部扫描结果显示，当患者经历闪回时，大脑内与语言和沟通有关的特殊区域的确有失去活化的现象。

那些显示意识解离在创伤压力症中是极其重要的证据已不断积累，同时人们也发现，解离提供了一个可以观察知觉、记忆、身体与思想之联结的机会。

因此，创伤后症状和解离的现象引发了新一代基础科学研究者的注意，他们的研究并非源自与受创者的接触，而是出于较抽象的科学求知欲。这种发展表示，创伤压力症已获得主流科学研究的重视，并拥有正统的地位了。

然而，成为正统的研究标的是忧喜参半的。新生代的研究员或许缺乏多数早期研究员对知识和社会所持的那份热忱，而启发大部分划时代研究论文的就是这份热忱。在现今这个更新换代、科学探索更加常规化的世代里，虽然人们会获取更精确和具体的知识，但亦须考虑到，有关心理创伤研究所整合的观念以及融会贯通的理解，很可能相对流失。近来在创伤后应激障碍的生物领域方面的研究，曾得到令人振奋的结果，然而，这种结果可能引导心理创伤的探索走向趋于狭窄的、以生物学为主的研究。当创伤压力症研究的领域日趋成熟时，新一代研究员必须再发掘精神创伤中生物、心理、社会和政治等层面之间的相互关联性。

人们必须特别小心，以防剥削型人际关系模式在研究中再现。曾遭严重迫害的创伤患者，经常会志愿担任研究对象，他们的动机是希望凭借帮助他人来给予自己的痛苦遭遇一份意义和尊严。如同任何的人际关系，创伤患者和研究员之间也容易产生力量不平衡的状态，以及引发传染性情感。早期研究员经常感到与精神创伤患者有着强烈、私人的联系，并在政治立场上团结一致，他们较少将创伤患者视为一个冷漠、不掺杂私人情感的求知对象，反而视之为一个朝共同目标努力的合作对象。由于科学领域上的认知是，研究员要保持公正的观察力、必须保持距离和采取客观的态度；因此早期研究员和创伤患者间产生的紧密感和互动，或许难存于这类科学文化里；但若没有这些，研究员不可能真正理解病症。

与精神创伤患者采取合作式的工作关系，仍旧是创伤后应激障碍治疗的基石。恢复人际的联系和媒介力量的原则，依然是复原过程的核心，任何治疗技术方面的进展都不可能取而代之。创伤后应激障碍所引发的持久性生物变化的证据，在不断累积中，同时，寻找具体治疗方法以缓和这些作用的努力也在同步进行。在过去的五年内，创新的治疗技术激增，而且它们积极争取被接纳的时代也揭开了序幕。对尤富创新精神的先驱分别开发而成的新兴治疗方法进行比较，或许可以察觉它们共同的根本原则。至于什么是创伤后应激障碍最有效的治疗方法，人们还在等候更为精细的人为控制状态下所进行的研究结果，以便达成一致的共识。许多这类研究或在开发阶段，或在进行中，相信在今后的几年内会开花结果。

对全球各地大量的精神创伤患者展开调查和了解，也是一个有助洞察复原过程的好方法，因为这类创伤患者多数从未接受过任何正式的治疗，若有幸在某种程度上得以恢复，则必须仰赖自己发明的方法、并利用个人力量以及社群里支持他们的人际关系。对未经治疗的创伤患者系统化地进行自身复原的研究，可望在治疗上开发出更有效和更广泛应用的方法。为治疗寻求一个简单、易于复制的典范疗法，现在已成为国际性、跨文化的工程，希望借此引起国际社会对于爆发战争和大规模暴行蔓延的回应。

观察并学习创伤复原的阶段，不仅可从个人的康复过程中着眼，而且可从整体受创的社群中着手。在许多饱受战争摧残的国家里，国际外交、军事和人道主义的奋斗组织起来，力图重建基本的安全。在这个规模上，安全的建立代表着暴行必须立刻中止、攻击者必须受到牵制甚或解除武装、受害者基本的生存所需必须得到充足的供应。所有在受害者、加害者和旁观者之间产生的典型政治冲突，最近都在和平调停与和平维护的奋斗中重现。再一次，受害者被旁观者明显的消极和冷漠激怒了；再一次，施暴的加害者在全世界人面前洋洋自得。发生在非洲和南欧的许多国际干预行动是如此骇人地不足和不当，绝不能容它再发生。无论如何，和平组织的心血，在超越一般外交目的和个别国家军事利益的层面上，代表着一个重要的进展。

在许多刚结束独裁或内战的国家中，有情况显示，在寻求整体社会的愈合方面，立即中止暴行和供应受害族群基本的生存所需是必要的，目前却努力不够。在历经有组织的政治暴行后，整个社群皆显示创伤后应激障碍的症状，人们周而复始地受困于麻木无感和记忆侵扰的交替之间、深深地陷入默默无言和事件再现的循环里。回顾和哀悼是复原的必经之路；从拉丁美洲、东欧和非洲等新近民主国家的经验看来，恢复社群正常的社会感，必须提供受害者一个公开的论坛，让他们的真相得以阐述、痛苦的遭遇得到承认。此外，要维持任何一种和平的状态，必须有组织地促使每个加害者对其罪行负责。至少，那些犯下最恐怖暴行的加害者必须受到法律制裁；因为若无正义带来的希望，受害人心中那无助的怒火会继续熊熊燃烧，且对时间的流逝丝毫无动于衷。煽动民情的政客太了解这股愤怒的力量，只要给予伤痛人民一些集体复仇的诺言，他们大可予取予求，并利用这股力量谋图私利。如同受创的个体，受创的国家需要回顾、追悼和为他们的错误赎罪，以避免再度体验创伤。

在独裁政权统治和战争结束之后，心理创伤的矛盾冲突，常会表露在免除刑罚的激烈争议上。犯下大规模政治罪行的犯人即使在受到镇压之后，仍可能拥有可观的权势，也不想对人民公开真相，所以，他们固执地保持沉默、坚决反对清算自己的暴行。面临要对其罪行负责时，加害者经常变得极端勇猛积极，为了避免接受正义的制裁，他们会一波波地使出威逼欺瞒的手段，这是他们曾用于统治受害者的伎俩。当南欧、拉丁美洲和南非新近的民选政府试图揭露发生于不久前的政治罪行时，他们即遭到猛烈的报复。加害者为了维护其刑罚豁免，在势力范围内无所不用其极。他们要求特赦，要求一种政治形式的大众失忆。

在全新的暴力威胁下，接二连三的国家相继表现出在已知与未知间、公开与缄默间、铭记与遗忘间的矛盾冲突。为了维护得来不易的和平以及脆弱的民主政权而只好屈服、给予加害者要求的特赦，即使他们拒绝遗忘加害者的罪行。在拉丁美洲，许多国家准许为人权侵害的罪行成立正式的档案纪录，却对将罪犯绳之以法的工作退避三舍。在前南斯拉夫，国际社会对战争罪行法庭（War Crimes Tribunal）的创立表示支持，却不愿拘捕并将被控的战犯带上法庭。在南非，正式成立的真相与和解委员会（Truth and Reconciliation Commission）限期颁发特赦，以换取加害者的公开认罪。这项交易隐含了这样一种信念，若无法在正义上全然得胜，那么公开真相比惩罚罪犯重要。然而，这并不代表法律责任的原则完全地妥协了，因为政府很明确地表示决心：不自愿认罪的政治犯必遭起诉。这个试验性的做法对社会愈合的功效仍有待观察。

在世界的其他角落，近期建立的民主政权必须与过往的侵害罪行抗争，这些罪行对其政治体系曾造成有如瘟疫般的不良影响。在这些社会里（例如东欧），独裁政府不仅要求民众默许他们的罪行，甚至强迫民众参与，结果是，许多人民背叛了邻居或亲友的信任。这些社会现在要面对的问题是，对于当时随处可见且正式许可的罪行，应如何追究责任。要求所有参与罪行的人共同担负刑事责任根本是不可行的，即使它是应当的。但若无某种公开承认和赔偿的形式，所有的社会关系将因否认和缄默所引起的道德败坏而污染、失真。

　　美国的社会在处理奴隶制度残留的问题时，也面临类似的两难困境；那时我们的国家尚未愈合的种族分裂酝酿着一股随时可能发生暴行的潜力。过去几年内所发生的最严重的民间暴乱，也就是洛杉矶暴动，即起因于武装的白人警察殴打一名赤手空拳的黑人后，司法系统未能将警察定罪。非裔美人的社群普遍将警察打黑人的暴行视为一种政治罪行，这也是一贯、经常性的种族欺压行为之一。此案审讯的争论点是有关整体社会是否应该赦免这些罪大恶极、践踏人权的行为。在刑事审讯时，为罪行责任负起见证人的工作即落在陪审团的身上，当他们拒绝审判明摆在眼前、真凭实据的罪行时，其表现的否认、疏远和解离正是大家所熟悉的防御机制。一种很普遍的情况是，旁观者常会选择支持加害者而不是受害者；但正是这种背叛，而不仅是警察的罪行，勾起民众难以遏制的暴怒。一名社运分子如此形容：

> 你知道，没有正义，没有和平……
>
> 我猜测你也许会说它相当简单，
>
> 但对我而言它"是"非常，嗯
>
> 不复杂的，
>
> 但它是深奥的，
>
> 它一点都不浅薄。
>
> 基本上它的意思是，如果此处没有正义，
>
> 那么我们将不给他们任何和平。
>
> 你知道，我们不得平安，
>
> 他们将不得太平。

　　对常见暴虐特权的妥协，亦与性和家暴的罪行有关。由于妇女和儿童居于附属地位的观念在我们的文化里根深蒂固，一直到最近，以暴力侵犯妇女和儿童的行为，才刚被认可为侵害基本人权的罪行。普遍的高压控制的行为模式，比如殴打、跟踪、性骚扰，和被相识者强暴的行为，甚至尚未被命名，更没被

认知为罪行；这种情况直到女权运动将之定义后，才得到改善。即便是那些在名义上宣告为犯法的暴行，比如在过去，性虐待儿童的行为，被告发和被起诉的情形也是极罕见的；如此一来，加害者等于是得到刑罚豁免权了。

然而，在过去20年里，由女权运动启发的法律改革，为性暴和家暴的受害者略微开启门路，容许她们在法庭上寻求正义；民间基层的团体所给予的大力支持和帮助，也鼓励更多的受害者与加害者对质。因此，虽然大多数受害者仍然回避正式起诉他们，加害者总算不再满怀信心，认为自己绝对可以逃脱正义的审判。在许多很出名的案件当中，有名有势的人士（教士、政客和运动明星）不得不为其罪行负责，而在他们的观念里，他们所犯之侵害妇女或儿童的行为都是理所当然、而不是犯罪的行为。这些审讯好似提供一个政治舞台，悲剧在此一出出地重演，复杂之道义责任的问题在此辩论不休。

在面临可能的刑罚时，被指控的加害者组织起来，重新展开对受害者的攻击，只是这一次是针对他们的可信度。不但如此，支持受害者的人，那些童权拥护者、心理治疗师和其他的见证人，都受到猛烈无情的组织化攻击，这类冲突发生在与童年受虐相关的斗争上，是特别尖酸苦涩的。由于孩子是最无力的受害者，普遍需要依附侵害他们的人，因此伸张正义的机会也最遥不可及，此外，长期重复受虐的儿童，最容易产生记忆障碍的问题，而这会削弱他们叙述经历的能力，进而降低故事可信度。许多州政府努力改善这种有欠公平的状况，即立法延长儿童性攻击的追诉时效。成年后唤起儿童期受虐记忆的创伤患者，可保留追诉权，以便在法庭上作证而得以伸张正义、平反冤屈。这项改革显著地扩展了法律的力量，提高了将犯人绳之以法的机会。

对于这项改革，支持被告人的论点是：此控诉乃根据事后迟来的回忆提出的，所以应立即驳回，因其所恢复的记忆是完全失真的，更确切地说，他们主张这种记忆纯属虚构，乃是大量的"彻头彻尾的伪造品"，由心理治疗师发明，然后硬性说服患者并将之植入这些天真易骗的头脑里。他们刻意将那些出面揭露童年往事的创伤患者刻画成受到心理治疗师的煽动，而沦为其恶毒阴谋的工具；他们认为这些心理治疗师是有心人士，拥有蛊惑人心的特异能力。

当这些说法首度在数年前出现时，我发现它们荒谬可笑到几乎令人难以置信的地步，并认为社会大众应该一眼看穿它们是明目张胆的偏见。女权运动在过去的 20 年里奋力"消毒"，以消除妇女和儿童动辄说谎、幻想或虚构性侵害故事的刻板印象。这些年来，如果有任何的原则建立起来，那就是受害者绝对有足够的能力为他们的经历作证。然而，高高在上的权威在此再次宣告，受害者太软弱，而且愚昧到连自己的想法都不清楚。但是，这些我们不全都辩论过了吗？难道我们还须重头来过，再作辩论吗？

很明显，答案是肯定的，诬告是具传染性的观念，引发了媒体和某些学术界的强烈响应；"擒拿女巫"的呼声上扬，并勾画出成群结队的妇女失去理性、报复心切地到处诋毁中伤的影像。"复健运动"（recovery movement）的童年受虐创伤患者和他们的治疗师盟友，似乎最易受到舆论界强烈的敌视和奚落。新闻媒体似乎对受害者的倾诉感到疲乏，现在竟转向改为热切地支持那些坚持自己被诬告的被告。

对受害者和治疗师可信度的抨击，在法庭上曾经赢得些许胜利。在一些非常令人困扰的案件里，妇女被剥夺掉上庭作证的机会，因为顾虑到她们的思想蒙受心理治疗的污染而失真。在一个备受瞩目的案件中，被女儿指控乱伦的一位父亲，事后则提出精神伤害的反控，而尽管陪审团无法判断指控的真伪，仍判此父亲胜诉。在此案中，败诉的不是他的女儿，所以她无须负责，但败诉的居然是女儿的"治疗师"。陪审团认为，因为治疗师鼓励她相信自己被虐待的事实，并帮助她唤回相关的记忆，所以必须担负民事的刑责。这位年轻的妇女在法庭上为保卫她的治疗师作证时，抗议地指出这些记忆都是她个人的、与治疗师无关。"我的父亲似乎不懂这一点，"她在证人席上陈述："是我在申诉他曾虐待我。"可是陪审团忽视她的证词，再次地，陪审团对受害者视而不见。

这个审判引起心理治疗师的注意，并认识到倾听创伤患者经历的背后，势必有一定的风险和威胁。我相信，在攻击心理治疗的背后，隐藏了一种认知，即是对任一与作见证有关系的潜在力量的认知。诊疗室是一个特定的空间，一个专作唤回记忆的地方，创伤患者在此空间内有充分的自由去知晓、陈述他们的故事。即使是对最隐私和最秘密的过往受辱经历的揭示，都会增加它最终被公开的可能性，而向社会大众公开，是加害者最忌讳并千方百计要防止的事。例如，在较公然的政治罪行的案例中，加害者会尽力奋战，以确保其恶行可以不为人知，并最终淹没在历史里。

心理创伤的矛盾冲突再次出现。值得强调的是，有史以来，这并不是第一次专心倾听心理创伤患者的人遭遇挑战，也不会是最后一次。过去几年的时间内，许多临床工作者必须学会应付类似的骚扰和恫吓，这是一些在民间基层必须长期忍受的磨难，包括妇权、童权的提倡者以及其他已经忍受很久压制的团体。我们这些旁观者必须探索我们的内心深处，才能挖掘出一丁点的勇气；而受害者应时时刻刻皆处于备战状态、分分秒秒都必须鼓起勇气面对这些暴力。

有些攻击愚昧无知，许多却是丑恶不堪。对于深具力量的治疗关系而言，这些攻击虽然令人害怕，却也等于是一种含蓄的恭维。它们提醒我们，创造一个保护创伤患者的空间是一种解放的行动，让他们在其中可以尽情公开真相。它们提醒我们，担任见证人是一种团结的行动，即使是在那个内心深处、他人无法侵犯的圣所之内。它们还提醒我们，受害者和加害者之间根本就无道德中立的空间，如同所有的旁观者，治疗师有时被迫选边站，而那些选择站在受害者一方的治疗师，势必要面对加害者毫不掩饰的愤怒。然则，对我们许多人而言，没有比这更大的荣耀了。

第一篇　创伤的症状

创伤后应激障碍的许多症状，可以归纳为三个主要类别：过度警觉、记忆侵扰以及禁闭畏缩。

创伤时刻所产生的"毁灭的威胁"，就算危险早已不复存在，仍可能阴魂不散地纠缠着创伤患者。难怪弗洛伊德会在创伤神经性官能症中发现"心魔作用"的征候。创伤时刻的恐怖、愤怒和怨恨将继续存活在创伤症状的矛盾冲突之中。

唯有揭露不堪的真相，重建自我才变得可能。

第二篇　复原的阶段

承认精神创伤的存在是创伤患者复原的第一步——漫漫长路的小小一步。

复原的过程可分为三个阶段：第一个阶段是安全的建立，第二个阶段是回顾与哀悼，第三个阶段是重建与正常生活的联系感。不论是通过个人诊疗，还是采用团体治疗的方式，最终的目的是要与他人产生共通性。进展到这个地步，创伤患者总算可以真正的休息。

从创伤到复原，追寻的不过就是成为一个"普通人"。

附　　表

附表一　复合性创伤后应激障碍

1. 长期受极权控制的经历（数月至数年）。案例包括人质、战俘、集中营生还者和一些宗教异端的创伤患者。案例亦包括遭受性侵犯和家庭暴力的人，如家暴被殴者、童年体虐或性虐待的创伤患者，以及遭受组织化性剥削的人。

2. 情感调节的改变，包括：

- 持续性恶劣心境
- 慢性自杀性先瞻观念
- 自我伤害

- 爆发性或极端压抑的愤怒（可交替出现）
- 强迫性或极端压抑的情欲（可交替出现）

3. 意识的改变，包括：

- 对于创伤事件的失忆或过强记忆
- 暂时性分离现象

- 人格解体／现实解体

- 经历重现，可能是侵入性的创伤后应激障碍症状形式，或是在反复思考的专注下引发

4. 自我认同的改变，包括：

- 无助感或丧失主动性
- 羞耻感、负罪感和自我责备

- 遭亵渎或受侮辱的感觉

- 全然与众不同的感觉（可以包括特殊感、极端孤单、无法被了解的信念，或自觉不是人）

5. 对于侵犯者认知的改变，包括：

- 全神贯注于自己和侵犯者的关系上（包括专注于报复）

- 对侵犯者力量不切实际的评估（注意：受害者对力量的评估可能比临床工作者来得实际）

- 理想化或矛盾地感激侵犯者

- 特殊或超自然关系的感觉

- 接纳或合理化侵犯者的信念体系

6. 与其他人关系的改变，包括：

- 疏离和退缩
- 亲密关系的中断

- 不断地寻觅救助者（可与疏离和退缩交替出现）

- 执意的猜疑
- 持续地无法做到自我保护

7. 意义系统的改变：

- 持久信念的丧失
- 不可救药和绝望的感觉

附表二　复原的阶段

症候群	第一阶段	第二阶段	第三阶段
歇斯底里症（让内，1889）	稳定病况、症状导向的治疗	探讨创伤记忆	性格重整、复健
战场创伤症（史卡菲尔德，1985）	建立信任感、压力管理、教育	再度体验创伤	整合创伤
并发性创伤后应激障碍（布朗和弗洛姆，1986）	稳定病况	统合记忆	自我感的发展、导向整合
多重人格障碍（普特南，1989）	诊断、稳定病况、沟通、合作	创伤的新陈代谢	症状消散，统合，发展症状消散后的适应机制
创伤症（赫尔曼，1992）	建立安全	回顾与哀悼	重建联系关系

附表三　三种团体的模式

团体	复原的阶段		
	第一阶段	第二阶段	第三阶段
治疗任务	建立安全	回顾与哀悼	重建联结
时间定位	现在	过去	现在和未来
重点	自我照顾	创伤	人际关系
成员特性	同构型	同构型	异质型
团体限制性	具弹性与开放性低	封闭性	稳定、流动
凝聚力	中度	超高度	高度
对冲突的忍耐力	低度	低度	高度
时限	无限制或可重复	固定时限	无限制
结构	教诲式	目标导向式	无结构
实例	十二步骤课程	创伤患者团体	人际关系心理治疗团体

原 生 家 庭

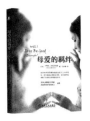

《母爱的羁绊》

作者：[美] 卡瑞尔·麦克布莱德 译者：于玲娜

爱来自父母，令人悲哀的是，伤害也往往来自父母，而这爱与伤害，总会被孩子继承下来。
作者找到一个独特的角度来考察母女关系中复杂的心理状态，读来平实、温暖却又发人深省，书中列举了大量女儿们的心声，令人心生同情。在帮助读者重塑健康人生的同时，还会起到激励作用。

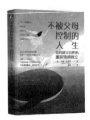

《不被父母控制的人生：如何建立边界感，重获情感独立》

作者：[美] 琳赛·吉布森 译者：姜帆

已经成年的你，却有这样"情感不成熟的父母"吗？他们情绪极其不稳定，控制孩子的生活，逃避自己的责任，拒绝和疏远孩子……
本书帮助你突破父母的情感包围圈，建立边界感，重获情感独立。豆瓣8.8分高评经典作品《不成熟的父母》作者琳赛重磅新作。

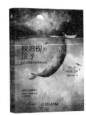

《被忽视的孩子：如何克服童年的情感忽视》

作者：[美] 乔尼丝·韦布 克里斯蒂娜·穆塞洛 译者：王诗溢 李沁芸

"从小吃穿不愁、衣食无忧，我怎么就被父母给忽视了？"美国亚马逊畅销书，深度解读"童年情感忽视"的开创性作品，陪你走出情感真空，与世界重建联结。
本书运用大量案例、练习和技巧，帮助你在自己的生活中看到童年的缺失和伤痕，了解情绪的价值，陪伴你进行自我重建。

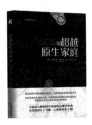

《超越原生家庭》（原书第4版）

作者：[美] 罗纳德·理查森 译者：牛振宇

所以，一切都是童年的错吗？全面深入解析原生家庭的心理学经典，全美热销几十万册，已更新至第4版！
本书的目的是揭示原生家庭内部运作机制，帮助你学会应对原生家庭影响的全新方法，摆脱过去原生家庭遗留的问题，从而让你在新家庭中过得更加幸福快乐，让你的下一代更加健康地生活和成长。

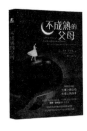

《不成熟的父母》

作者：[美] 琳赛·吉布森 译者：魏宁 况辉

有些父母是生理上的父母，心理上的孩子。不成熟父母问题专家琳赛·吉布森博士提供了丰富的真实案例和实用方法，帮助童年受伤的成年人认清自己生活痛苦的源头，发现自己真实的想法和感受，重建自己的性格、关系和生活；也帮助为人父母者审视自己的教养方法，学做更加成熟的家长，给孩子健康快乐的成长环境。

更多>>>　　《拥抱你的内在小孩（珍藏版）》作者：[美] 罗西·马奇-史密斯
　　　　　　《性格的陷阱：如何修补童年形成的性格缺陷》作者：[美] 杰弗里·E. 杨 珍妮特·S. 克罗斯科
　　　　　　《为什么家庭会生病》作者：陈发展